吃货科学指南

汪诘 陆鹏 著

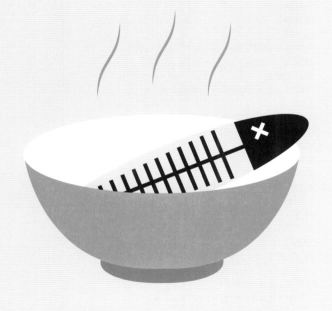

海南出版社

·海口·

图书在版编目（CIP）数据

吃货科学指南 / 汪诘，陆鹏著 . —— 海口：海南出版社，2024. 11. —— ISBN 978-7-5730-1823-6

Ⅰ . R155.1-62

中国国家版本馆 CIP 数据核字第 20241HQ454 号

吃货科学指南
CHIHUO KEXUE ZHINAN

著　　者：	汪　诘　陆　鹏
策划编辑：	高　磊
责任编辑：	于晓静
封面设计：	付诗意
责任印制：	杨　程
印刷装订：	天津联城印刷有限公司
读者服务：	唐雪飞
出版发行：	海南出版社
总社地址：	海口市金盘开发区建设三横路 2 号
邮　　编：	570216
北京地址：	北京市朝阳区黄厂路 3 号院 7 号楼 101 室
电　　话：	0898-66812392　010-87336670
电子邮箱：	hnbook@263.net
经　　销：	全国新华书店
版　　次：	2024 年 11 月第 1 版
印　　次：	2024 年 11 月第 1 次印刷
开　　本：	710 mm×1 000 mm　1/16
印　　张：	22.25
字　　数：	267 千字
书　　号：	ISBN 978-7-5730-1823-6
定　　价：	78.00 元

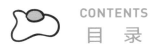

CONTENTS

目 录

入门篇：吃货基本功

进阶篇：吃货需警惕

提高篇：吃货爱科学

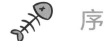 序

以前，往往只有中老年人才关心怎么吃出健康。现在，我看几乎人人都关心了。这是对的，我们每个人都应该关心有关吃的科学。

100多年前，在排名前十的人类死亡原因中，传染病占了八成左右。[1] 到了现在，根据世界卫生组织公布的数据，2019年十大死亡原因中只有3个是传染病引起的，其余7个按从高到低排序分别是心脏病、中风、癌症、阿尔茨海默病、腹泻病、糖尿病、肾病。[2] 这些疾病都与一个字有关：吃。

在我国古代，一直都有医食同源或者药食同源的说法。

有人可能会推崇古人的各种养生口诀，觉得越古老的智慧越厉害。其实，那些听上去包罗万象、言简意赅的口诀，有一个致命的缺点——没有任何通过实验而得出的定量数据。别说在古代了，就是在当下，各种养生保健类的文章仍层出不穷，不断地活跃在我们和家人的朋友圈中。它们好像把食物的相生相克、阴阳平衡讲得头头是道，但是我们看完仍然不知道具体该做些什么。说白了就是，它们不具备任何实际的指导价值。比如，它们并不会告诉我们吃下去的食物到底

是什么，到底怎样吃才算是一种平衡状态，以及吃多少算多而吃多少又算少。

要回答这些问题，只有一个方法，那就是进行科学实验。18 世纪末，科学家们就开始通过实验来了解我们吃的食物到底是什么。其中最著名的一位，就是被誉为"近代化学之父"的安托万 – 洛朗·德·拉瓦锡（Antoine-Laurent de Lavoisier）。作为一名化学家，他试图从化学的角度解释食物的本质。他认为能量尤其是热能，本质上来自化学元素的燃烧。比如，燃烧的火焰会产生二氧化碳，而生物维持生命的呼吸也会放出二氧化碳。有一天，他突发灵感，打算估算一下两者在产生每单位二氧化碳时所释放的热量大小。他和同事皮埃尔 – 西蒙·拉普拉斯（Pierre-Simon Laplace）使用豚鼠进行实验，发现火焰的燃烧和豚鼠的呼吸作用有着惊人的相似之处：它们在产生相同体积的二氧化碳的同时，竟然释放了几乎相同的热量。于是，他觉得，我们进食本质上就是为了获取食物中的碳、氢、氧这三种元素，它们进入人体后会进行类似火焰燃烧的化学反应，最后释放能量支持生命活动。

拉瓦锡的实验在当时具有划时代的意义。他揭示了食物的本质，解释了人们进食的意义。他的假说统治了世界近半个世纪。在这段时间里，食物中的脂肪和碳水化合物（糖类）也被化学家们陆续发现，关于这些物质的研究进一步支持并完善了拉瓦锡的食物氧化假说。可是，随着时间的推移，有科学家开始发现，拉瓦锡的假说虽然解释了维持生命活动的能量来源，却有一个致命的漏洞：它无法解释生命体的生长。

首先意识到这一点的，是另一位"近代化学之父"，也就是瑞典化学家永斯·雅各布·贝采利乌斯（Jöns Jacob Berzelius）。他在动物和植物的各个组织中都找到了一种成分极其类似的聚合物质，它们都具有很高的氮含量。而且，随着生命体的生长，这种高氮聚合物的含量也在升高。贝采利乌斯思来想去，觉得这种物质只可能来自食物，并且是生物体的基本组成部分，地位比别的东西高得多。1838 年，贝采利乌斯用希腊语给这种物质起了一个名字，叫作"protein"。它的本意是第一等级，暗示了对于生命来说，其重要性在所有物质之上。这个词就是我们今天所熟知的蛋白质。

　　贝采利乌斯发现的蛋白质推翻了拉瓦锡的碳、氢、氧三元素理论，也将人类对食品的认识向前推进了一步。那时人们在食品科学先驱者们的带领下，已经能够认识到，我们每天吃的东西从本质上来讲，主要是由糖类、蛋白质、脂肪组成的。先驱者们发现的这三类物质为整座食品科学大厦打下了坚实的基础。构成这三大类物质的元素主要有碳、氢、氧、氮四种。科学家们也就顺理成章地认为，要想不得病，维持健康的身体，需要平衡好这三类物质的摄入，并且最好能把碳元素和氮元素的摄入量比值控制在 16 以内。③④

　　正当食品科学家们认为食物的本质已经被彻底揭示之时，许多新的挑战又陆续出现。这些挑战几乎都源于历史上一系列怪病的流行。

　　19 世纪中叶，两位"微生物学之父"路易斯·巴斯德（Louis Pasteur）和罗伯特·科赫（Robert Koch）让人们认识到了存在于微观世界的致病性微生物。那是微生物研究风起云涌的年代。大家都觉得，一个健康的生命个体，不可能无缘无故就患上疾病；如果患上了，很有可能是微生物感染导致的。尤其是当某一特定地区出现大量患病个体的时候，微生物感染的可能性就更大了。

　　但是，医学家们发现了反例。最具代表性的就是历史上已经存在了几千年的脚气病。注意，这个不是我们今天说的脚癣啊。当时跟着科赫学微生物的荷兰科学家克里斯蒂安·艾克曼（Christiaan Eijkman）

下决心分离出导致脚气病的病原微生物。结果，这种微生物并没有被找到，但他发现了一种可以预防脚气病，并且对人体健康至关重要的小分子化合物——硫铵，也就是维生素 B_1。这是人类历史上发现的第一种维生素。它的发现让科学家们开始逐渐意识到，并非所有疾病都是由外源性的微生物所引发的，内源性的营养缺陷也会引发致命疾病。

自那以后，"仅仅补充糖类、蛋白质和脂肪的饮食不足以维持生命活动"的观点，逐渐开始被食品科学家们所接受。食品当中还存在着一系列对生命活动至关重要的小分子物质。这吸引了越来越多的科学家花费毕生的精力去寻找它们。而只含有糖类、蛋白质和脂肪的饮食，在食品科学领域有了一个新的名字，叫作"纯净饮食"。

在后来的历史中，也就是 19 世纪末到 20 世纪中叶这段时间里，科学家们通过研究一种又一种怪病，发现了越来越多的维生素。比如，在对糙皮病的研究中发现了维生素 B_3，在对夜盲症的研究中发现了维生素 A，在对佝偻病的研究中发现了维生素 D，等等。维生素的家族不断壮大，发展至今已经多达 13 种。每一种维生素被发现的故事都如同一部充满悬疑色彩的侦探小说，精彩到让人拍案叫绝。

与此同时，到 1929 年，使用发射光谱学的方法来分析食品中的微量元素成为可能。在食物中，除了能够检测到大量的钙、镁、钾、钠和磷，还能检测到铁、铜、锌、锰等一系列微量矿物质元素。食品科学家们便开始思考：这些物质是否也起着一定的作用呢？

随着维生素问题的解决，科学家们开始研究人体对单一矿物质的需求量。一系列实验都证明，这些微量元素与维生素一样，虽然需求量不大，但也是必不可少的。⑤

到这个时候，食品科学家们终于算是找全了维持人类生命所必须的所有营养素：糖类、蛋白质、脂肪、维生素和微量元素。如今，我们随便翻开一本 21 世纪出版的食品科学教科书或者科普书，都能看到一个共识：科学家们把这五类物质与水——生命的基础——并称为六大类营养素。有人可能会追问：会不会有新的对生命至关重要的营养素还没有被发现呢？现在当然不能说完全没可能，只不过按照目前科学共同体的观点，我们只要保证糖类、蛋白质、脂肪、维生素和微量元素的正常摄入，就足以维持人体的生命活动了。

我听过一种说法，说茶叶中的茶多酚可以被称为第七类营养素。⑥我在这里必须提醒大家，这并不是目前主流科学界的观点。毕竟不喝茶并不会导致我们某项生命机能瘫痪。

不过，既然说到了这里，我们还可以继续追问：像茶多酚这类对我们的基本生命活动来说可有可无的物质，在食品科学里又属于什么地位呢？除去有毒、有害的物质，食物中所含有的成分可远远不止我们上面所说的那六类吧？要回答这两个问题，就不得不提到 20 世纪80 年代诞生于养生大国日本的一个概念——功能性食品（functional food），也就是我们所说的保健品。当时日本已经步入老龄化社会，面对不断上涨的养老医疗费用，日本厚生劳动省开始批准对健康有益处、具有保健功能的食品上市，以改善日本老龄人口的健康。功能性食品的概念随后开始从日本走向全世界。

不过，所有的食物在某种程度上都具有功能性。所以，这个领域通常也是伪科学泛滥的地方。1994 年，美国国家科学院食品和营养委员会将功能性食品定义为"任何可能提供传统营养素以外的健康益处的食品或食品成分"。国际生命科学研究所将它们定义为"存在生理活性成分，在提供基本营养的基础上，具有健康益处的食物"。⑦

这两个定义其实讲的是一个意思，即六大营养素以外的对健康具有益处的食物。而要证明"对健康具有益处"，那就必须提供一套完整的科学证据。⑧ 注意，是一套完整的科学证据。就以美国食品药品监督管理局（FDA）为例，任何标签上想标明某种食品或食品成分可以降低患病风险，就必须遵守《行业指南：健康声明科学评估的循证审查系统》。⑨ 这个审查制度采取循证医学的核心思想，要求精心设计并提供实验室水平的体外活性试验、单次小型且有效的临床试验、可复现的流行病学试验，以及可复现的大样本随机双盲对照试验结果。同时还必须附上一批独立科学家的专家意见。很可惜，目前频繁出现在我们面前的保健品往往只有前两类证据。比如，做了几个体外实验就宣称具有抗血栓功能的"纳豆激酶"和抗氧化之王的虾青素等。⑨

那么，目前通过了 FDA 这套制度的保健品到底有哪些呢？我们经常听到的有来自鱼类脂肪的 EPA（二十碳五烯酸）和 DHA（二十二碳六烯酸）等。其实，绝大部分还是来自植物的代谢产物。膳食纤维、类胡萝卜素、植物甾醇等，都被认为是有益健康的功能性成分。⑩

然而，可食用的植物中还含有成千上万种这类被称为植物次生代谢产物的化合物。这些化合物对疾病或健康的影响都还是未知数。这也正是现在的食品科学家们正在探索和努力的领域。就其中叫作多酚类的非营养物质来说，目前科学家们已经发现了 8000 多种。可惜的是，我们对它们的了解仍然很少。⑪

所以，如果以后有人依据几个体外活性实验的结果来给你推荐保健品的话，你不妨反问一句：这个保健品是否有一套完整的科学证据来支撑？

当然，本书的重点并不是指导大家怎么选择保健品。我希望大家能够抓住事物的本质，从分子的层面来理解我们吃下去的东西到底是什么，以及它们是如何影响我们的新陈代谢的。换句话说，我不仅要给你一份怎么吃的指南，还要把背后的原理讲清楚。

这就是本书想要达到的目的。

看到这里，可能你会怀疑我的专业背景。请你放心，本书的合作者陆鹏博士是东京大学应用生物化学专业的博士，现任浙江大学长三角智慧绿洲创新中心未来食品实验室特聘研究员，研究领域为食品功能性成分的筛选与鉴定。

你即将看到的这本书，由陆博士负责知识的科学性，由我来负责知识的通俗性，敲掉科学坚硬的外壳。

感谢打开这本书，或许，我们真能帮助你达到健康长寿的目的。

汪诘

2023 年 05 月 27 日

参考文献

① National Center for Health Statistics (n.d.). *Leading Causes of Death, 1900-1998*. Cdc.gov. https://www.cdc.gov/nchs/data/dvs/lead1900_98.pdf

② World Health Organization (2020, December 9). *前十位死亡原因*. WHO. Retrieved August 10, 2023, from https://www.who.int/zh/news-room/fact-sheets/detail/the-top-10-causes-of-death

③ J, B. M. (1906). The preservation of health in the japanese navy and army. *BMJ, 1*(1175). https://doi.org/10.1136/bmj.1.2368.1175

④ Nakamura, S. (2013). Clinical trial for beriberi—What should we learn from the past? *Vitamins (Japan), 87*(11), 621−628.

⑤ Carpenter, K. J. (2003). A Short History of Nutritional Science: Part 3 (1912−1944). *The Journal of Nutrition, 133*(10), 3023−3032. https://doi.org/10.1093/jn/133.10.3023

⑥ 王岳飞, & 徐平 (2014). *茶文化与茶健康*. 北京：旅游教育出版社.

⑦ Hasler, C. M. (2002). Functional Foods: Benefits, Concerns and Challenges—A Position Paper from the American Council on Science and Health. *The Journal of Nutrition, 132*(12), 3772−3781. https://doi.org/10.1093/jn/132.12.3772

⑧ U.S. Food and Drug Administration (2017, December 13). *Questions and answers on health claims in food labeling*. FDA. https://www.fda.gov/food/food-labeling-nutrition/questions-and-answers-health-claims-food-labeling

⑨ U.S. Food and Drug Administration (2009, January). *Guidance for Industry: Evidence-Based Review System for the Scientific Evaluation of Health Claims*. FDA. https://www.fda.gov/regulatory-information/search-fda-guidance-documents/guidance-industry-evidence-based-review-system-scientific-evaluation-health-claims

⑦ National Institutes of Biomedical Innovation (n.d.). *Health and Nutrition*. https://hfnet.nibiohn.go.jp/contents/detail615lite.html

⑪ Cory, H., Passarelli, S., Szeto, J., Tamez, M., & Mattei, J. (2018). The Role of Polyphenols in Human Health and Food Systems: A Mini-Review. *Frontiers in Nutrition, 5*. https://doi.org/10.3389/fnut.2018.00087

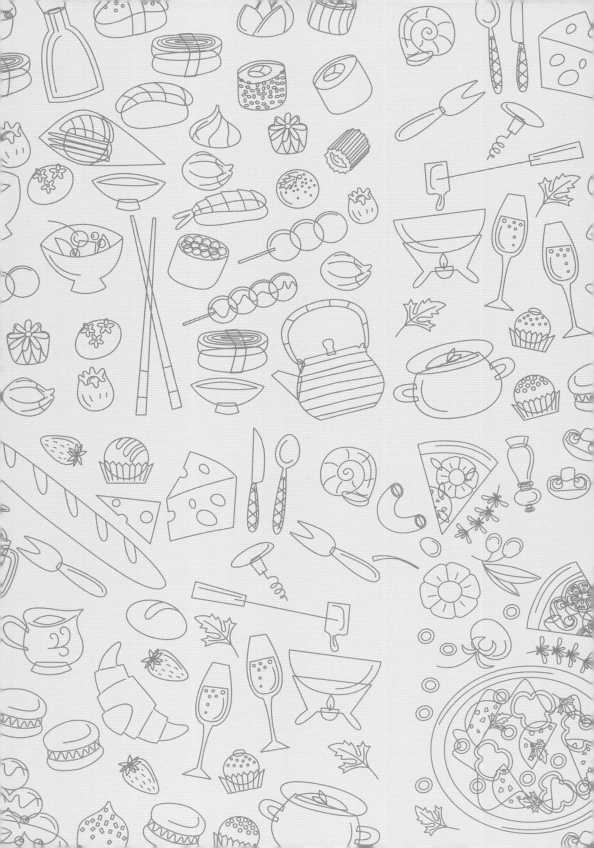

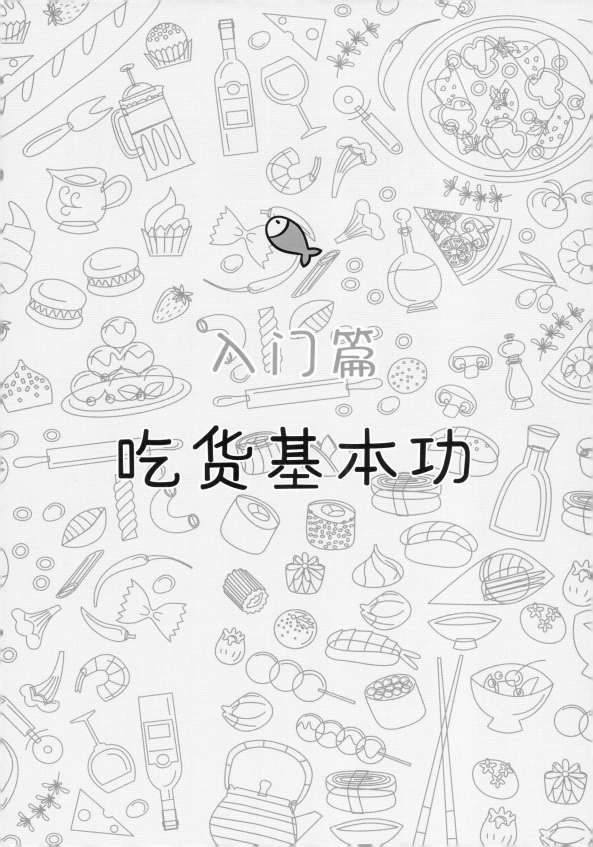

入门篇

吃货基本功

01 鸡蛋：
一天最多吃几个？

　　说出来你别不信，"一天最多吃几个鸡蛋"这个看似非常简单的问题，营养学家居然争论了几十年，到现在仍没争出个定论来。

　　一种说法是，早在公元几千年前，鸡就被人类驯化了。多种史料都记载了公元前的人们利用鸡蛋制作蛋糕和面包的场景。[①] 虽然鸡蛋成为我们的盘中餐已长达数千年之久，但是我们真正了解它只是最近一两百年的事情。

　　19世纪末到20世纪初是营养学和食品科学开始觉醒的年代。那段时间，一系列科学实验和现象都暗示着我们吃的食物中还有一些未知的营养因子，它们对我们的生长发育至关重要。这些未知的营养因子就是今天尽人皆知的"维生素"，但它们的发现历程一点儿都不轻松。

　　起初，人们发现，鸡蛋有点儿像是包治百病的灵丹妙药。当时许多因营养不良引起的症状，都可以通过吃鸡蛋治愈。比如因缺乏维生素 B_1 引起的脚气病和缺乏维生素 A 引起的夜盲症，只要每天吃上两个鸡蛋，用不了多少天就可以恢复健康。在动物实验中，哪怕只给小鼠吃鸡蛋黄，它们的平均寿命与只吃蛋白质、脂肪、碳水化合物、盐和水的"纯净饮食"的同类相比，也会延长两个月左右。

　　所以，在很长一段时间中，鸡蛋就是高营养的代名词。身体不舒服时，人们会习以为常地多吃几个鸡蛋补补。说实话，我小时候印象最深的就是，生病了就有鸡蛋吃。若我不小心跌了一跤，头上起了个包，外婆也会用一个鸡蛋来抚慰我。在 20 世纪 80 年代初期，鸡蛋绝对是普通人家中最珍贵的食材之一。

一、鸡蛋信任危机萌芽

然而，就在鸡蛋要被誉为"完美食物"之际，大量摄入蛋类食物导致动脉粥样硬化的病例也越来越多。当然，这些案例都出现在国外，因为欧美国家先获得鸡蛋自由。首先对这个现象进行深入研究的是当时的俄国科学家尼古拉·阿尼奇科夫（Nikolai Anitschkow）。他觉得，动脉粥样硬化的那些症状与自己给动物们喂食胆固醇之后引发的病变极其相似。尽管他喂养的兔子、狗、老鼠这三类动物中只有兔子表现出了动脉粥样硬化的症状，他还是提出了自己的假说，即"血液中的胆固醇浓度升高会导致动脉粥样硬化"。②

既然有人提出胆固醇是罪魁祸首，那么自然就会有科学家去寻找证据。于是，19 世纪 30 年代，瑞典研究员凯·佩德森（Kai Pedersen）就取了一些病人的血清进行离心研究，想看看会发生什么。离心，就是利用离心机转子高速旋转产生的强大离心力加快样品中物质的沉降速度，把样品中沉降系数和浮力密度不同的物质分离开。

他之所以想到用超速离心的方法进行研究，是因为如果存在大量的胆固醇，那么这种密度轻的物质一定会浮在最上层。佩德森的老师是超速离心技术的发明者，他进行实验用的离心机可以通过离心力产生十万倍的重力加速度。可是，实验结果却令他失望。预想的胆固醇漂浮现象并没有出现，他却看到有沉淀物浮在离心管的中间。他灰心地在实验记录本上写道："血清这种东西不适合进行超速离心研究，它里面存在一些未知的蛋白质，导致超速离心都无法让所有的沉淀物完全下沉。"

于是，佩德森就没有再仔细研究下去。不过，我相信，后面发生的一系列事情足够让他悔得肠子都青了。

差不多同时，美国科学家约翰·戈夫曼（John W. Gofman）刚刚在加州大学招了他的第一位研究生弗兰克·林德格伦（Frank Lindgren），师徒二人决定专注于研究心血管疾病。他们做了和佩德森一样的工作，最初的结果当然也和佩德森看到的一模一样。好在他们并没有因为看到自己解释不了的现象就灰心丧气，相反，他们选择了询问专家并深入研究。他们发现，病人的血清中并非不含胆固醇，而是这些胆固醇

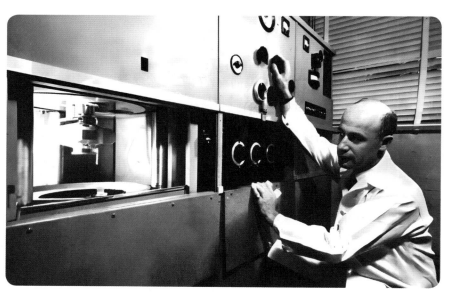

图 1-1　约翰·戈夫曼

为了能在血液中更好地溶解，都结合在了一类蛋白质上。因此，他们把这种结合脂类物质的蛋白叫作脂蛋白。而且，这类脂蛋白在结合不同数量的脂类物质后，就会拥有不同的密度。密度越大，其在离心的时候下沉得就越快。佩德森当时看到的漂在离心管中间的沉淀物，正是其中一种拥有特定密度的脂蛋白。

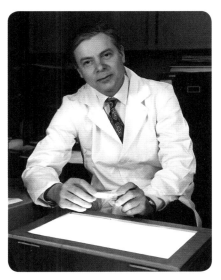

图 1-2　弗兰克·林德格伦

当然，戈夫曼和林德格伦也观察到了这种漂浮的沉淀物。有了脂蛋白的理论基础，他们就给下沉得最快的那部分沉淀物起了个名字，叫高密度脂蛋白（HDL）；将漂在中间的沉淀物起名为低密度脂蛋白（LDL）；而浮在最上面的则被称为极低密度脂蛋白（VLDL）。同时，他们针对这些脂蛋白的数量与心血管疾病做了相关性分析。他们发现，这几种脂蛋白中，低密度脂蛋白数量的增多与冠状动脉疾病风险的增加显著相关；如果限制膳食中的脂肪和胆固醇，血清中的低密度脂蛋白的数量就会随之减少。

在这些初步研究的基础上，戈夫曼和林德格伦开始着手进行一项样本数目更大的相关性研究。这项研究最终评估了 4914 名年龄在 40～59 岁的男性，其中 82 人患有动脉粥样硬化。研究结果与他们当初设想的一样，低密度脂蛋白的高含量与动脉粥样硬化有着显著的相关性，而胆固醇正是这一切的根源。

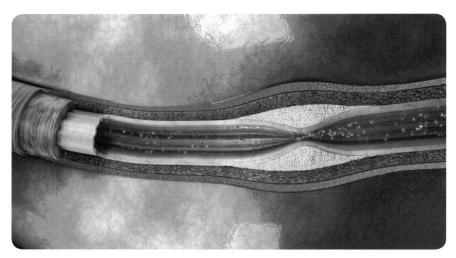

图 1-3　人类动脉粥样硬化
图片来源：Depositphotos

二、鸡蛋失去了人类的信任

在接下来的几十年里，随着对脂蛋白和心血管疾病的深入研究，大量证据以压倒性的优势支持着戈夫曼的理论。换句话说，当时的科学家们相信：胆固醇是心血管杀手。

这样一来，所有富含胆固醇的食物就成了科学家们心目中的"嫌疑犯"，而鸡蛋作为胆固醇含量最高的食物之一，自然就被科学家们盯上了。食品科学有一个特点，就是"疑罪从有"。因为对于健康来说，错杀一个"嫌疑犯"的损失，要远远小于让一个"罪犯"漏网的损失。所以，在研究还非常不充分的情况下，鸡蛋就被无辜地打上了"心血管杀手"的标签。

1968 年，美国心脏协会率先宣布了一项饮食建议，建议所有人每天摄入的膳食胆固醇需少于 300 mg，每周食用的鸡蛋应不超过 3 个。有意思的是，关于为啥当时定的是每天 300 mg，并没有一个科学的解释，到今天也没人能说明白当时怎么就定了 300 mg。

一个鸡蛋的胆固醇含量大约为 213 mg，基本上，每天吃两个鸡蛋的摄入量就超标了。我们普通人最容易理解的逻辑是：吃多了膳食胆固醇，就等于血液中的胆固醇含量升高，就等于心血管疾病的发病率升高。这种逻辑虽然听上去很有道理，其实每一步推断都不是天然正确的，都需要证据。虽然我现在谈论这些显得很容易，但科学家们那时要发现它们可不是一件轻松的事情。

美国心脏协会的建议一出，鸡蛋的消费量急剧下降，鸡蛋行业开始面临社会各阶层铺天盖地的质疑。尽管不少科学家试图证明鸡蛋和胆固醇是无辜的，但仍无法消除民众对膳食胆固醇的恐惧。

科学家是人类中最具有质疑精神的一群人。在众多怀疑者中，具有代表性的是诺奖得主约瑟夫·里欧纳德·戈尔茨坦（Joseph Leonard Goldstein）和迈克尔·斯图亚特·布朗（Michael Stuart Brown）。[③] 随着对脂蛋白的深入研究，他们发现这些密度不同的脂蛋白其实功能并不相同，而且，胆固醇的问题远没有人们想象的那么简单。

这两位科学家的研究告诉我们，胆固醇存在并作用于我们所有的组织中。我们的身体会主动合成胆固醇，因为它对生命活动极其重要。这个东西多了固然不好，但少了也是万万不能的。

胆固醇在人体内有两个主要功能：第一，它是构成细胞膜的基本成分，人体内超过 90% 的胆固醇存在于细胞膜中；第二，它能够转化为某些类固醇激素和胆盐，以发挥相应的功能，比如参与合成雌激素、睾酮、皮质醇和预防佝偻病的维生素 D 等。

然而，令戈尔茨坦和布朗获得诺奖的是另一项更具里程碑意义的发现。1973 年，这两位科学家揭示了胆固醇是如何在肝脏中被合成，然后结合脂蛋白形成低密度脂蛋白，并随着血液循环到达身体各个部位的。不过，与低密度脂蛋白对应的高密度脂蛋白却发挥着相反的作用，它们负责把各个组织中多余的胆固醇收集起来，运回到肝脏中。这个发现告诉我们，就算血液中低密度脂蛋白的含量很高，但如果存在与之浓度相当的高密度脂蛋白，胆固醇就不会积累起来。换句话说，"心血管疾病的发病原因是低密度脂蛋白摄入过多"，应该更正为"心血管疾病的发病原因是摄入的低密度脂蛋白和高密度脂蛋白比例失衡"。

三、重拾信任：鸡蛋食用量上限的取消

与此同时，一些流行病学专家基于一系列新的研究结果，也开始推翻鸡蛋中的胆固醇与血液中的胆固醇和心血管疾病患病率之间的因果性。当时的争论很激烈，因为吃鸡蛋导致血清中的胆固醇含量上升的证据也确实存在。总之，双方各执一词，谁也无法说服谁。但请你记住，科学是讨厌求同存异的。谁胜谁负，关键还是要看谁掌握的证据更有说服力。

不过，在健康领域，人们的态度往往是"宁可信其有，不可信其无"。既然鸡蛋已经被定性为胆固醇含量最高的食物之一，那少吃或者不吃总是没错的，反正少吃点儿鸡蛋也没什么损失。

所以，在此期间，尽管学术界争论得好不热闹，鸡蛋产业却一直萎靡不振。直到 1999 年，哈佛大学营养系的研究小组公布了世界首批关于鸡蛋摄入量和心血管疾病发病率的大规模、长期群体研究，才

使这个局面出现反转。这项研究的样本数量超过 11.7 万，研究人员从 1980 年开始追踪随访了 10 多年，结果发现每周吃一个鸡蛋和每天吃一个鸡蛋的人患心血管疾病的风险没有差别。④

有了这项证据的支持，世界各国逐渐开始重新接受鸡蛋。2002 年，美国心脏协会取消了每周最多摄入 3 个鸡蛋的限制。有趣的是，许多国家（如澳大利亚、英国、爱尔兰等）不仅取消了其膳食指南中对鸡蛋摄入量的限制，也同时取消了对膳食胆固醇的限制。而美国却保留了每天膳食胆固醇摄入量需低于 300 mg 的建议，并且又持续了 13 年。⑤

2013 年，《美国临床营养学杂志》发表了一篇论文。该论文对 2012 年以前所有关于鸡蛋摄入量与心血管疾病相关性的研究做了一次综合荟萃分析，结论已经明确：鸡蛋摄入量与心血管疾病和心脏病的发病风险无关。⑥

而大众关注的另一个问题，即高胆固醇饮食的安全性，也有了明确的答案。来自先灵葆雅制药公司的戴维斯（Harry R. Davis）团队，自 2000 年以来一直在研究胆固醇的吸收机理。该研究团队先后发表了 8 篇高质量的论文，结论均表明，高胆固醇饮食并不增加健康风险。

戴维斯团队的贡献在于，他们发现了人体中存在于细胞表面、专门负责吸收膳食胆固醇的蛋白质——NPC1L1，后文简称 N 蛋白。它的表达似乎被一套精密的系统控制着，而这套系统似乎是造物主设计出来专门感知膳食胆固醇的。戴维斯的团队通过小鼠实验发现，小鼠体内 N 蛋白的数量会随着摄入食物中胆固醇含量的增高而显著降低。敲除了 N 蛋白基因的小鼠，吸收胆固醇的能力显著减弱，但是高胆固醇饮食的正常小鼠，由于 N 蛋白数量变少，也没有吸收更多的胆固醇。⑦⑧ 因此，只要这套控制系统正常运转，多摄入一点儿或少摄入一点儿胆固醇，都不会影响其吸收量。目前，科学家们还不能完全解释清楚这套控制系统的作用机制，只知道 N 蛋白的表达至少涉及 6 个基因的调控。

尽管这只是小鼠实验，我们不能说人类也一定是这样的（人体的基因敲除实验是不被允许的，所以实验没法儿继续），但目前大量的流行病学研究已经证明，人类在进行高胆固醇饮食时表现出来的吸收状况和小鼠是一样的。所以我们有理由推测，人类的 N 蛋白和小鼠是极其相似的。并且，小鼠的 N 蛋白只在小肠中表达，而人体内的 N 蛋白只有 2%～4% 在小肠中表达，其余大部分都在肝脏中表达。这间接证明，相对于小鼠来说，人体从食物中吸收胆固醇的能力可能更弱。

不过，看到这里你可能会产生一个疑问：临床中确实存在大量血液中的胆固醇含量偏高的病人，这些胆固醇又是从哪里来的呢？

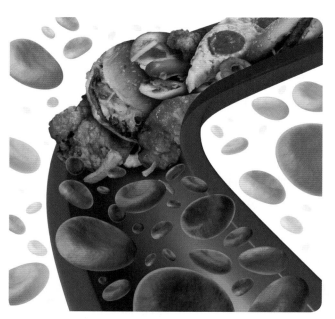

图 1-4　概念图：血液中的胆固醇由饱和脂肪和反式脂肪转化而来

图片来源：Depositphotos

答案是，这些胆固醇确实也是吃出来的，但与食物中的胆固醇无关。除了人体合成的胆固醇，血清胆固醇更多的是由从食物中吸收的饱和脂肪和反式脂肪转化而来的。⑨说得通俗点儿就是，血液中的胆固醇是吃肉吃出来的。

于是，从 2015 年开始，美国膳食指南中的胆固醇摄入量限制被取消。

事情到这儿并没有结束。虽然学界对胆固醇的看法已经趋于一致，但是，别忘了，鸡蛋是鸡蛋，胆固醇是胆固醇。我们把胆固醇研究透了，可不代表我们把鸡蛋也研究透了。

关于鸡蛋到底要不要限制摄入量的问题，2021 年又出现了反转。

2022 年 3 月 20 日，中国医学科学院顾东风院士的团队在英文版《中华医学杂志》上发表了一篇与鸡蛋摄入量有关的论文。⑩其团队跟踪研究了 6 万多名 52 岁及以上的参与者，研究结论是：每周吃 3～6 个鸡蛋的人，他们的心血管情况最好；与此相比，不管吃少了还是吃多了，情况都会变糟。换句话说，或许鸡蛋中还含有其他我们没有充分注意到的、会引发心血管问题的成分。现在很多科普自媒体正是基于这项研究给出了如何吃鸡蛋的建议。

但我必须指出，这依然是一项相关性研究。我们需要重视研究结论，也需要明白相关性并不能代表因果性。要证明确实是过多的鸡蛋摄入导致了心血管疾病，而不是喜欢吃鸡蛋的人群的其他共同特征导致了心血管疾病，依然需要更严格的证据。

我国的官方指导意见往往选择更保守的建议。比如，2020 年的《中国健康生活方式预防心血管代谢疾病指南》依然明确建议每周吃 3～6 个鸡蛋。我觉得这也好理解，毕竟少吃点儿鸡蛋也不会有什么坏处，现代人已基本不用担心营养不足的问题了。

到这里，我该给出我最终的调研结论了：关于鸡蛋的食用量，我国的官方指导意见和欧美国家是不同的。如果你的习惯刚好是每周吃3~6个鸡蛋，那么恭喜你，这个吃法绝对没什么问题。如果你不爱吃鸡蛋，那也没什么好担心的，鸡蛋中并没有什么其他食物提供不了的营养。如果你超爱吃鸡蛋，比如每天早上不来俩茶叶蛋就不爽的话，也没啥太大问题，不用太过担心，但也别每天吃3个那么多。毕竟，我们还不知道鸡蛋中是不是还有其他非胆固醇的成分会影响我们的心血管健康，吃得保险点儿没什么坏处。

在生命科学领域，涉及具体该怎么做的时候，权威的健康指南往往会比医学研究滞后，而公众认知又会更加滞后一些。这都是非常普遍的现象。

但我希望你能从本章的讲述中体会到科学那种较真的精神。一个问题不刨根问底弄个水落石出，科学家们是决不会善罢甘休的。他们对鸡蛋的研究也绝不会到此为止，没准儿还能催生诺贝尔奖。

参考文献

① Olver, L. (2015, January 6). *Food Timeline FAQs: Eggs*. Foodtimeline. https://www.foodtimeline.org/foodeggs.html

② Siri−Tarino, P. W., & Krauss, R. M. (2016). The early years of lipoprotein research: From discovery to clinical application. *Journal of Lipid Research*, *57*(10), 1771−1777. https://doi.org/10.1194/jlr.R069575

③ Nobel Prize Outreach (n.d.). *Press release: The Nobel Prize in Physiology or Medicine 1985*. NobelPrize.org. https://www.nobelprize.org/prizes/medicine/1985/press−release/

④ Hu, F. B., et al (1999). A Prospective Study of Egg Consumption and Risk of Cardiovascular Disease in Men and Women. *JAMA*, *281*(15), 1387−1394. https://doi.org/10.1001/jama.281.15.1387

⑤ McNamara, D. J. (2015). The Fifty Year Rehabilitation of the Egg. *Nutrients, 7*(10), 8716−8722. https://doi.org/10.3390/nu7105429

⑥ Shin, J. Y., Xun, P., Nakamura, Y., & He, K. (2013). Egg consumption in relation to risk of cardiovascular disease and diabetes: A systematic review and meta−analysis. *The American Journal of Clinical Nutrition*, *98*(1), 146−159. https://doi.org/10.3945/ajcn.112.051318

⑦ Altmann, S. W., et al (2004). Niemann−Pick C1 Like 1 Protein Is Critical for Intestinal Cholesterol Absorption. *Science*, *303*(5661), 1201−1204. https://doi.org/10.1126/science.1093131

⑧ Davis Jr, H. R., et al (2004). Niemann−Pick C1 Like 1 (NPC1L1) Is the Intestinal Phytosterol and Cholesterol Transporter and a Key Modulator of Whole−body Cholesterol Homeostasis. *Journal of Biological Chemistry*, *279*(32), 33586−33592. https://doi.org/10.1074/jbc.m405817200

⑨ Centers for Disease Control and Prevention (2023, May 16). *Prevent high cholesterol*. CDC. https://www.cdc.gov/cholesterol/prevention.htm

⑩ Zhang, X., et al (2022). Longitudinal association of egg consumption habits with blood lipids among Chinese adults: Results from the Prediction for Atherosclerotic Cardiovascular Disease Risk in China project. *Chinese Medical Journal*, *135*(6), 747−749. https://doi.org/10.1097/cm9.0000000000001555

02 蛋白质：
不吃真的不行，该怎么吃？

　　2008 年前后，发生了一起轰动全国的特大食品安全事件——三鹿奶粉事件。由于三鹿集团在其奶粉中添加了大量化工原料三聚氰胺，导致不少食用其奶粉的婴儿陆续患上了肾结石等病症。此次事件后，中国驰名商标、出口免检商品等的信誉一落千丈。世界上许多国家直接禁止进口中国的乳制品。直到今天，对于国产奶粉，许多年轻妈妈仍然心有余悸。婴儿时期是人体生长发育最旺盛的时候，也是最需要补充营养的时候，尤其需要补充蛋白质。按照我国的标准，适用于 0～6 个月婴儿的奶粉，乳清蛋白质含量不能低于 60%，这样才算合格产品。[①] 人体对蛋白质的需求量如此之大，原因在于它在我们的身体中无处不在，是人体最重要的组成成分之一。保守估计，人体内的蛋白质种类超过 10 万种。[②] 仅仅从重量上来算，它们大约占了我们体重的 20%；如果除去水分，只算固体体重的话，蛋白质的重量大约占了人体的 50%。[③] 人体中含量这么高的蛋白质，必须靠吃来补充。

　　这一章，我将把蛋白质的前世今生，以及我们该如何科学地摄入蛋白质，给你讲清楚。

一、蛋白质的发现

18 世纪的法国化学家安托万 – 弗朗索瓦·德·福克罗伊（Antoine-François de Fourcroy）对煮鸡蛋特别感兴趣。鸡蛋经过加热，蛋清就会凝结成白色沉淀。这个现象对于吃了几千年鸡蛋的人类来说，再平常不过了。福克罗伊却发现，在加热小麦面筋和人类血清的时候也会出现这种白色沉淀，它们好像是一种独特的生物分子。经过一段时间的实验后，他发现，这种独特的生物分子似乎在不同的动植物组织中广泛存在。不过它们究竟是同一种物质还是不同的物质呢？限于当时的分析技术，福克罗伊的研究并没有深入下去。

到了 19 世纪，化学家杰拉杜斯·约翰内斯·穆尔德（Gerardus J. Mulder）和贝采利乌斯再次对这类独特的生物分子产生了兴趣。穆尔德分析了它们的元素组成，发现它们都是大分子化合物，并且具有极其相似的分子式。它们的组成元素除了碳、氢、氧，还有氮。1838 年，贝采利乌斯基于它们在生命体中无处不在的特性，用希腊语给它们起了一个名字"Protein"，意为第一等级，暗示着它们对于生命的重要性在其他所有物质之上。"Protein"翻译过来就是蛋白质。

二、氨基酸的发现

他们继续研究，发现蛋白质是维持身体结构最重要的营养素。按照质量守恒定律，人体内蛋白质中的氮元素不可能凭空冒出来，只能通过进食的方式从其他食物中获得。为此，他们特地引入了"氮平衡"的概念，即氮的摄入量与氮的流失量保持动态平衡。氮的摄入只能通

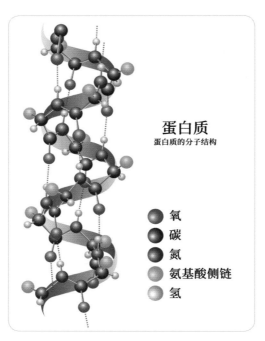

图 2-1 蛋白质的分子结构的一部分，其中的氮元素是人体内氮的主要来源

图片来源：Depositphotos

过进食实现，而氮的流失则是通过排粪便、汗液和尿液进行的。摄入的蛋白质是人体内氮元素的主要来源。所以，氮平衡为正，则意味着氮的摄入量大于流失量，体内的蛋白质总量增加了；反之，氮平衡为负，则意味着氮的流失量大于摄入量，体内的蛋白质总量减少了。后者可能会引起营养不良。

　　不过，穆尔德对蛋白质的研究并没有到此为止。作为一名化学家，他觉得蛋白质这种大分子化合物广泛而稳定地存在于生命体中实在是太神奇了。好奇心驱使他与其他科学家合作，开始使用不同的化学试剂去处理蛋白质。尽管那个年代的化学分析手段有限，穆尔德还是从蛋白质的降解产物中分离并鉴定出一类含有氨基的酸性物质，其分子量只有几百。他将其命名为氨基酸。^④ 氨基酸不只一种，科学家们在 19 世纪初期就已经陆陆续续发现了 19 种氨基酸。

三、吃蛋白质就是吃氨基酸

这时，又有两名科学家开始大开脑洞：既然蛋白质是构成人类生命体的基础物质，而氨基酸又是构成蛋白质的基础物质，吃蛋白质本质上就变成了吃氨基酸，那是不是直接吃氨基酸就足以维持生命呢？这两位科学家就是化学家托马斯·奥斯本（Thomas B. Osborne）^⑤ 和生物化学家拉法耶特·门德尔（Lafayette B. Mendel）。他们是长期的合作伙伴。1909 年，他们用已发现的 19 种氨基酸，配合蛋白质以外的必需营养素去喂养老鼠。结果证明，这种饮食方式足以维持老鼠的生长。

然而，与他们一起工作的年轻研究者威廉·罗斯（William C. Rose）看出了其中的端倪。他发现，如果延长喂养时间，老鼠的体重就会开始逐渐下降。用来进行实验的 19 种氨基酸是罗斯参与准备的，其中 13 种来自对自然界蛋白质的提纯，另外 6 种则通过有机合成方式获得。使用前，罗斯还亲自确定了每种氨基酸的纯度，从技术上来说可谓万无一失。这么一来，老鼠体重的下降只可能有两种解释：第一，19 种氨基酸单体起不到维持生命的作用，只有当它们成为一个整体（构成蛋白质）时，才能作为合格的氮源被利用；第二，自然界的蛋白质中含有不止 19 种氨基酸。

罗斯本人更倾向于第二种解释。接下来的几年里，罗斯与同事们通过不懈努力，终于找到了隐藏的氨基酸——苏氨酸。向其他 19 种氨基酸中添加苏氨酸后，罗斯首次成功地饲养了以纯氨基酸作为唯一氮源还能正常生长的老鼠。到此为止，自然界中生物体内构成蛋白质的所有氨基酸都被科学家们发现了，一共有 20 种。

四、必需氨基酸与非必需氨基酸

不过，罗斯的过人之处在于，他并没有就此停止思考，也没有停下自己对氨基酸的研究。他猜想：既然拿掉了苏氨酸，老鼠的体重就会随着时间的推移而逐渐减轻，那如果拿掉别的氨基酸，老鼠是不是也会出现营养不良的症状呢？

秉持着这种打破砂锅问到底的精神，在接下来的 20 年里，他又扩展了自己的研究，以量化生命体对每种氨基酸的饮食需求。他发现，对于老鼠来说，如果缺乏甲硫氨酸、色氨酸、缬氨酸、赖氨酸、异亮氨酸、亮氨酸、苯丙氨酸、苏氨酸、组氨酸中的任何一种，最终都会死亡；而缺乏精氨酸，老鼠虽然不会死亡，但是生长会受阻；而另外 10 种氨基酸，似乎缺乏了也问题不大。基于这项研究，罗斯就把 20 种氨基酸分成了"必需氨基酸"和"非必需氨基酸"两大类。这个结论已经与科学界目前的认知非常接近了。

1942 年，罗斯和他的同事们又转向研究人类对氨基酸的需求。他们使用的方法与进行老鼠实验的方法基本相同，只是把老鼠换成了健康的成年人。他们给研究对象提供了由玉米淀粉、蔗糖、无蛋白黄油脂肪、玉米油、无机盐、已知的维生素和高纯度氨基酸混合物组成的人造食物。饮食中还包括大大的棕色"糖果"，其中含有浓缩的肝脏提取物，以提供当时还未知的维生素。研究人员通过测定氮平衡来判断氨基酸的必要性。结果发现，对成年人来说，甲硫氨酸、色氨酸、缬氨酸、赖氨酸、异亮氨酸、亮氨酸、苯丙氨酸、苏氨酸是必需的 8 种氨基酸。⑥ 这 8 种人体必需氨基酸已被写入了初高中生物教材。其余的 12 种氨基酸，由于人体自身能够自行合成，所以就从外界摄入而言，是可有可无的。说白了就是，人只要吃那 8 种必需氨基酸，就足够活下去了。

凭借这项研究，罗斯在 1946 年、1947 年和 1949 年均被提名为诺贝尔生理学或医学奖的候选人，但是最终都与诺奖擦肩而过。

五、氨基酸二分法迎来挑战（条件必需氨基酸）

不过，他们的理论很快就迎来了挑战。1944 年，美国儿科医生兼作家路德·霍尔特（Luther E. Holt）发现，仅仅用氮平衡这一个指标来判断必需或非必需有点儿不够严谨，因为他也仿照罗斯做了类似的实验。在他的实验中，他连续 9 天给成年男子提供缺乏精氨酸的饮食，发现这虽然不会引起负的氮平衡，但是会大大损害他们的生殖功能。9 天后，实验对象的精子细胞的数量和活力大约下降了90%。虽然通过补充精氨酸可以逆转这些生殖异常，但想完全恢复到正常值需要几周的时间。这就说明，男性不能合成足够的精氨酸来维持自身的生殖功能。⑦

不过，这个故事到这里还没有结束。作为一名儿科医生，霍尔特更感兴趣的是：处于生长发育最旺盛阶段的婴儿，对氨基酸的需求情况是怎样的呢？霍尔特通过实验发现，除了罗斯报告的那 8 种必需氨基酸，婴儿对组氨酸也十分敏感；如果饮食中缺乏组氨酸，婴儿们会普遍表现出负的氮平衡，体重减轻，甚至皮肤开始起疹子。⑧ 尽管罗

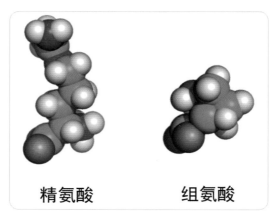

精氨酸　　　　　　组氨酸

图 2-2　精氨酸和组氨酸的小球模型　陆鹏绘制

斯认为成年人不需要组氨酸，因为在连续两周的组氨酸缺乏实验中，成年人并没有出现什么异常。但是霍尔特觉得，对于处于生长发育初期的婴儿来说，组氨酸也是必需的。

自那以后，组氨酸成功地引起了科学家们的重视。虽然罗斯证明了在饮食中缺乏组氨酸的情况下，成年人可以在短期内维持氮平衡，但是后续的研究发现，如果连续坚持这种饮食方式一个月，甚至20天，成年人也会出现明显的负的氮平衡。于是，组氨酸在1981年也被联合国粮农组织（FAO）列为必需氨基酸之一。[9]

必需氨基酸和非必需氨基酸之间的界限，开始变得模糊起来。人们开始怀疑，罗斯所说的非必需氨基酸会不会和精氨酸、组氨酸一样，在某些情况下就会变成"必需"的呢？

果然，科学家们发现，除了婴儿期这种特殊时期，在人们生病、受伤或手术后等健康状况较差的时候，半胱氨酸、酪氨酸等非必需氨基酸也会变成必需氨基酸。

现代科学已经公认，在动物或人类营养学中，"生命体可合成的氨基酸"不应被视为"营养上不必要的氨基酸"。就算生命体可以自行合成某些氨基酸，但是在特定条件下，当它们的合成速率不足以满足利用速率时，它们就是必需氨基酸。于是，"条件必需氨基酸"这个词就被创造了出来。

六、怎样科学地摄入蛋白质？

那么，我们到底该怎样科学地补充氨基酸呢？最简单易行且几乎人人都爱的方式，就是补充蛋白质。至于具体怎么补充，我先把结论告诉你：对于健康的成年人，建议每天摄入 100 g 左右高质量的蛋白质，过少或者过多都不好。⑩

如果我们把对蛋白质的需求量理解为维持人体健康所需的最小量，那么就可以参考估计平均需求量（Estimated Average Requirement，简称 EAR）和推荐膳食允许量（Recommended Dietary Allowance，简称 RDA）。它们由美国国家医学院在 2002 年提出。⑪ EAR 和 RDA 的计算标准分别是每千克体重每天需要 0.66 g 和 0.8 g 蛋白质。如果按照一个成年人重 50 kg 计算的话，那么他每天至少要补充 33～40 g 的蛋白质。根据科学家们的估算，在其余营养摄入正常的情况下，每天按照这个最低量来摄入蛋白质的话，约 97.5% 的人都能正常地存活下来。

剩余的 2.5% 指的是一些特殊人群。比如，运动员对氨基酸的需求量就会比一般人大。在各种高强度的训练下，如果能从食物中获得更多的氨基酸，他们的肌肉就能产生更多的蛋白质。已有大量证据表明，要想让一个体重为 50 kg 的运动员维持正的氮平衡，每天摄入的食物蛋白质至少为 60 g，差不多是同体重普通人的两倍了。⑫

然而，万事都有个度，蛋白质的摄入也绝非多多益善。除了最低摄入量，我们还需要关心蛋白质摄入的上限，以避免给我们的肾脏造成不必要的负担。对此，美国国家医学院设置了"可接受的大量营养素分布范围"（Acceptable Macronutrient Distribution Ranges，简称 AMDR）一值。这个参数把蛋白质摄入的上限控制在每千克体重每天不超过 3.67 g。如果还是按照 50 kg 的体重来算的话，即每人每天摄入的蛋白质应不超过 183.5 g。当然，我们也不用过于担心，因为要达到这个量，约等于一天要吃掉 2 斤肉或者 20 个鸡蛋。我相信应该没有人会吃这么多吧。

　　与此同时，美国国家医学院还建议将蛋白质的能量摄入控制在总营养素能量摄入的 10%～35%。根据美国农业部（USDA）和加拿大卫生部的数据，北美成年人摄入的蛋白质能量一般占总能量的 16%，最高可达 23%。《中国居民膳食指南（2016）》建议将蛋白质能量摄入量控制在总能量的 15% 左右。

　　综上，我们取中位数，得出结论：每天食用 100 g 左右高质量的蛋白质为佳。

七、什么蛋白质才是最好的？

　　定量的问题解释完了，那么蛋白质有好坏之分吗？

　　是的，蛋白质是有好坏之分的。营养学界这样定义蛋白质的品质："蛋白质的品质是指其分解产生的氨基酸在体内的平衡，包括蛋白质释放氨基酸用于吸收的消化率，以及消化吸收后的氨基酸用于蛋白质合成的有效性。"换句话说，要判断是否是优质蛋白，必须看它被消化后能释放多少种氨基酸，这些氨基酸被吸收后又有多少能够被人体利用。最具代表性的例子就是食物中的赖氨酸了。它会因为过度烹饪而变性，变性后的赖氨酸就算被人体正常吸收，也无法用于蛋白质的合成。所以，过度烹饪的食物，其蛋白质的品质会下降。

基于上述原理，美国食品和药物管理局，联合国粮农组织以及世界卫生组织于 1993 年正式将"经蛋白质消化率校正后的氨基酸评分（Protein Digestibility Corrected Amino Acid Score，简称 PDCAAS）"作为评估蛋白质质量的标准，并于 2013 年把这套评分体系升级为"可消化必需氨基酸得分（Digestible Indispensable Amino Acid Score，简体 DIAAS）"。这套评分体系为我们提供了一种更准确的针对蛋白质质量的评估方法。在动物蛋白中，奶制品、鸡蛋和牛肉的得分排在前列。而除了土豆、大豆，植物蛋白的得分都偏低，因为来自蔬菜的蛋白质是不完整的，它们通常缺少一种或两种必需氨基酸。

食物	PDCAAS 得分	DIAAS 得分
浓缩牛奶蛋白	1	1.18
全脂奶粉	1	1.159
牛奶	1	1.14
鸡蛋	1	1.13
牛肉	1	1.116
鱼肉	0.82～0.96	1
乳清蛋白分离物	1	1.09
鸡胸肉	1	1.08
土豆	0.99	1
大豆	1	0.996
豌豆	0.782	0.647
熟饭	0.616	0.595

食物	PDCAAS 得分	DIAAS 得分
熟燕麦片	0.67	0.542
豆腐	0.56	0.52
黑麦	0.553	0.476
大麦	0.591	0.472
烤花生	0.509	0.434
杏仁	0.39	0.4
小麦	0.463	0.40～0.48
浓缩大米蛋白	0.419	0.371
燕麦片	0.57	0.57
玉米	0.37	0.36

总结一下：谷物蛋白中几乎没有赖氨酸，大部分谷物蛋白中也没有苏氨酸；玉米中色氨酸的含量有限；得分较高的豆类，其赖氨酸、苏氨酸和色氨酸的含量很充足，但甲硫氨酸的含量有限。

因此，如果想从植物蛋白中获取足够的氨基酸，必须考虑搭配，需要食用各种蔬菜、水果、谷物和豆类，以保证自己不会因为缺乏某种必需氨基酸而营养不良。当然，吃肉就完全不会有这些烦恼了。通常，膳食中的动物蛋白都被认为是完全蛋白质，即动物蛋白基本含有所有的氨基酸。

一个人最需要补充氨基酸的时期是婴儿期，婴儿对必需氨基酸的需求量大约是成年人的 3～8 倍。对于婴儿来说，最佳食物是母乳。如今，牛乳作为母乳的替代品被做成奶粉供婴儿食用，其蛋白质含量就必须严格达到一定的水平才行。按照我国的标准，乳基婴儿配方奶粉中乳清蛋白的含量不能低于 60%。只有这样，婴儿的生长发育才能得到基本的保证。

坏就坏在，虽然奶粉的蛋白质含量设定在随着科学研究的发展与时俱进，检测方法却依旧停留在 1883 年。

那一年，丹麦化学家凯耶达尔（Johan Kjeldahl）正就职于哥本哈根的嘉士伯实验室，担任化学系主任。他当时的任务是测定麦芽谷物的蛋白质含量。既然蛋白质中含有 12%～19% 的氮元素，而这个元素是目前所知的其他营养素中都没有的，凯耶达尔因此想道：如果知道了蛋白质中氮元素的含量，不就可以计算出蛋白质的总量了吗？

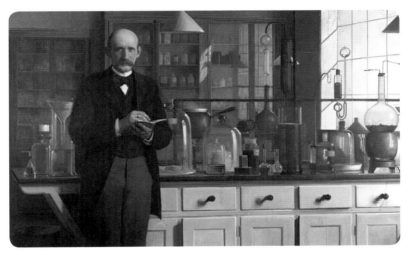

图 2-3　在嘉士伯实验室的凯耶达尔
图片来源：Otto Husland

于是，他通过浓硫酸处理将样品中所有的物质全部转化成无机物，其中的氮元素也变成了无机铵盐；然后，他通过基本的化学滴定法计算出铵盐中氮的含量，最终确定了样品的蛋白质含量。这一方法简单易操作，不需要考虑蛋白质结构和氨基酸种类，就能快速地对蛋白质的总量进行定量计算。所以，这个方法很快就在世界范围内流传开来大家用凯耶达尔的名字对其进行命名，即"凯氏定氮法"。

　　然而，就在 21 世纪初，这个原本为了方便研究人员定量蛋白质的方法，却被不法分子钻了空子，给成千上万的中国婴儿留下了童年阴影。2008 年，大批婴儿在食用三鹿集团生产的奶粉后出现尿液变色或尿液中有颗粒的现象。随后，质检部门在他们食用的奶粉中检测出了食品中绝对不可能存在的化工原料——三聚氰胺。

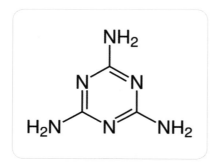 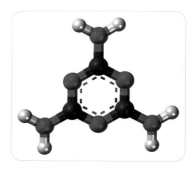

图 2-4　奶制品污染者——三聚氰胺
左图作者：Chem Sim 2001　右图作者：Jynto

　　三聚氰胺的含氮量约为 66.7%，这个数值远高于蛋白质的含氮量（12%～19%）。因此，添加三聚氰胺，轻轻松松地就可以让掺水过多的牛奶变成合格品。用三聚氰胺来滥竽充数的话，达到检测指标所需要的成本只有真实蛋白原料的 1/5。这就是三鹿集团不惜残害人命铤而走险的动机所在。

　　事实上，最新的《食品安全国家标准　食品中蛋白质的测定》（2016 版）中依旧保留了凯氏定氮法，将其作为蛋白质定量的一种手段。[13] 凯氏定氮法至今仍在使用，一大原因就在于它实在是太方便了。除了凯氏定氮法，该国标中还记录了另外两种方法，分别是分光光度法和燃烧法。不过，仔细阅读后可以发现，这三种方法都没有填补我们前面所提到的漏洞。该国标中也明确指出"本标准不适用于添加无机含氮物质、有机非蛋白质含氮物质的食品的测定"。也就是说，如果添加了三聚氰胺，用目前的国标测定其蛋白质含量，依旧不能正确地定量。

不过，这个漏洞虽然没有在针对蛋白质测定的国标中填上，却在食品安全标准中填上了。三聚氰胺含量已经成为食品安全的一项检测标准，即"婴儿配方食品中三聚氰胺的限量值为 1 mg/kg，其他食品中三聚氰胺的限量值为 2.5 mg/kg，高于上述限量的食品一律不得销售"。[14] 因此，只要是合格的产品，拥有合格的报告书，我们消费者还是可以相信它们是没有添加三聚氰胺的。

不过，谁也不能保证今后不会有不良商家在食品中添加其他类似三聚氰胺的物质。这些有害的食品添加物和国家标准就如同电脑病毒和杀毒软件一样，后者的更新往往滞后于前者，这是让人最为无奈的地方。

这个问题怎么解决，我实在想不出好办法。现有的技术手段都只能防君子，防不了小人。

我们经常把地球上的生命体说成碳基生物。如果对于生命体来说，碳元素排在第一位，那么对于生命体内的蛋白质来说，氮元素绝对是排在第一位的。氮元素在自然界随处可见，比如地球大气中几乎 80% 都是氮气，但是我们人类无法直接利用它们；而像三聚氰胺这种物质，更是只会给我们的身体带来破坏。造物主把人类设计成了只能从食物的蛋白质中获取氨基酸来吸收氮元素的生命体。哪怕一个人体格强壮如拳王泰森，依然有 9 种氨基酸不得不靠膳食来补充。虽然目前科学家们还不知道人体为什么会进化成现在这样，也没有科学家能够回答为什么有些氨基酸是必需的，但作为好奇心最强的一群人，科学家们一定会去追问这些问题，直到水落石出。

参考文献

① 中华人民共和国卫生部 (2010, March 26). *中华人民共和国国家标准：食品安全国家标准　婴儿配方食品*. https://www.cirs-group.com/Uploads/soft/150318/7-15031P94326.pdf

② Lopez, M. J., & Biochemistry, S. S. (2023). *Biochemistry, Essential Amino Acids*. StatPearls [Internet]. Treasure Island (FL): StatPearls Publishing. PMID: 32496725

③ Ajinomoto Group (n.d.). *What are Amino Acids?* Ajinomoto Group Global Website. https://www.ajinomoto.com/amino-acids/what-are-amino-acids

④ Perrett, D. (2007). From 'protein' to the beginnings of clinical proteomics. *Proteomics - Clinical Applications*, *1*(8), 720-738. https://doi.org/10.1002/prca.200700525

⑤ Vickery, H. B., & Mendel, L. B. (1929). The Work of Thomas Burr Osborne (1859-1929). *Science*, *69*(1789), 385-389. https://doi.org/10.1126/science.69.1789.385

⑥ Simoni, R. D., Hill, R. L., & Vaughan, M. (2002). The Discovery of the Amino Acid Threonine: The Work of William C. Rose. *Journal of Biological Chemistry*, *277*(37), 56-58. https://doi.org/10.1016/S0021-9258(20)74369-3

⑦ Hou, Y., Yin, Y., & Wu, G. (2015). Dietary essentiality of "nutritionally non-essential amino acids" for animals and humans. *Experimental Biology and Medicine*, *240*(8), 997-1007. https://doi.org/10.1177/1535370215587913

⑧ L.Emmett, H. (1968). Some Problems in Dietary Amino Acid Requirements. *The American Journal of Clinical Nutrition*, *21*(5), 367-375. https://doi.org/10.1093/ajcn/21.5.367

⑨ Swendseid, M. E. (1981, October 17). *Essential amino acid requirements: A review*. FAO. https://www.fao.org/3/m2772e/m2772e00.htm

⑩ Pencharz, P. B., Elango, R., & Wolfe, R. R. (2016). Recent developments in understanding protein needs - How much and what kind should we eat? *Applied Physiology, Nutrition, and Metabolism*, *41*(5), 577-580. https://doi.org/10.1139/apnm-2015-0549

⑪ Trumbo, P., et al (2002). Dietary reference intakes for energy, carbohydrate, fiber, fat, fatty acids, cholesterol, protein and amino acids. *J Am Diet Assoc*, *102*(11), 1621-1630. https://doi.org/10.1016/s0002-8223(02)90346-9

⑫ Hoffman, J. R., & Falvo, M. J. (2004). Protein - Which is Best? *J Sports Sci Med*, *3*(3), 118-130. PMID: 24482589; PMCID: PMC3905294

⑬ 中华人民共和国国家卫生和计划生育委员会 & 国家食品药品监督管理总局 (2017, June 23). *中华人民共和国国家标准 食品安全国家标准食品中蛋白质的测定*. https://file.yizimg.com/314466/20171117-104537703.pdf

⑭ 　中华人民共和国国家卫生健康委员会 (2011, April 20). *卫生部等 5 部门关于三聚氰胺在食品中的限量值的公告（2011 年 第 10 号）*. http://www.nhc.gov.cn/sps/s7891/201104/9f1311e1e97649f3a26a6b7f7b3d7ae3.shtml

03 牛奶：
历经无数考验，
屹立不倒的营养之神

提到牛奶，不知道你对它的印象如何，反正我身边的人对牛奶的看法，两极分化十分严重。有人觉得它是营养之王，便宜又好喝。也有人觉得它就是白色的泻药，除非自己便秘了好几天，万不得已要疏通一下肠胃，否则绝对不喝。不得不说，还有一小部分人则相信牛奶是一种致癌物，能不碰就尽量不碰。

尽管牛奶不算是新鲜话题，但我依然觉得这个话题太重要，必须讲。

我先给出一个明确的观点：从食品科学的角度来看，牛奶不仅是营养之神，还是生活中最佳的补钙食物；关于它的各种有害健康的说法，迄今为止都立不住。我鼓励你每天都喝一些牛奶。

不过，牛奶从古至今一路走来，经历的坎坷和考验真不少。我想先带你回顾一下牛奶走过的曲折历史。

一、喝牛奶的历史

2013 年 7 月 31 日，《自然》杂志发表了一篇历时 4 年、耗资 440 万美元的最新研究论文《考古学：牛奶革命》。[①] 这是迄今为止该领域最重要的论文之一，它为我们讲述了人类与牛奶的故事。

大约7500年前，未经发酵的牛奶对成年人来说基本上是一种毒素。因为与儿童不同，成年人的身体无法生成分解乳糖所需的乳糖酶，而乳糖是牛奶中的主要糖分。

然而，约7500年前发生的一次基因突变，改变了欧洲中部的人类，使得这些人类变得乳糖耐受。到了大约6500年前的时候，乳业经济在欧洲兴起。

尽管有些人喝牛奶不会过敏了，可是喝生牛奶的风险依然很高，搞不好就跟喝毒药一样。这是因为牛奶的营养实在太丰富，因此它也就成了微生物的最佳培养基。一杯牛奶放在适宜的温度下，那就跟一个超级细菌培养皿没两样。

1905年，《白色毒药？牛奶消费的社会性后果》一书在英国出版，作者彼得·阿特金斯（Peter Atkins）在书中写道：

> 1901年，伦敦10%的牛奶样品由于含有结核杆菌被归类为"污染食品"，利物浦的牛奶样品中则有72%在运输时被大肠杆菌污染。②

其实，生牛奶中含有的细菌何止这两种，它还经常含有沙门氏菌、李斯特菌、伤寒杆菌、白喉杆菌，以及各种病毒和寄生虫。

当时，如果用生牛奶去喂养婴儿，婴儿前3个月的死亡率约为92%。如果有人说那时候让婴儿喝牛奶就是让他们喝

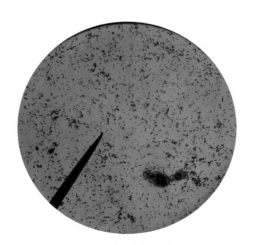

图3-1 大肠杆菌
图片来源：mrmin123

毒药，真不算太夸张。

牛奶的"白色毒药"称号是被微生物学家巴斯德摘掉的，他发明了大名鼎鼎的巴氏消毒法。这个名字听着好像很高深，实际上并不复杂：把牛奶加热到 72℃，维持这个温度 30 秒，然后再快速冷却到 4℃～5℃，就大功告成了。这种方法既能基本杀灭牛奶中的细菌，又能保证牛奶的营养成分基本不被破坏，口感也不变。

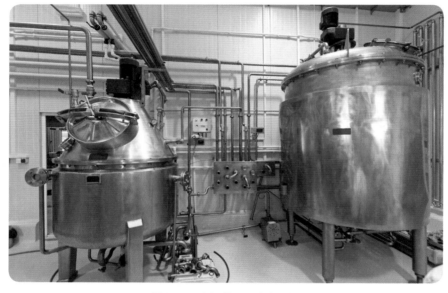

图 3-2　牛奶的巴氏消毒设备
图片来源：Depositphotos

人们很快就发现，经过消毒的牛奶实在太强大了，它几乎可以治愈一切由于饮食不均衡而导致的疾病，效果比吃鸡蛋还要好。

20 世纪 20 年代，美国科学家亨利·马蒂尔（Henry Mattill）觉得，牛奶可能是含有人类所需全部营养素的完美食物，我们每天只喝它就足以维持健康和长寿。于是，他打算验证一下牛奶是否真的是完美食物。③

他找来一批实验老鼠，只用新鲜的全脂牛奶进行喂养，这样持续了50天，老鼠的生长状况一切正常。马蒂尔对自己的假设信心大增。不过，要验证"牛奶是否可以在整个生命周期内提供足够充足的营养"，他还得继续观察。

就这样又过了大约50天，虽然这些老鼠并没有出现致命疾病，但细心的马蒂尔发现，这些本该处于生育阶段的老鼠却一只幼崽都没有产下。难道这些老鼠都不能繁殖了？

无独有偶，当时美国知名的内分泌学家赫伯特·埃文斯（Herbert McLean Evans）也在做类似的老鼠实验，其实验结果和马蒂尔的一样：小鼠们虽然能正常生长，却无法生育。他经过进一步的研究发现，这些老鼠中的雄鼠的生精上皮完全萎缩，雌鼠则是胎盘出现了问题。

两个类似的研究出现了相同的结果。但有趣的是，因为出发点不同，马蒂尔和埃文斯提出了两种截然相反的猜想。埃文斯认为，牛奶中应该还缺乏一种新的维生素，它虽然不是生长所必需的，却是生育繁殖所必需的。埃文斯甚至连名字都想好了，打算叫它"促生育因子"。但是，以寻找完美食物为目的的马蒂尔却认为，牛奶已经包含了所有的营养素，这些老鼠之所以不能繁殖，是因为牛奶中存在着一种生育抑制剂。

在老鼠因何无法生育这个问题上，马蒂尔和埃文斯算是"结下了梁子"。不过，科学家之间的争论并不是永远解决不了的，因为他们都认实验证据。

4年后，埃文斯的团队从小麦胚芽的脂溶性提取物中找到了他所预言的促生育因子。马蒂尔当然不服输了。他设计了一个新的实验，想以此进行反驳。这一次，他还是使用全脂奶粉勾兑出高浓度的牛奶来喂养小鼠，同时添加了2%左右的埃文斯提及的小麦胚芽提取物。

神奇的是，所有的小鼠都具有正常的生殖能力。

于是，马蒂尔不得不宣布，自己寻找完美食物的计划失败了，牛奶中确实缺少这种促生育因子。而这种促生育因子则被埃文斯的团队命名为维生素 E，有时候也被叫作生育酚。

维生素 E 也许是牛奶中唯一缺乏的营养素了。尽管不完美，但牛奶依然是所有已知食物中的王者。

谁也没有料到，进入 21 世纪后，牛奶再度掀起风波。

二、关于牛奶的谣言

2005 年 1 月，一本名为《救命饮食：中国健康调查报告》④ 的英文书在美国出版。作者是康奈尔大学营养生物化学系荣誉退休教授柯林·坎贝尔（Colin Campell）博士，以及他的儿子托马斯·坎贝尔（Thomas Campell）医生。令人费解的是，这本书的目标读者是美国人，出版商却刻意在书名中突出了"中国"，而书中又只有极少的一点儿内容提到了中国。可能是 2005 年前后，"中国"这个词在美国算是热点词汇吧。

这本书一经上市就成了畅销书。截至 2013 年 10 月，其销量已超过一百万册，成为美国最畅销的营养类书籍之一。

2006 年，我国吉林文史出版社出版了这本书的中文版；2011 年，中信出版社接过版权继续出版。至今，它依然是畅销书。

我之所以要提到这本书，是因为 21 世纪开始流行的关于牛奶的各种谣言，这本书的出版可以看作起点，"功不可没"。但吊诡的是，这本书并不是伪科学书，只是书中的一些观点和结论因一些人的断章取义和夸张被彻底扭曲了。

这本书中有这样几段论述：

> 我们还检测了大豆蛋白质会不会和酪蛋白一样，对癌病细胞有同样的影响。我们给大鼠饲以 20% 的大豆蛋白，但大鼠体内并没有出现早期的病灶细胞团。这个结果和使用小麦蛋白的结果是一致的。突然间，牛奶中的蛋白质看起来是问题的根本。
>
> ……
>
> 蛋白质对肿瘤发展的影响是非常惊人的。大鼠通常的存活期是两年，因此这项研究的周期长达 100 周。实验开始时，所有的大鼠都给予黄曲霉毒素，同时饲以 20% 酪蛋白，在 100 周时，大鼠不是已经因为肝癌死亡，就是濒于死亡；而给予同等水平黄曲霉毒素，但是饲以 5% 蛋白质饲料的大鼠都还活着，而且行动机敏、体形苗条、毛色鲜亮。这个 100 分比 0 分的成绩，在以前的研究中是没有的。而且这个结果与印度的原始研究的结果几乎是一致的。

就是这几段话，迅速在民间流传成"牛奶致癌"。实际上，这是严重的误读。我们来看下这本书的中译本序言的作者中国工程院院士陈君石教授是怎么辟谣的。⑤ 他在辟谣文章中写道：

> 从这本书所传出的最大新闻报道就是所谓的"牛奶致癌"。但究竟真相如何？坎贝尔教授在书中描述了他做的一项大鼠试验，在给以相同剂量黄曲霉毒素 B_1（强致肝癌物）的条件下，比较吃酪蛋白（来自牛奶）饲料和大豆蛋白饲料大鼠发生肝癌的动物数

和肝癌数。结果酪蛋白组大鼠得肝癌的比例比大豆蛋白组大鼠高，肝癌的数量也多。但据此而得出牛奶致癌的结论，就太荒唐了。

实际上，如果没有黄曲霉毒素作为癌症的启动剂，两组大鼠都不会得肝癌；致癌的是黄曲霉毒素，而不是酪蛋白或大豆蛋白。这个试验结果只能说明大豆蛋白对于大鼠抗黄曲霉毒素的作用大于酪蛋白，完全不能说明牛奶（对人）致癌。记得当年《人民日报》的记者曾就此问题远洋采访坎贝尔教授，坎贝尔教授明确地说，这个试验的结果不能说明人喝牛奶会致癌。

不过，科学界从来没有停止研究牛奶与癌症之间是否存在关联性。如果我们在论文数据库中进行检索，其实能找到很多结论是"牛奶与某种癌症之间具有相关性"的研究论文。比如，2022 年，《美国临床营养学杂志》和《BMC 医学》分别刊登了一篇新论文。[6][7] 一篇的结论是"每天喝 430 g 牛奶，患前列腺癌症的风险增加 27%"，另一篇的结论是"每天多喝 50 g 牛奶，患肝癌、乳腺癌的风险分别增加 12% 和 17%"。这是两篇很正经的论文，发表的期刊也都是知名期刊。这样的论文最近 10 多年时不时就会冒出来，很吓人。那我们到底该怎么看待这些关于"牛奶致癌"的证据呢？

我觉得，我们首先要理解，所有这些研究都是相关性研究而不是因果性研究，是相关性结论而不是因果性结论。从相关性到因果性，实际上还有一个巨大的鸿沟需要跨越。假如有科学家拿到经费，去研究一下常年穿西装的人和常年穿 T 恤的人的患癌风险，也一定会发现两者有差异。但问题是，我们知道患癌症的直接原因不太可能是衣服，而是这两类人群的某些其他特征。要想把真正的原因找出来，我们还要走很远的路。

正如其中一篇论文的作者在接受采访时所说：

> 虽然我们的研究结果表明，经常食用乳制品和某些癌症之间可能存在直接关联，但必须意识到，乳制品是蛋白质、维生素和矿物质的来源。仅仅根据目前的研究结果或在未能从其他途径摄入足够的蛋白质、维生素、矿物质的情况下，拒绝乳制品的摄入是不明智的。[8]

由于随机问卷访问这种研究方法本身的缺陷，在不同的样本人群中，相关性研究往往会得出截然相反的观点。比如 2019 年发表在知名期刊《营养素》上的一篇论文，其结论就是牛奶和前列腺癌无相关性。[9]

有些人可能会想：宁可信其有，不可信其无，既然存在"可能性"，那保险起见，我就不喝呗。这种想法本身并没有错，但问题在于，我们根本无法找出一种完全保险的饮食方案。没有哪种饮食方案可以做到真正的零健康风险，至少现在科学家们还没有发现。不是这个吃多了不好，就是那个吃少了也不好，根本找不到连"可能性"都可消除的方案。

对于我们普通人来说，按照权威的膳食指南来安排饮食，依然是目前的最优解。

在《中国居民膳食指南（2022）》相关章节中，中国营养学会是这么写的：

> 至今为止，并没有发现牛奶会引发任何癌症。相反，有科学结论证明，喝牛奶会降低直肠癌的发病风险。每天增加 200 g 奶制品的摄入，直肠癌的风险降低 7%。

最近这 10 多年来，还出现了新的关于牛奶有害健康的说法。如果你用"不要喝牛奶"作为关键词搜索的话，会搜到各类号称养生大师的"神棍"跟你讲喝牛奶的坏处。比如，他们会说，牛奶中含有以下有害物质：

激素，即催乳激素。它可以让奶牛多产奶。

抗生素。为了让奶牛少生病，饲养者会给奶牛滥打抗生素。

农药。奶牛吃的牧草含有大量农药，它们会留在牛奶中。

这些说法的盛行对中国国民的健康是极其不利的。中国政府网在 2012 年代表政府特地发布了辟谣文章，⑩ 文中写道：

> 给高龄奶牛打激素产奶这件事纯粹是无中生有，在世界上还没有刺激奶牛产奶的这种激素。就算有，奶牛产奶本来吃的就是青春饭。如果年纪太大，给老牛打激素产奶加上每年 6000 多元的饲料钱，无疑是赔本买卖。不过，确实有避免奶牛产乳细胞减少的激素，但这并不是某些人谣传的催奶素。它其实是牛自己的生长激素。这种生长激素不耐热，用巴氏消毒法灭菌后牛奶中 90% 的生长激素会失去活性。而且，它是一种蛋白质，口服后会在消化道内被消化掉，不会完整地进入体内。最后，牛生长激素和人生长激素有很大的区别，即使牛生长激素进入人体，也不会发挥生长激素的作用。可以认定牛奶中的生长激素不会对人体健康构成威胁。

> 抗生素的使用确实是国家允许的，但也出台了严格的规定加以限制。比如使用抗生素之后有一个停药期。停药期奶牛产的奶，奶农或者牧场自行处理，加工厂不收这样的奶。

至于农药残留，我国的国标《牛奶和奶粉中 511 种农药及相关化学品残留量的测定气相色谱 - 质谱法》[11] 已经明确规定，如果超标则属于伪劣产品，销售伪劣产品是违法犯罪行为。

当然，肯定会有人担心法律法规无法阻止黑心商人的不法行为。这一点我不否认，但伪劣产品问题是所有食品都存在的风险，并非只存在于牛奶中，而牛奶的农药或抗生素残留风险并不比其他食品更高。本章旨在说明一点：只要是合格的牛奶，本身并没有危害。

三、喝牛奶指南

接下来，我将详细谈一下我们该如何喝牛奶。

牛奶是个好东西，但也不是喝得越多越好。根据《中国居民膳食指南（2022）》的建议，牛奶应该天天喝，每天至少摄入 300 ml 液态奶。我们平时在超市买的小的盒装牛奶，规格以 200～250 ml 为主，所以基本上一天喝 2 盒牛奶就可以达标。

喝牛奶对我们最大的好处是补钙。

不仅处于生长发育期的孩子特别需要补钙，成年人也需要补钙，而且年纪越大越应该补。

钙在我们人体中有两种存在形式：几乎 99% 的钙存在于骨头、牙齿中，叫作骨钙；剩下大约 1% 的钙溶解于血液中，叫作血钙。其中，骨钙参与构造了我们的骨头和牙齿，而血钙则会参与各种生命活动，比如肌肉收缩、神经信号的传递和凝血等。

如果我们的身体缺钙，首先骨骼的骨密度就会降低，即出现骨质疏松；其次，我们的肌肉收缩会受阻，身体会变得容易抽筋、便秘和腹胀；然后，我们会因为神经信号的传递受阻而变得迟钝，也会因为凝血障碍而容易出现牙龈出血和皮下出血。

这些症状听起来是不是很熟悉？好像都是老年人容易患上的慢性疾病。其实，所有这些都是因为钙离子的流失。^⑫人体吸收钙离子的能力会在30～40岁时达到峰值，再往后钙离子的流失就会大于吸收。如果不刻意补充，体内的钙含量就会出现断崖式下跌。

综合各国的膳食指南，平均来说，一个成年人每天需要补充1000 mg左右的钙；而70岁以上的老年人每天需要补充1200 mg左右的钙，甚至更多。补钙最经济、最便捷的方式，并不是服用钙片，而是喝牛奶。

一杯300 ml的牛奶大约含有321 mg游离态的钙，这类钙特别容易被人体吸收。喝一杯牛奶，基本可以满足一个成年人每天30%～40%的钙需求。当然了，你也可以多喝一点儿，比如喝两杯，这样就可以补充大约2/3的钙需求了。剩下的1/3，通过别的食物进行补充即可。

事实上，欧美国家的人均牛奶消费量远大于我国膳食指南推荐的最低值。他们平均每人每年要喝掉300 kg牛奶，大约为每人每天喝822 ml。而我国居民的平均饮奶量是每人每天59 ml，连发达国家的1/14都不到。而且，2018年，我国成年居民的日均牛奶和奶制品消费量连膳食指南的1/10都不到，80%的成年居民甚至从未消费过奶类，日均摄入量达到200 ml的居民只有4%。

我相信，很多人看到这里就开始有疑问了。既然牛奶是这么好的东西，我们中国人的消费量为什么这么低？就算有谣言的影响，也不至于和欧美国家差那么多。而且，牛奶在超市里卖得也不贵，要说中国人喝不起也是不客观的，是不是有什么其他原因呢？

还真有一个非常重要的原因。简单来说，大多数中国人不喜欢喝牛奶是因为喝完牛奶容易拉肚子。这种喝牛奶会出现肠胃问题的情况有一个专有名词——乳糖不耐。

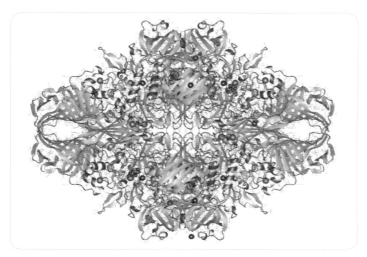

图 3-3 乳糖酶四聚体

图片来源：Juers D.H. Matthews B.W.，Astrojan

　　我在本章一开始提到过，大约 7500 年前，一次基因突变让一部分的人类变得可以正常地喝牛奶。可惜的是，生活在亚洲这片土地上的祖先们属于剩下来的那一部分。这其实是亚洲人的一种演化缺陷。[13]

　　牛奶中含有的乳糖，不同于水果和其他甜食中的糖。当我们还是婴儿的时候，我们的身体会分泌一种特殊的乳糖酶，它可以帮助我们消化母乳中的乳糖。但是，当我们断奶后，我们的身体就不再分泌这种乳糖酶了。没有乳糖酶，我们就无法很好地消化牛奶中的乳糖，从而导致乳糖不耐。

　　7500 年前的那次基因突变，改变的就是这个现象。它使一部分人（尤其是欧美人）在成年以后也能够分泌乳糖酶，正常消化牛奶中的乳糖。平均来说，乳糖不耐在欧美国家的发生率低于 15%；但是它在包括中国在内的亚洲地区的发生率高达 90%。（值得注意的是，包括猫、狗在内的其他哺乳动物也无法分泌乳糖酶，甚至连成年的牛也一样。

所以，千万不要随便给自己的宠物喝牛奶。）

看到这里，你是否觉得十分不可思议：中国几乎有90%的人乳糖不耐，是否意味着几乎只有10%的人可以正常地喝牛奶？

我虽然知道亚洲人比欧美人更加乳糖不耐，可这个比例也超出了我的预期。因为我觉得我身边喝牛奶的人还挺多的，包括我自己在内，绝对超过了10%。我也没觉得喝牛奶会拉肚子。我的这种直觉和官方的统计数据还真挺矛盾的。其实，虽然没有治愈乳糖不耐的方法，但是其症状的轻重缓急程度，每个人都不一样。

有的人连一点点牛奶都不能喝，有的则是喝到一定的量才会出现症状。比如，日本人和我们一样，也是几乎九成人有乳糖不耐的现象，但是89%的日本人可以每天喝200 ml的牛奶而无不良反应；超过了200 ml，这些人才会逐步出现不良反应。[14] 这些日本人的安全剂量就是200 ml。我们的体质其实和日本人很接近，所以很有可能大多数中国人的安全剂量也是200 ml。你以为自己没有乳糖不耐症状，其实只是喝得少，正好在安全剂量以下。

另外，空腹喝牛奶更容易产生症状。因为空腹时饮用更容易导致肠内堆积大量短链脂肪酸和气体，从而更容易出现腹泻、腹胀或腹绞痛等症状。[15]

安全剂量的问题其实很有意思。我们可以接着问：如果我乳糖不耐，我能不能先按照安全剂量喝牛奶，然后慢慢地增加牛奶的量，通过这种缓慢练习的方式，让我的身体摆脱乳糖不耐的缺陷？

想法很好，但是现实有时候很残酷。只有一部分继发性乳糖不耐可以通过这种方式改善，而且这个过程也很痛苦。如果是先天性的基因缺陷，乳糖酶的基因已经处于关闭状态，那么它就很难恢复工作了。直白地说就是，练习没用。但有一个特别奇怪的例外。有研究表明，在乳糖不耐的女性中，44%的人在怀孕时能耐受乳糖。[16]

其实，对于严重乳糖不耐的人，也有成熟的解决方案。很简单，牛奶喝不了，就喝酸奶。在理论上，从牛奶到酸奶，营养没有损失，但酸奶中不含乳糖。所以，酸奶完全可以代替牛奶。

不过，我们在生活中购买酸奶的时候，要注意区分一些专业用词，因为并不是所有的酸奶都是我们想象的那样简单。

在我国的国家标准中，酸乳、发酵乳、风味酸乳和风味发酵乳这四类都可以被叫作酸奶。

酸乳和发酵乳的区别在于，前者必须用嗜热链球菌和保加利亚乳杆菌发酵，而后者则没有这一限制，只要是国家允许添加到食品中的，什么菌都可以。它们的差别仅仅在于口味，营养价值一样。

而名字中有没有"风味"二字，取决于是否额外补充了食品添加剂、营养强化剂、果蔬或谷物等。比如市面上的风味乳都会额外添加糖，有的糖含量甚至超过了10%。如果你留个心眼儿，仔细观察超市中的酸奶，就会发现市面上售卖的大多是风味酸乳。这也不是不能理解。因为由纯牛奶发酵、不添加糖及其他成分的酸奶，味道是非常酸的，不进行调味的话，很多人无法接受，也就很少有厂家愿意生产。

虽然从健康的角度来说，添加糖的酸奶不如没添加的好，但如果口味对你来说很重要，太酸了你喝不下，那我觉得，喝总比不喝好。

不过，我需要提醒你的是，优×乳、××钙奶等含乳饮料不属于奶制品。[17]记住，凡是带有"饮品"两个字的，比如"果汁酸奶饮品""水果牛奶饮品""益生菌发酵酸奶饮品"等，它们的本质都是含乳饮料，而含乳饮料的本质是饮料，牛奶只是其配料之一。我们不可以将含乳饮料与牛奶相提并论。含乳饮料的营养价值大约只有牛奶的1/3，而添加物却五花八门。因此，选购时一定要仔细看配料表。

参考文献

① Curry, A. (2013). Archaeology: The milk revolution. *Nature*, *500*(7460), 20−22. https://doi.org/10.1038/500020a

② Obladen, M. (2014). From Swill Milk to Certified Milk: Progress in Cow's Milk Quality in the 19th Century. *Annals of Nutrition and Metabolism*, *64*(1), 80−87. https://doi.org/10.1159/000363069

③ George, W. (2005). The Discovery of the Antioxidant Function of Vitamin E: The contribution of Henry A. Mattill. *The Journal of Nutrition*, *135*(3), 363−366. https://doi.org/10.1093/jn/135.3.363

④ Campbell, T. C. (2006). *救命饮食：中国健康调查报告*. 吉林：吉林文史出版社.

⑤ 科信食品与营养信息交流中心 (2019, October 24). *陈君石院士现身辟谣：慢性病人切不可把希望寄托于吃素*. 科普中国科学辟谣. https://piyao.kepuchina.cn/h5/rumordetail?id=amBB

⑥ Orlich, M. J., et al (2022). Dairy foods, calcium intakes, and risk of incident prostate cancer in Adventist Health Study−2. *The American Journal of Clinical Nutrition*, *116*(2), 314−324. https://doi.org/10.1093/ajcn/nqac093

⑦ Kakkoura, M. G., Du, H., Guo, Y., & et al (2022). Dairy consumption and risks of total and site−specific cancers in Chinese adults: An 11−year prospective study of 0.5 million people. *BMC Med*, *134*. https://doi.org/10.1186/s12916−022−02330−3

⑧ University of Oxford Nuffield Department of Population Health (2022, May 6). *Dairy products linked to increased risk of cancer*. https://www.ndph.ox.ac.uk/news/dairy−products−linked−to−increased−risk−of−cancer

⑨ Preble, I., Zhang, Z., Kopp, R., et al (2019). Dairy Product Consumption and Prostate Cancer Risk in the United States. *Nutrients*, *11*(7), 1615. https://doi.org/10.3390/nu11071615

⑩ University of Oxford Nuffield Department of Population Health (2022, May 6). *Dairy products linked to increased risk of cancer*. https://www.ndph.ox.ac.uk/news/dairy−products−linked−to−increased−risk−of−cancer

⑪ 中华人民共和国秦皇岛出入境检验检疫局 & 山东农业大学 (2009, May 1). *牛奶和奶粉中 511 种农药及相关化学品残留量的测定 气相色谱−质谱法*. 全国标准信息公共服务平台. https://std.samr.gov.cn/gb/search/gbDetailed?id=71F772D7C5DAD3A7E05397BE0A0AB82A

⑫ Morales−Brown , P. (2023, June 27). *Benefits and sources of calcium*. Medical News Today. https://www.medicalnewstoday.com/articles/248958

⑬ Marshall, M. (2019, February 20). *Why humans have evolved to drink milk*. BBC.

https://www.bbc.com/future/article/20190218−when−did−humans−start−drinking−cows−milk

⑭ Yoshida, Y., Sasaki, G., Goto, S., Yanagiya, S., & Takashina, K. (1975). Studies on the etiology of milk intolerance in Japanese adults. *Gastroenterologia Japonica*, *10*, 29−34. https://doi.org/10.1007/BF02775921

⑮ 吉林省卫生健康委员会 (2021, July 26). 关于空腹饮食的种种"不能"真相在这. 吉林 12320 微信公众号. http://wsjkw.jl.gov.cn/zdzt/jkkp/202107/t20210726_8152081.html

⑯ Goldberg, K. (2018, October 26). *Can Pregnancy Reverse Lactose Intolerance?* The Pregnancy Dietitian. https://thepregnancydietitian.com/can−pregnancy−reverse−lactose−intolerance/

⑰ 科技日报 (2012, February 27). *科学生活：含乳饮料营养价值究竟有多大？*. 中央政府门户网站. http://www.gov.cn/govweb/fwxx/kp/2012−02/27/content_2077147.htm

04 海鲜：
让我们又爱又怕的美味

我小时候经常听到老人们说一句话，不知道你是否听过："吃四条腿的不如吃两条腿的，吃两条腿的又不如吃没有腿的。"这句话中"四条腿的"泛指畜肉类，例如猪肉、牛肉、羊肉；"两条腿的"泛指禽肉类，鸡肉、鸭肉、鹅肉都是；"没有腿的"则指水产品，尤其是鱼肉。我小时候，"多吃鱼的人聪明"这个观念似乎广为流传。我小时候学习成绩还不错，就被周围很多大人归因为"从小鱼吃得多"。确实，我小时候吃的鱼比其他肉类多很多，但那是因为买不起也很难买到其他肉，而鱼都是我父母亲自下河抓来的。

老人们的说法有没有道理呢？按照现代营养学的观点，它是有一定道理的。联合国粮农组织把鱼肉形容为"自然界的超级食物"[1]，这可以被看成科学共同体的背书。鱼肉及其他水产品中既含有动物类食物的优质蛋白，又含有植物类食物的不饱和脂肪酸，可谓集大成于一身。

不过，我要告诉你的是，包括鱼类在内的海鲜确实是好东西，但这绝不意味着你可以放心大胆地敞开吃。作为一个有科学精神的吃货，我要把吃海鲜的方方面面都讲一遍。

一、日本水俣（yǔ）病

日本九州西部有一个名叫"水俣湾"的海湾。从 20 世纪 40 年代起，水俣湾的乌鸦开始大规模地死亡，但当地的居民都把这当作一件好事。因为乌鸦被当地人视为祸害，它们不仅偷吃庄稼，甚至袭击人类。

伴随乌鸦的大量死亡，当地还出现了野猫跳舞的奇特现象。当地的野猫经常会莫名其妙地乱蹦乱跳，这甚至成了当地的一大特色，很多人从外地赶来围观。

直到 1956 年 4 月，水俣湾的一个小女孩得怪病死亡，这件事才引起当地政府的重视。这个小女孩临死前曾出现走路踉跄、口齿不清、手脚抽搐的症状。无独有偶，这个小女孩邻居家的女孩也出现了类似的症状。当地医院开始调查，很快又发现了 8 名症状类似的患者。

1956 年 5 月 1 日，医院院长向当地公共卫生办公室报告说："目前，一种中枢神经损伤的不明怪病正在流行。"

为了调查疫情，当地市政府组织各级医务人员于 5 月底成立了"怪病防治委员会"。由于这种疾病只存在于水俣湾地区，专家们都怀疑它是一种传染病。然而，对病患的隔离并没有减少患病人数。

研究人员接着发现，病人们通常生活在水俣湾沿海一带的渔村。他们的主食往往来自水俣湾的鱼类和贝类，当地的野猫则会去吃人类的残羹剩饭。而且，水俣湾的海面上漂浮着各种死鱼，海床上则是光秃秃一片，没有任何海草生长的痕迹。这使得研究人员相信，这次疫情的暴发是由某种食物中毒引起的，受污染的鱼类和贝类是主要的"嫌疑犯"。

很快，线索指向了附近一家名叫智索株式会社（Chisso Corporation）的化工厂。这家化工厂生产的是液晶电视的液晶材料，平时会排放大量废水。智索株式会社自己的测试报告显示，其工厂废水中含有许多重金属，包括铅、汞（水银）、锰、砷、铊和铜。最终，引发水俣病的元凶被锁定为汞。在智索株式会社排放的废水中，每吨沉积物的汞含量达到了 2 kg，含量之高堪比汞矿。

研究人员还采集了病患们的毛发样本，经测定，其中体内汞含量最高的达到了 705 ppm。即便是没有症状的水俣湾居民，他们体内的汞含量也达 191 ppm。而生活在水俣湾以外的人，体内的汞含量平均值是 4 ppm。[②]

链条很清楚了，智索株式会社排放的汞通过水俣湾中的各种鱼类和贝类被当地人吃进体内，导致其汞中毒。

这便是人类第一次因吃海鲜吃到汞而导致的大规模中毒事件——

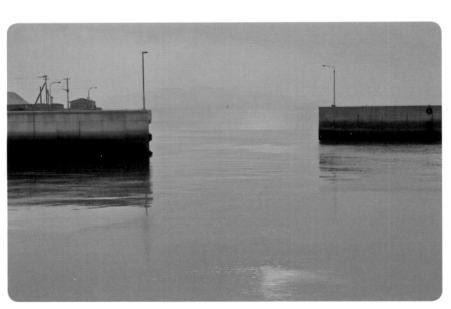

图 4-1　2021 年的日本水俣湾

图片来源：heyeased

水俣病事件。当时这成为轰动全世界的新闻。这次灾难的受害者超过2000人，病死率高达35%，而罪魁祸首智索株式会社与当地居民的赔偿纠纷一直到2010年才算正式了结。

二、海鲜的汞元素超标问题

日本水俣湾事件使人类开始关注水产品的汞含量问题，各国相继制定了其国家标准。我国的国标与欧盟以及一系列发达国家的标准是一样的，规定水产品的甲基汞含量不得超过0.5 mg/kg，即0.5 ppm。对于某些肉食性的鱼类和贝类，该规定可以放宽到1 ppm。[3][4]

2009年，美国政府对全国291条溪流中的鱼进行了汞污染检测。他们在每一条被测试的鱼体内都发现了汞，甚至在与世隔绝的乡村河流中的鱼体内也发现了汞，其中25%的鱼体内的汞含量高于上述标准。[5]

2010年，研究人员检测了从意大利南部水域捕获的鱼类。所测的都是售卖的品种，结果发现在意大利海岸外捕获的琵琶鱼的汞含量高达2.2 ppm，已经超出标准含量3倍还要多了。[6]

2011年，一项对美国新泽西州沿海鱼类的研究表明，1/3的采样鱼类的汞含量超过0.5 ppm的最低标准。[7]

以上都是国外的情况，你肯定关心我国的情况。

我查了文献，情况还不算太糟糕。2017年，《环境污染》期刊上发表了一篇研究论文，其研究对象是我国渤海、黄海、东海和南海这四大海域的汞含量。[8]结果表明，大部分样品的汞含量低于中国海水水质标准，即低于50 ng/L，但在渤海的海水样本中，有9%的样品的汞含量高于标准线。

据估计，在污染最严重的渤海，草食性鱼类的甲基汞含量平均约为 0.04 ppm，居于食物链顶端的肉食性鱼类的甲基汞含量约为 0.07 ppm，两者的汞含量都远低于国标。不过，论文的作者也发出了警告：假如渤海海域的汞含量再增加 50%，鱼类体内累积的甲基汞就会有超标的风险。

那么，海洋中的汞都是从哪里来的呢？

其中有一部分来自火山喷发等自然现象。但是，最大的污染源还是我们人类。海洋中 2/3 的汞来自人类的生产排放，最大的污染源就是化石燃料的燃烧，特别是煤炭。仅美国每年就向空气中排放 160 吨汞，这些汞会随着雨水被冲入海洋。

深海的细菌呼吸的时候会利用硫酸盐来代替氧气，如果周围存在大量的汞，那么这些汞就会随之一起进入深海细菌的体内。一旦进入，汞就会变成甲基汞。

甲基汞又会从沉积物中扩散到开阔水域。在那里，它们被浮游植物吸收，开始向食物链上游挺进。甲基汞无法被生物代谢，它们会累积在生物体内，最终通过各种海鲜出现在我们的餐桌上。

汞会在海洋生物体内逐渐累积，现在已经是科学界的共识，已经成为我们吃海鲜的一项风险。不过，正如我前文所言，这项风险目前还不是很严重，尤其是我们中国附近海域的海鲜，其汞含量还在可接受的范围内。

但是，我们必须重视吃海鲜的另一项风险，那就是寄生虫感染问题。

三、海鲜的寄生虫感染问题

海鲜中目前已知的可以感染人类的寄生虫多达 293 种。日本有生吃鱼片的海鲜文化，且历史十分悠久。根据日本农林水产省的报告，2019年至2021年，日本几乎每个月都会发生60～80起寄生虫感染事件，其中40%都是由一种叫作异尖线虫的寄生虫引起的。

在我国广东省，因为当地人的饮食习惯问题，寄生虫感染的发病率也很高。广东省疾控中心2020年发表的一篇综述论文显示："由中华肝吸虫引起的肝吸虫病在广东省81个县流行。1988年平均感染率为1.82%，1997年上升到4.08%，到2015年感染率似乎也没有明显下降，为4.90%。"[9]

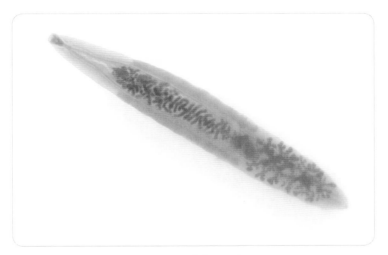

图4-2　中华肝吸虫
图片来源：Depositphotos

广东有一道叫"鱼生"的美食，很多人都吃过，它其实就是中国版刺身。它的特点是拌料众多，口感丰富，而且非常讲究刀工，每片都薄如蝉翼。

但享用这道美食需要承担极大的寄生虫感染风险。一旦被感染，检查和治疗都极其困难。根据我查到的资料，整个上海只有交通大学医学院附属瑞金医院旁边的热带病研究所可以做相关检查。而再往北，也就只有北京友谊医院的热带病研究所有能力检查。

所以，生鱼片这种美食，咱能不吃就不吃吧。

吃生鱼片的风险，除了寄生虫感染外，还有弧菌感染。同样是广东省疾病预防控制中心，在 2019 年发布了一则题为《食源性副溶血性弧菌感染防治知识》的公告，其中提道：

> 广州珠江河口地区水体中副溶血性弧菌检出率为 27.27%，海水、河涌水、养殖水的检出率分别为 30%、28.61% 和 13.69%。每年 5—11 月是副溶血性弧菌感染的多发季节，高峰期集中在 7–9 月。发病呈世界性分布，沿海地区发病率较高，日本和我国病例分布最广、发病率最高。随着交通运输条件的改善和生活水平的提高，近几年内陆地区副溶血性弧菌发病率逐年升高。副溶

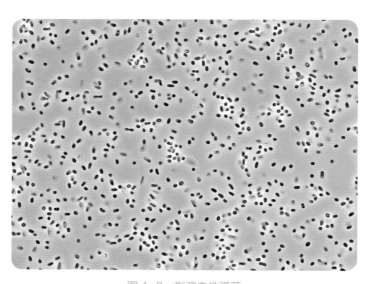

图 4-3　副溶血性弧菌

图片来源：韩国国家卫生研究院

血性弧菌已成为引起夏秋季感染性腹泻的常见原因，严重的甚至有生命危险。⑩

副溶血性弧菌有一个特点：喜温不喜寒。2020 年，欧洲食品安全局发出了一条与所有人息息相关的重要预警，即 "全球变暖引起的海水温度上升，会导致弧菌家族大量繁殖，污染海洋生物"。⑪ 据美国疾病控制与预防中心的估计，现在美国每年约有 8 万人感染弧菌，其中一半左右感染的是副溶血性弧菌，每年约有 100 人因此死亡。⑫ 根据联合国政府间气候变化专门委员会（IPCC）的报告，海洋的表面温度正在以每 10 年上升 0.09℃～0.13℃的速度增长。⑬ 如果全球变暖继续以现在的速度发展下去，那么海洋的平均温度也会随之升高。这就意味着，弧菌在海洋中的繁殖季节会变得更长，甚至一年四季都能繁殖。这足以引起我们每一个人的重视。

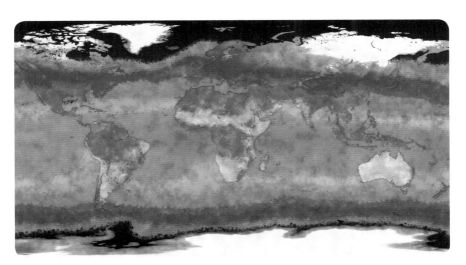

图 4-4　地球陆地和水面全球变暖主题的概念插图

图片来源：Depositphotos

四、吃鱼指南

前文讲了那么多吃海鲜的风险，希望你别被我吓着。海鲜是个好东西，不仅拥有非常优质的蛋白质，还含有对人体有益的不饱和脂肪酸。只要我们能科学地吃，就既可以享受美味，也可以有益健康。

《中国居民膳食指南（2022）》指出，目前我国多数居民摄入畜肉偏多，摄入鱼等水产品类偏少，需要调整比例，建议成年人平均每周吃 2 次鱼，每次吃 120～200 g，差不多就是手掌大小的一块鱼肉。

具体该怎么科学地吃海鲜呢？

最重要的一条建议是，海鲜一定要煮熟再吃。将海鲜加热到 70℃以上，然后持续一分钟，就能杀死大部分寄生虫。弧菌虽然比较难搞一些，但煮沸后再煮 9 分钟以上也足以将其杀死。[14]

解决了感染寄生虫和弧菌的风险，接下来的问题是：该如何尽量避免摄入汞元素呢？

考虑到我的读者中也有很多国外的朋友，因此我把国内外的建议分开来说。

美国食品药品监督管理局（FDA）把目前美国市场上可以买到的鱼按照汞含量做了分类。[15] 汞含量较少的被称为"最佳选择"组，大约包含 35 种鱼类；汞含量居中的叫作"适宜选择"组，大约包含 20 种鱼类；汞含量超标的叫作"避免选择"组，共包含 7 种鱼，分别是大耳马鲛、鲨鱼、马林鱼、剑旗鱼、软棘鱼、大眼金枪鱼和大西洋胸棘鲷。

好消息是，"避免选择"组的鱼类很少会出现在中国内地的餐桌上。而且，我国的汞污染程度比美国要轻得多。内地比较常见的四大家鱼（青鱼、草鱼、鲢鱼、鳙鱼），以及市场上常见的黄鱼、鲫鱼、鲤鱼、鲇鱼等，都没有被报道过汞含量超过 0.5 ppm。[16] 即便是小龙虾、贝类这种普遍被认为会聚集重金属的河鲜、海鲜，只要把坚硬的外壳和头部去除干净，它们的肉也是安全的，并没有被报道过重金属超标。

但我们也不能隔岸观火，幸灾乐祸。如果我们不注意控制工业排放，那么西方发达国家的今天，很可能就是我们的明天。

此外还有一个重要的提醒：判断吃鱼是否会导致汞元素超标，其实关注的并不是鱼的汞含量是否低于国家标准，而是我们血液中的汞含量是否维持在安全的数值以内。根据美国国家环境保护局（USEPA）的规定，这个安全数值是 4.4 μg/L。汞进入人体后，很难被排出，会累积在人体内。我国的水产品的汞含量虽然低于国标，但是并不代表汞不存在。如果你是一位海鲜爱好者，吃得特别多，那么自身血液中的汞依旧会有超标的风险。

好在，为了照顾吃鱼爱好者，我国的科学家们做了一项非常接地气的研究。结合这项研究，我给你提供一种安全的吃法：为了将人体血液中甲基汞的含量维持在低于 4.4 μg/L 的水平，如果吃肉食性鱼类（鲈鱼、黑鱼和鲇鱼），每周最多吃 288 g，也就是半斤多一点儿；如果吃草食性鱼类（草鱼、鲂鱼、鳊鱼），每周最多吃 863 g，二斤不到。哪怕你生活在汞含量较高的渤海区域，这种吃法也同样适用。

五、环保呼吁

如果你希望我们的子孙后代也能安全地吃鱼，那我们这一代人就需要具备一些环保理念，尤其需要关注一下我们的家庭垃圾中的汞元素。我们在生活中能接触到的含汞产品主要有三种：水银温度计、非碱性电池（比如纽扣电池）和节能灯泡（既不是白炽灯，也不是 LED 灯）。

这三种生活中常见的商品都含有汞，不能直接当作普通垃圾丢弃。它们都属于有害垃圾，要丢在专门的"有害垃圾"的回收桶中。当然，含汞物品并非仅限于上述三种，所有的含汞物品都需要被专门回收。你可能会觉得这个过程非常麻烦，但我还是衷心地希望每一个人都能行动起来，为了我们的环境，为了我们的子孙后代还能正常地吃海鲜。

还有一件有关吃鱼的事儿，让我蛮感慨的。根据联合国粮农组织的数据，从 1961 年到现在，中国的人口数量差不多翻了一倍，而人均鱼类消费量却增长了 5 倍。换句话说就是，我们每个人都比小时候有更多的鱼可以吃了。这很符合我们每个人的生活体验，但也很容易造成一种假象：只要花钱，我们随时随地都能有海鲜吃。

真实的情况是怎样的呢？我常常说，只有学会用统计学的眼光看现象，才能发现这个世界的真相，才不会被自己的体验或者个例所蒙蔽。2015 年 9 月，世界野生动物基金会发表了一份令人不安的报告——《蓝色星球报告》。该报告指出，1970 年至 2012 年，世界上海洋脊椎动物的数量减少了 49%。⑰

一个不争的事实已摆在人类面前：被捕捞殆尽的渔场的数量正在稳步增加，全球鱼类的种群数量正在急剧减少，且其下降速度远远超过历史上任何一次生物大灭绝的速度。

海洋里的鱼类不仅经历着工业化副产物汞元素带来的危害，承受着全球变暖导致的弧菌感染的风险，也面临着人类过度捕捞的困境。

最典型的例子就是鳕鱼。1960 年，在北大西洋产卵的鳕鱼，大约有 160 万吨。30 年后的 1990 年，这个数据变成了 22000 吨。到了 2006 年，美国《时代》杂志撰文说，从商业的角度来说，鳕鱼已经灭绝了。在英语中，"fish"这个词的原意是"鳕鱼的鱼肉和鱼条"，但后来鳕鱼被黑线鳕所取代，再后来又被红大马哈鱼取代。现在，"fish"

则指"剩下的任何鱼"。与鳕鱼有差不多命运的还有金枪鱼，1960年以来，其种群的数量减少了90%以上。

有些人可能会感到疑惑：我们现在吃的鱼不都是养殖的吗？确实，养殖的比例正在大幅地提升，越来越多的鱼可以通过人工养殖。但是，用统计学的眼光来看，今天水产养殖的鱼类依然只有商业捕捞的40%。我们吃的大多数鱼依然无法人工养殖，比如最普通的带鱼。我喜欢吃海鲜，我自己的切身感受是，现在的带鱼正在变得越来越小、越来越瘦，远不像十几二十年前市场上的带鱼那么肥实。

人站在食物链的顶端，吃鱼是天赋的人权，但我每次吃鱼的时候还是会产生一种纠结的心理。我会在吃之前关注一下面前的鱼是养殖的还是野生的，如果是养殖的，我就继续心安理得地吃；如果是野生的，我就会带着内疚吃。

参考文献

① Food and Agriculture Organization of the United Nations (2018). *Achieving Blue Growth: Building vibrant fisheries and aquaculture communities* (p. 5). FAO. https://www.fao.org/documents/card/zh?details=CA0268EN/

② Minamata disease. (2023, May 26). In *Wikipedia*. https://en.wikipedia.org/wiki/Minamata_disease

③ 中华人民共和国卫生部 (2013, June 1). *中华人民共和国国家标准：食品安全国家标准 食品中污染物限量*. http://www.nhc.gov.cn/ewebeditor/uploadfile/2013/01/20130128114248937.pdf

④ European Commission (2008, February 7). *Commission regulation (EC) No 629/2008 of 2 July 2008*. Official Journal of the European Union. https://eur−lex.europa.eu/legal−content/EN/ALL/?uri=CELEX%3A32008R0629

⑤ Dean, C. (2009, August 19). *Mercury Found in Every Fish Tested, Scientists Say*. The New York Times. https://www.nytimes.com/2009/08/20/science/earth/20brfs−MERCURYFOUND_BRF.html?_r=1&em

⑥ Storelli, M. M., Marcotrigiano, G. O. (2010). Fish for human consumption: Risk of contamination by mercury. *Food Additives & Contaminants*, *17*(12), 1007−1011. https://doi.org/10.1080/02652030050207792

⑦ Burger, J., Gochfeld, M. (2011). Mercury and selenium levels in 19 species of saltwater fish from New Jersey as a function of species, size, and season. *Science of The Total Environment*, *409*(8), 1418−1429. https://doi.org/10.1016/j.scitotenv.2010.12.034

⑧ Tong, Y., Wang, M., Bu, X., et al (2017). Mercury concentrations in China's coastal waters and implications for fish consumption by vulnerable populations. *Environmental Pollution*, *231*(1), 396−405. https://doi.org/10.1016/j.envpol.2017.08.030

⑨ Deng, Z. H., Fang, Y. Y., Zang, Q. M., et all (2020). The control of clonorchiasis in Guangdong province, southern China. *Acta Tropica*, *202*. https://doi.org/10.1016/j.actatropica.2019.105246

⑩ 广东省疾病预防控制中心 (2019, June 19). *食源性副溶血性弧菌感染防治知识*. 广东省卫生健康委员会. https://wsjkw.gd.gov.cn/qmjk/content/post_2517456.html

⑪ European Food Safety Authority (EFSA), Maggiore, A., Afonso, A., Barrucci, F., et al (2020). Climate change as a driver of emerging risks for food and feed safety, plant, animal health and nutritional quality. *EFSA Supporting Publications*, *17*(6). https://doi.org/10.2903/sp.efsa.2020.EN−1881

⑫ Centers for Disease Control and Prevention (2019, March 8). *People at Risk: Who's more likely to get a vibrio infection?* CDC. https://www.cdc.gov/vibrio/people−at−risk.html

⑬ Intergovernmental Panel on Climate Change (2015). *Climate Change 2014: Synthesis Report*. IPCC. https://www.ipcc.ch/site/assets/uploads/2018/05/SYR_AR5_FINAL_full_wcover.pdf

⑭ Centers for Disease Control and Prevention (2019, March 21). *Vibriosis prevention tips*. CDC. https://www.cdc.gov/vibrio/prevention.html#cooking

⑮ Food and Drug Administration (2021, October). *Advice about eating fish*. FDA. https://www.fda.gov/media/102331/download

⑯ 徐曦，颜崇淮 (2022). 中国水产品总汞污染特征分析及健康暴露评估. *中国食品卫生杂志*，*34*(1), 104−109. https://doi.org/10.13590/j.cjfh.2022.01.020

⑰ World Wildlife Fund (2015, September 15). *Living Blue Planet Report 2015*. WWF. https://www.worldwildlife.org/publications/living−blue−planet−report−2015

05 果蔬：
蔬菜多多益善，但水果不是

　　水果和蔬菜是我们在日常生活中最常见的食物。我小时候觉得，蔬菜是蔬菜，水果是水果，它们之间的差别就像瓜子和饼干的差别一样大。如果当时有人问我："蔬菜和水果的区别是什么？"我会不假思索地回答："蔬菜是吃饭的时候当菜吃的，是咸的；水果是平时当零食吃的，是甜的。"

　　现在我突然发现这个问题好像挺难回答。小时候那个简单、朴素的标准好像已经失灵了。像番茄、黄瓜、牛油果这类食物，到底算蔬菜还是水果呢？

　　如果从植物学的角度去分，水果是指植物中包含种子的果实部分；植物中除了果实部分，其他能上餐桌的就是蔬菜了。因此，番茄、黄瓜、牛油果这类食物，如果让植物学家来分，他们会毫不犹豫地把它们分作水果。

　　蔬菜和水果都是好东西，但从营养学的角度来说，蔬菜是更好的东西。

　　为了让你深入理解果蔬到底好在哪里，我要从差一点儿就成为第七大营养素的膳食纤维讲起。

一、膳食纤维发现简史

我想，凡是吃过水果和蔬菜的人，都会有这样的印象：果蔬中总有一些东西是不太容易被嚼碎的。这些东西我们平常叫它们"渣"，就是嚼剩下的那些。比如有些芹菜很老，嚼着嚼着就有渣了；吃橘子的时候，也经常会嚼出一些渣。但食物中的这些渣不可能都被吐干净，总会有不少渣被我们吃下去。这些不容易被嚼碎也不容易被消化的东西，就是植物中的纤维。

从古希腊时期留下的文字记录中，我们就可以找到有关植物纤维的描述。那时候，所有人都认为，这些东西是不能被肠道吸收的植物垃圾。比如麦麸（小麦种子的外壳），吃多了之后上厕所的频率就会增加。这使得很多人认为，麦麸吃多了反而会影响营养素的吸收。而且，食物中如果含有大量纤维，就会影响口感。所以，只要技术上可行，历史上人们总会花费大量精力去除它们。比如，制作柔软的白面包和

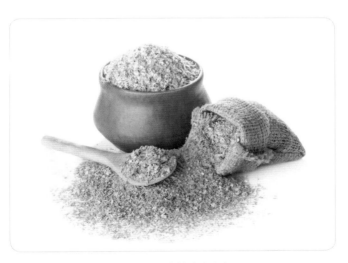

图 5-1　麦麸（麦皮）

图片来源：Depositphotos

洁白如雪的白米饭。后来，营养学家才慢慢发现，虽然面包、米饭这些食物的口感提升了，却没少让我们付出营养不良的代价。

人类最早认识到植物纤维的营养价值，是在20世纪30年代。那时，一系列有关纤维素的报道将"膳食纤维"这个概念推上了科学的舞台。

美国医生约翰·哈维·凯洛格（John Harvey Kellogg）的研究领域是人体肠道菌群，他算是该领域开山鼻祖级别的科学家了。不过，戏剧性的是，凯洛格穷尽毕生精力都没能把肠道菌群说出个所以然来，却偶然间成功证明了含有大量纤维素的麦麸对便秘和结肠炎患者的治疗有着非常明显的效果。

英国医生罗伯特·麦卡里森（Robert McCarrison）发现，罕萨地区的人们大量地吃全麦面包、豆类和水果，使得他们比英国本土人群更加长寿。同时，另一位英国人亚历山大·沃克（Alexander R.Walker）博士通过流行病学研究发现，低脂肪、高纤维饮食的非洲本地人比白人有着更低的心脏病和动脉粥样硬化发病率。[1]

以现在的标准看，这些营养学先驱的研究可能略显粗糙，但这一系列线索使得科学家们对食物中不能被人体利用的纤维成分产生了兴趣。

1953年，"膳食纤维"这个词首次出现在了科学论文中。英国的埃本·希普斯利（Eban Hipsley）博士将其定义为"构成植物细胞壁的不可消化的成分"。[2] 1971年，丹尼斯·帕森斯·伯基特（Denis Parsons Burkitt）博士发表了他的膳食纤维假说：膳食纤维摄入量不足会增加患结肠癌的风险。自那以后，把膳食纤维也列入人体必需营养素的呼声越来越高。

百度百科中"膳食纤维"条目下写道："被营养学界补充认定为第七类营养素，和传统的六类营养素——蛋白质、脂肪、碳水化合物、维生素、矿物质与水并列。"不过，遗憾的是，这真的只是百度百科的一家之言。

随着研究的深入，科学家们发现膳食纤维的种类十分繁多，因此对它的定义做了多次修订。在日本，但也仅仅是在日本，膳食纤维的定义是最宽泛的：食物中能抵抗人类消化酶而保留下来的全部成分。如果按照这个定义，那么蟹和虾等甲壳类动物的那些硬壳也都成了膳食纤维了。我猜，大概是因为某些日本人比较爱啃食这些坚硬的外壳，把它们也称作膳食纤维可以带来更多的满足感吧，但这并不是目前公认的定义。

现在公认的最一致的定义来自特罗威尔（Hubert Carey Trowell）等人 1985 年提出的概念③：膳食纤维指的是植物中发现的所有能抵御人体消化酶的物质，比如半纤维素、纤维素、木质素、低聚糖、果胶和树胶。其中纤维素、半纤维素和木质素不溶于水，而低聚糖、果胶

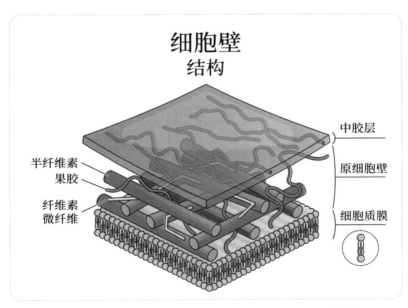

图 5-2　植物细胞壁结构示意图（包含半纤维素、纤维素等）

图片来源：Depositphotos

和树胶在水中会变成黏稠的胶状物。④根据这个定义，膳食纤维就只能来自植物了，不可能来自动物。

到20世纪末，膳食纤维已经展现出非常强大的商业潜力。食品供应商们热衷于在各类产品中添加膳食纤维，以提升其产品的销量。被添加膳食纤维的商品主要包括饼干、奶酪和酱料，一些肉罐头和饮料里也会添加。

先不论商人们的动机，膳食纤维在饮食中的重要地位确实是不可否认的。

以审核严格著称的美国食品药品监督管理局（FDA）在2008年首次允许制造商在宣传中声称经常食用膳食纤维可降低患心脏病、冠状动脉疾病和某些癌症的风险。⑤但其前提是，这些商品中须含有不少于1.7 g可溶性纤维或0.75 g β - 葡聚糖。

2018年，FDA发布了关于膳食纤维健康声明的进一步指导意见，对不同类型的膳食纤维及其功能做了更细的规范。⑥其将膳食纤维产品分成了三类：

1. 含有植物固有的完整纤维，或者含有3种及以上的植物纤维。

这一类不需要FDA预先批准，自动符合膳食纤维的定义，是健康且有效的。

2. 7种此前FDA已经认定的人工合成或分离的膳食纤维。

分别是β - 葡聚糖、车前子壳、纤维素、瓜尔豆胶、果胶、豆胶和羟丙甲基纤维素。

3. FDA刚刚开了绿灯的人工合成或分离的膳食纤维。

分别是混合植物细胞壁纤维、阿拉伯木聚糖、海藻酸盐、菊糖和菊糖型果聚糖、高直链淀粉、低聚半乳糖、聚葡萄糖和抗性麦芽糊精。

在食品科学家们那里，膳食纤维对健康有益几乎已经是一个共识。

不过，我还是要提醒你，膳食纤维并不是包治百病的灵丹妙药。比如 2016 年，FDA 收到了一项健康声明申请：某产品声称食用高直链淀粉玉米中的阿糖基木聚糖可能可以降低患 2 型糖尿病的风险，因为它具有增加胰岛素敏感性的作用。FDA 的结论是，这种说法的科学证据有限，不予批准。⑦

其实，膳食纤维最大的好处在于它的能量密度较低。一般来说，它们的脂肪含量较低，体积较大，所含微量营养素较丰富。加上它们不容易被消化，就会在人的肠胃里存在较长时间，给我们带来更加持久的饱腹感，某种程度上也就减少了食物的摄入，从而有助于降低心血管疾病的发病率。与此同时，肠胃也会增加蠕动的频率去努力消化它们，从而促进排便。排便顺畅了，各种与肠道有关的癌症的发病率自然也就下降了。除此之外的其他健康申明，就都要打一个大大的问号了。

到目前为止，并没有可以代表科学共同体的权威机构把膳食纤维认定为第七大营养素，百度百科显然是不能代表科学共同体的。

原因也不难理解，因为膳食纤维并没有真的被人体吸收，它们只是我们身体里的"过客"。不过，膳食纤维是第七大营养素的这个说法确实流传得很广，尤其是在中国。这也好理解，既然膳食纤维对人体的好处已经得到公认，那商家就有着极强的动力把这种好处继续放大，放得越大，其商业价值也就越高。

膳食纤维的历史就讲到这里。我相信比起历史，你更关心的还是自己到底该怎么吃。

二、膳食纤维食用指南

先给你几个打官腔的结论：

欧洲食品安全局（EFSA）的建议是：成人每天摄入 25 g 膳食纤维，足以维持正常的通便能力。[8]

英国营养基金会的建议是：健康成年人每日的膳食纤维摄入量最好在 30 g 以上。[9]

美国国家医学院（NAM）的建议要稍微细致一些：19～50 岁的成年男性应每天摄入 38 g 膳食纤维，51 岁及以上的男性应每天摄入 30 g；19～50 岁的女性应每天摄入 25 g，51 岁及以上的女性应每天摄入 21 g。[10]

总结一下就是，发达国家推荐的每日膳食纤维摄入量在 25～38 g。不过我相信，就算告诉你这个结论，你还是会不满意。你可能会追问："这个 25～38 g 的膳食纤维，我到底该怎么吃啊？你前面列举了那么多 FDA 批准的膳食纤维，名字难记又拗口，我分不清该怎么办？"

其实，补充膳食纤维并不难，最简单的方法就是吃蔬菜和水果。《中国居民膳食指南（2022）》已经给出了一个非常明确的建议：

> 餐餐有蔬菜，保证每天摄入不少于 300 g 的新鲜蔬菜……天天有水果，保证每天摄入 200～350 g 的新鲜水果……

但是，这样的建议还是显得有些粗糙。关于蔬菜和水果该怎么吃，光这一句话是不够的。

首先，并不是所有的蔬菜都一样，有些蔬菜的碳水化合物含量很高，比如土豆、芋头、甜菜等，这些蔬菜是不宜大量食用的。而且，每次都只吃某一种蔬菜也是不行的，品种一定要丰富，最好换着花样来。根据蔬菜的颜色来记忆不同蔬菜的特点，是一个非常好的方法。

蔬菜根据颜色深浅可以分成深色蔬菜和浅色蔬菜。深色蔬菜的"深色"指的是深绿色、红色、橘红色和紫红色。深绿色蔬菜有菠菜、油菜等；红色蔬菜有西红柿、红辣椒等；橘红色蔬菜有胡萝卜、南瓜等；紫红色蔬菜有紫甘蓝和红苋菜等。浅色蔬菜则包括茭白、白萝卜、白菜和菜花等。与浅色蔬菜相比，深色蔬菜有很大的营养优势。所以，我们吃蔬菜的时候要尽量保证每天有一半以上吃的是深色蔬菜。这种饮食方法还有个很好听的别称——彩虹饮食法。

请你记住，蔬菜是膳食纤维最好的来源。如果你不是特别爱吃蔬菜的话，每天让你吃 500 g 蔬菜就太难了。但每天吃不了 500 g 蔬菜，膳食纤维的摄入量又不足，怎么办？这时候有个很好的办法，就是靠吃水果来补足缺额。

作为一份官方的膳食指南，不但要保证没有营养科学方面的硬伤，还得具备可操作性。所以，《中国居民膳食指南（2022）》的建议是：每日摄入不少于 300 g 的新鲜蔬菜和 200~350 g 的水果。这样差不多一半对一半，可操作性就大大增强了。

我要特别提醒你注意一个细节，膳食指南在推荐蔬菜摄入量的时候，只规定了 300 g 的下限，而没有规定上限。但是，在推荐水果的时候则既有下限，也有上限。

为什么蔬菜的每日摄入量没有上限，而水果有上限呢？

这来自最近一二十年营养科学界的最新研究成果。作为一个现代人，我们必须了解一下。

2011 年，中国的一个科研团队在《美国医学营养杂志》这本权威期刊上发表了他们的研究论文。[10] 他们研究了上海市 13.48 万中老年人的饮食结构，发现当男性的蔬菜摄入量从每天 144 g 增加到 583 g，女性从每天 124 g 增加到 506 g 时，男性和女性的心血管疾病患病风险分别降低了 36% 和 16%。换句话说，蔬菜吃得越多，心血管疾病的患病风险就越低。而且，该研究没有发现蔬菜摄入量的上限。有些特别爱吃蔬菜的中老年人，平均每天吃的蔬菜都在一斤以上，但观察下来他们恰恰是最健康的。当然，这里排除了那些只吃纯素食的人，研究对象只选取饮食均衡的人群。

除去淀粉含量高的块茎类，蔬菜真的是多多益善，至少目前的研究结果都支持这个结论。但是，水果可就不一样了，最近一二十年出现了不少反转性的研究成果。

可能有人已经想到了原因：水果中的糖不是好东西。接下来，我将针对"水果中的糖"这个话题进行更深入的讲解。

水果中含量最多的糖叫果糖。一个苹果中，果糖就占了 9.3%。过去很长一段时间，营养学家们都认为果糖是一种健康糖。因为他们发现，果糖的升糖指数只有 23。要知道，55 以下就算是低升糖指数了，所以果糖的升糖指数是相当低的。在白米粥这类高升糖食物面前，果糖显得如此不起眼。

但令人感到愉快的是，果糖又是所有天然单糖中最甜的。如果把蔗糖的甜度设置成 100，那么果糖的甜度就是 173。你想想，这不是很爽嘛，吃起来特别甜，但升糖指数又特别低，这可不就是妥妥的"健康糖"吗？更有意思的是，果糖还有"冷甜性"。顾名思义，就是温度越低，味道越甜。我们小时候都有把果汁、西瓜、杨梅冰镇后再吃的经历，会觉得冰一下，它们就会变得更甜、更好吃。这不是心理作用，而是甜度实实在在地增加了。正是这些优秀的特性，使果糖在过去很长一段时间被认为是各种传统食用糖的最佳替代品。直到现在，还有一些老医生会告诉糖尿病患者，吃点儿水果不要紧，不升糖。

其实，早在 2008 年，美国糖尿病协会就已经发出警示：要当心果糖的欺骗性。[11]

一方面，科学家们发现，我们吃的大多数碳水化合物是由葡萄糖链构成的，当葡萄糖进入血液时，我们的身体会释放胰岛素来帮助调节它，而果糖能够绕开这个过程，摆脱胰岛素的调控，轻松依靠小肠黏膜进入人体细胞，之后长驱直入，进入线粒体进行三羧酸循环后供能。这个过程比葡萄糖代谢要快 5～10 倍。

另一方面，如果大量的果糖被运输到肝脏中，肝脏又不能以足够快的速度将其转化为能量时，肝脏同样会以比利用传统葡萄糖快 5～10 倍的速度利用果糖制造脂肪，并将其作为甘油三酯送入血液中。这就进一步增加了脂肪肝的发病风险。说白了就是，传统碳水化合物的危害，果糖都有，而且果糖是升级版，果糖甚至比蔗糖、葡萄糖更

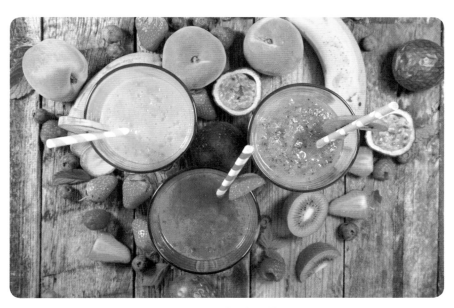

图 5-3　水果与果汁

图片来源：Depositphotos

容易令人发胖。

此外，果糖还和嘌呤一样，与痛风有着直接的因果关系。

细胞利用果糖时，首先会利用果糖激酶对其进行磷酸化。激酶的这个磷酸化功能会消耗人体的供能物质腺苷三磷酸（ATP）。加上这个过程的速度是利用葡萄糖的 5～10 倍，那么大量的果糖就会迅速耗竭人体内的 ATP，产生过量的 AMP（ATP 中的能量被利用之后的产物），而 AMP 最终会分解为尿酸。

同时，大量摄入果糖会刺激长链脂肪酸的合成，导致高甘油三酯，引起机体对胰岛素的抵抗，并影响尿酸的排泄。《中国高尿酸血症相关疾病诊疗多学科专家共识》里也提到要避免肝、肾等动物内脏，以及酒精和果糖类饮料的摄入。

2008 年，美国哥伦比亚大学和哈佛医学院在《英国医学杂志》（BMJ）上发表论文称，在对 4.6 万名 40 岁以上无痛风史的男性进行12 年的跟踪调查后，研究人员得出结论：与每月饮用少于 1 杯果汁的男性相比，每天饮用 2 杯或更多果汁的男性患痛风的风险要高 81%；与每月食用少于 1 个苹果或橙子的男性相比，每天食用 1 个或更多苹果或橙子的男性患痛风的风险要高 64%；如果只食用苹果，则风险增高 48%；如果只食用橙子，则风险增高 55%。[12]

两年后的 2010 年，一篇发表在《美国医学会杂志》（JAMA）上的论文称，一项针对 7 万多名女性的长达 22 年的研究表明：与每月饮用少于 1 杯橙汁或果汁的女性相比，每天喝 1 杯果汁的女性患痛风的风险会增加 1 倍。[13]

2018 年，《柳叶刀》上发表了一篇有关碳水化合物的著名论文，作者基于一项大型研究也明确建议要少吃水果，因为水果中的碳水占比太高，换句话说就是糖分太高了。[14]

所有这些研究都在推翻营养学家们的传统认知。果糖不是"健康糖",通过水果摄入的糖与喝软饮料、吃冰激凌摄入的糖,本质上是一样的。不要以为水果中的糖就比其他甜食中的糖更好。

其实,从演化生物学的角度来看,人体会给果糖打开吸收的高速通道,也是比较好理解的。人类祖先的主要植物性食物来源,就是森林中的果实。他们时不时就会遇到食物短缺的情况,为了能够生存下去,祖先们就必须拥有在食物充足时快速囤积大量脂肪的能力。因此,能否快速吸收果实里的果糖就成了生存的关键。^⑮

我们祖先的生存优势,放在今天反而成了一项基因缺陷。就像我之前提及的,人类能吃饱肚子只是近 50 年的事情,人类基因的演化速度远远赶不上社会变迁的速度。

不过,我说这些并不是希望你对水果产生恐惧感。水果之所以被称为水果,就是因为它们往往含有大量的水分,比如苹果的水分可以占到总质量的 85%,西瓜更是超过 90%。假如你每天吃 200 g 的水果,差不多相当于一个中等个头儿的苹果或者梨,又或者两个橘子,果糖的摄入量其实也就 20 g 左右。这相对于你吃米饭或者面条摄入的糖来说是极少的,而这些水果却可以带给你很有用的膳食纤维和其他维生素。我想说的是,不要没有节制地吃水果,水果绝不是多多益善的食物。

还有个重要的推论:假如你每天能吃够 500 g 以上的品种丰富的蔬菜,那你完全可以不吃水果。水果能提供的维生素和膳食纤维,蔬菜全都能提供。

参考文献

① Otsuka Pharmaceutical Co., Ltd. (n.d.). *The history and definition of dietary fiber.* Otsuka. https://www.otsuka.co.jp/en/health−and−illness/fiber/about/history/

② Hipsley, E. H. (1953). Dietary "Fibre" and Pregnancy Toxaemia. *Br Med J*, *2*(4833), 420−422. https://doi.org/10.1136/bmj.2.4833.420

③ Jones, F. A. (1986). Dietary fibre, fibre depleted foods and disease. *Gut*, *27*, 876. https://doi.org/10.1136/gut.27.7.876

④ Dhingra, D., Michael, M., Rajput, H., et al (2011). Dietary fibre in foods: A review. *J Food Sci Technol*, *49*, 255−266. https://doi.org/10.1007/s13197−011−0365−5

⑤ US FDA/CFSAN (2011, May 23). *Guidance for Industry: A Food Labeling Guide, Appendix C: Health Claims.* https://web.archive.org/web/20110629084457/http://www.fda.gov/Food/GuidanceComplianceRegulatoryInformation/GuidanceDocuments/FoodLabelingNutrition/FoodLabelingGuide/default.htm

⑥ Watson, E. (2019, July 29). *FDA unveils dietary fibers guidance: Good news for inulin, polydextrose, some gray areas remaining.* FoodNavigator−USA. https://www.foodnavigator−usa.com/Article/2018/06/15/FDA−unveils−dietary−fibers−guidance−Good−news−for−inulin−polydextrose−some−gray−areas−remaining#

⑦ Hoadley, J. E. (2016, December 12). *RE: Petition for a Health Claim for High−Amylose Maize Starch (Containing Type−2 Resistant Starch) and Reduced Risk Type 2 Diabetes Mellitus (Docket Number FDA−2015−Q−2352).* FDA. https://www.fda.gov/media/103626/download

⑧ EFSA Panel on Dietetic Products, Nutrition, and Allergies (NDA) (2010). Scientific Opinion on Dietary Reference Values for carbohydrates and dietary fibre. *EFSA Journal*, *8*(3), 1462. https://doi.org/10.2903/j.efsa.2010.1462

⑨ British Nutrition Foundation (2018, July 26). *Dietary fibre.* https://web.archive.org/web/20180726203523/https://www.nutrition.org.uk/nutritionscience/nutrients−food−and−ingredients/dietary−fibre.html?limitstart=0

⑩ Oregon State University Linus Pauling Institute (2014, April 28). *Fiber.* https://lpi.oregonstate.edu/mic/other−nutrients/fiber#intake−recommendations

⑪ Zhang, X. L., Xiang, Y. B., Shu, X. O., et al (2011). Cruciferous vegetable consumption is associated with a reduced risk of total and cardiovascular disease mortality. *The American Journal of Clinical Nutrition*, *94*(1), 240−246. https://doi.org/10.3945/ajcn.110.009340

⑫ American Diabetes Association (2008). Nutrition Recommendations and Interventions for Diabetes: A position statement of the American Diabetes Association. *Diabetes Care*, *31*(Supplement_1), 61−78. https://doi.org/10.2337/dc08−S061

⑬ Choi, H. K., Curhan, G. (2008). Soft drinks, fructose consumption, and the risk of gout in men: Prospective cohort study. *BMJ*, *336*, 309. https://doi.org/10.1136/bmj.39449.819271.BE

⑭ Choi, H. K., Willett, W., Curhan, G. (2010). Fructose−Rich Beverages and Risk of Gout in Women. *JAMA*, *304*(20), 2270−2278. https://doi.org/10.1001/jama.2010.1638

⑮ Seidelmann, S. B., Claggett, B., et al (2018). Dietary carbohydrate intake and mortality: A prospective cohort study and meta−analysis. *The Lancet Public Health*, *3*(9), 419−428. https://doi.org/10.1016/S2468−2667(18)30135−X

⑯ Johnson, R. J., et al (2017). Perspective: A Historical and Scientific Perspective of Sugar and Its Relation with Obesity and Diabetes. *Advances in Nutrition*, *8*(3), 412−422. https://doi.org/10.3945/an.116.014654

06 矿物质元素：
我们到底该怎么补？

在我的印象中，我小时候经常在电视上看到，某些针对青少年的营养品的主打口号就是可以补充微量元素，最常见的是补充"钙、铁、锌、硒"。现在好像不怎么看到这类保健品广告了。我估计，你对补充微量元素的概念并不陌生，但也不是很清楚，接下来我就把这个问题给你讲透。

还是老规矩，先说结论：钙、铁、锌、硒都属于人体必需的矿物质中的微量元素。除了钙、铁、锌、硒，还有许多其他的微量元素。但除了钙和锌确实需要注意补充外，其他的微量元素都不用刻意补。尤其是硒元素，在 20 年前或许是需要补充的，但时过境迁，现在完全不需要额外补充。

要把得出这个结论的过程讲清楚，我需要从人体必需矿物质的发现历史说起。

一、矿物质的发现历史

科学家们第一次认识到矿物质这种成分，是通过食物的体外燃烧。其灵感来自近代化学之父拉瓦锡，他发现食物的体内氧化和体外燃烧具有惊人的相似之处。那么，自然而然就会有科学家想看看，食物在体外彻底燃烧后会变成什么。结果表明，不管是什么样的食物，经过充分燃烧后都会变成灰色的粉末。由于当时的分析技术有限，科学家们无法搞清楚这些粉末的具体成分，于是就将它们统称为灰分。

虽然不知道灰分具体是什么，但当时的人们觉得，可以把它们添加到食物里面，看看会有什么营养效果。毕竟这些东西原本就来自食物，所以没人怀疑它们会有毒性，还想着说不定能找到一些改善健康的物质。

说实话，如果让我回到古代，我也会凭直觉认为，食物燃烧后的灰烬应该不至于有什么害处。在我国传统医学中，也有将各种东西烧成灰入药的传统。但是，这个世界上反常识、反直觉的事情很多。实验才是检验直觉真伪的标准。

1908 年，英国儿科医生伦纳德·芬德利（Leonard Findlay）就在狗身上做了这么一个实验，结果和人们的预期背道而驰。[①] 他在狗的食物中添加了这种灰分后，那些狗都变得十分狂躁。与此同时，老鼠在被喂食灰分后，也会变得狂躁。[②] 看到这些实验结果，科学家们慌了，也就不敢开展人体实验了。这些灰分物质虽然来自食物，但是万万不可以乱补。尤其是以高浓度重新添加到食物里的时候，灰分对生命体的健康是有害而无利的。

1931 年，整个食品营养学的研究进入寻找维生素的时代。许多科学家致力于寻找这些对生命至关重要的小分子化合物，只要找到一种就可以名声大噪。因此，如果某个地区出现了地域性疾病，只要不是传染病，营养学家一定会和医学家一起，第一时间冲到现场调查。

就在这一年，美国佛罗里达州部分地区的牛群出现了集体贫血的症状。③ 负责调查这一现象的三位科学家分别是尼尔（W. M. Neal）、贝克尔（R. B. Becker）和希利（A. L. Shealy）。他们初步调查后发现，这些牛血液中的血红蛋白含量低于 4%，整个脾脏的大小也只有正常牛的 1/4。他们虽然找到了病症，却始终搞不清楚病因，因为患病牛群的饮食和别的牛群并没有什么不同。牛不就是吃草嘛。如果一定要找出不一样的地方，那就只有这些牛所在区域的草地土壤了。

"难道是这些泥土导致的？"带着这个疑问，三位科学家取了一些土样打算做进一步的分析。如果是在 20 世纪初，科学家们面对这些灰色的泥土，必然是一筹莫展。但经过 30 年的发展，一种叫作"发射光谱"的化学分析技术使得矿物质的检测成为可能。

三位科学家利用这项技术分析了土样中的矿物质，他们发现患病牛群所在地区的草地土壤并没有被重金属污染的痕迹。但是，这些土壤中的铁和铜的含量非常低。由于缺乏铁和铜元素，这些土壤与正常的土壤相比，颜色更白一些。这个结果一出，案子基本上就破了。

有了这条线索后，三位科学家在当地的水源中添加了适量的硫酸铜和柠檬酸铁，最后成功地治好了贫血的牛群。三位科学家将研究经历以论文的形式发表在了 1931 年的《科学》杂志上。虽然当时的科学家们还没能完全理解铁和铜的作用，但这确实是第一篇研究"因缺乏矿物质而引发疾病"的科学论文。

现在，科学家们已经知道，铁是血红蛋白和肌红蛋白与氧气进行结合的必需成分，而铜有助于铁的利用和血红蛋白的合成。如果缺乏这两种元素，必然会导致贫血。不过，正是这次事件，让一部分食品科学家把注意力从维生素转移到了矿物质元素上。随着时间的推移，除了碳、氢、氧、氮这 4 种元素，科学家们又从食物中检测到了 7 种重要的常量元素，即钙、磷、钾、钠、镁、硫、氯，以及 9 种重要的

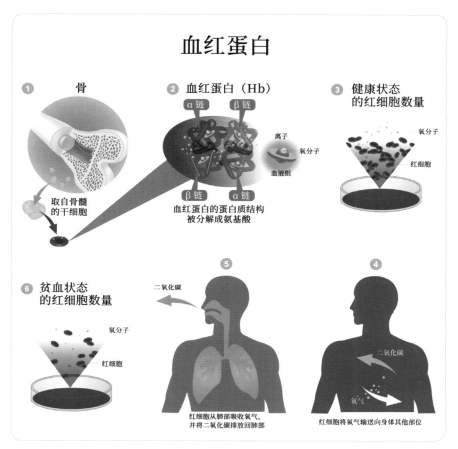

图 6-1　血红蛋白在呼吸中的作用

图片来源：Depositphotos

微量元素，即铁、碘、锌、硒、铜、铬、锰、钼、钴。

　　对人体来说，丰富的矿物质元素也是必不可少的，它们和维生素一样重要。常量和微量矿物质元素的区别，在于人体对它们的需求量不一样。其中，常量元素通常占人体体重的万分之一以上，而微量元素通常占人体体重的万分之 0.5 到万分之一。

二、不需要补充的矿物质元素有哪些？

有意思的是，虽然我们的身体对金属矿物质元素的丰富度要求很高，但大部分元素我们都没必要刻意去补充。只要不偏食、不挑食，普通的饮食就足够我们补充这些元素了。④

其中，最具有代表性的就是镁。它与人体中多种酶的功能挂钩，但是它在植物性食物中广泛存在。所以，只要是饮食正常的人，那他就一定不会缺镁。

还有钴元素，所有的钴都必须在自然界与维生素 B_{12} 结合后才能被人体吸收。但是，只要正常吃肉，我们就不会缺钴。

需要特别强调的是，我们小时候经常听到的"钙、铁、锌、硒"里的"硒"，其实也不需要特意补充。

当初的保健品为什么会强调补硒？我觉得很大程度上与中国工程院院士陈君石 2008 年发表在《药物与人》杂志上的一篇文章有关。他在《中国人为什么需要补硒？》中写道：

> 饮食中的硒往往无法达到人体最佳摄入量。硒是维持人体健康的必需矿物质元素，硒摄入不足容易引起多种疾病。硒可以抵抗自由基、提高免疫力，保护人体抵御外来有害物质。但是，人体自身不能合成硒，人体"新陈代谢"所需的硒主要来源于食物……

我查到的中国科学院 2016 年发布的《高价补硒是否必要？》一文，却给出了截然不同的答案。⑤ 文章说：

> 日常生活中有很多含硒高的天然食物，比如肉、蛋、鱼、海

产品及动物的心、肝、肾等脏器，其中蛋类含硒量多于肉类。蔬菜中如荠菜、芦笋、豌豆、大白菜、南瓜、洋葱、番茄等也含一定量的硒。多吃这些食物可以安全有效地补硒……正常人群，平时只要不偏食、挑食，注意均衡营养，就可以摄取充足的硒，无需特别的补充……

不过，陈院士的观点至今依旧具有一定的影响力。比如，天津市疾病预防控制中心的官网于 2021 年发布了《关于补硒，你做对了吗？》一文[6]。除了陈院士在 2008 年提出的观点，该文还特别对中国人会缺硒的理由做了补充。原话是：

　　我们国家幅员辽阔，硒资源分布极不平衡，既有世界罕见的高硒地区如湖北恩施和陕西紫阳，又有广大的缺硒和低硒地区，如我国的东北、华北、华东、西南等。我国有 72% 的国土硒含量低于平均水平，其中 30% 为严重缺硒地区。

到底谁才是对的呢？为此，我检索了联合国粮农组织发表的关于硒元素的文献[7]，其中确实有历史上中国人缺硒的案例。[8] 比如，约 100 年前，中国医学文献中曾报道过一种叫作克山病的群体性疾病。出现该疾病的地点是黑龙江省克山县，症状是轻度运动后的疲劳、心律不齐和心悸、食欲不振、心功能不全、心脏肥大和心力衰竭等，2～10 岁的儿童和育龄妇女比较容易患病。1935 年，人们才发现该病是缺硒导致的。此外，1970 年前后，中国 5～13 岁的农村儿童中还出现了大骨节病，病症是手臂和腿关节出现关节坏死及骨骺退化，从而导致生长发育迟缓。这种病症也被证实是缺硒导致的。

两种病虽然症状不同，但科学家们经过调查发现，它们的发生地都有一个共同的特点——土壤中的硒含量很低。

根据联合国粮农组织的定义，如果一个地区的水溶性土壤的硒含量小于 3 ng/g，且收获的庄稼硒含量小于 10 ng/g，那么这个地区就属于缺硒地区。

定义有了，病例也有了，我国人民需要补硒的说法好像很站得住脚。我相信陈君石院士也是基于这些才在 2008 年提出了全民补硒的概念。这本没有错，然而，补硒有一个关键前提，那就是人们居住地的土壤缺硒。

我前面提到的天津疾控中心发布的那篇文章中有这样一组数据：我国有 72% 的国土硒含量低于平均水平，其中 30% 为严重缺硒地区。但是，这篇文章没有给出信源。我曾一再强调信源的重要性，没有信源，就值得质疑，就需要交叉验证。这一验证，我就发现，中国 72% 的国土缺硒这个结论不对。

比如，2021 年由中国地质科学院发表在《地学前缘》上的一篇论文就详细分析了中国土地的缺硒情况。[9] 这篇论文的结论为：中国的国土面积有 57.1% 是适宜区，11.2% 是富硒区，剩下的 31.7% 是贫硒区。这组数据与天津疾控中心的核心论据刚好是相反的。按照这组数据，中国约 70% 的土地不缺硒，其中 57.1% 是适宜区，甚至还有 11.2% 不是硒太少，而是硒太多。论文还给出了更详细的描述：

> 贫硒国土主要分布在青藏高原和内蒙古局部地区，而中国九大平原的粮食主产区耕地总体上不缺硒，其中珠江三角洲平原、广西平原、成都平原、长江中下游平原是富硒区（>400 ng/g），华北平原、东北平原、三江平原、关中平原是适量区（125 ng/g～400 ng/g），

只有河套平原是缺硒区（<125 ng/g）。

那么，天津疾控中心发布的文章数据从何而来呢？应该不是文章作者自己编的，肯定也有出处。我搜索了一下，发现这组数据来自2011年发表在《中国畜牧业》上的论文。[⑩] 我无法判断这篇论文中的数据是否正确，但采信信源有一个基本原则，就是从新不从旧。换句话说，在信源质量相当的前提下，采信最新的数据是更明智的选择。因此，我们应该采信2021年中国地质科学院发表在《地学前缘》上的论文。当然，也有一种可能，就是两篇论文的数据都对，数据不同只是因为时间改变了土壤成分。

另外，现代社会物资高度流通，已不能再以局部土壤硒含量的高低判断当地居民是否缺硒。而且，过量补硒并不利于人体健康。成年人每日硒元素的推荐摄入量为 60 μg，可耐受的最高摄入量为 400 μg。如果你要刻意补硒，就必须精确到微克级别。人体对硒的需求量距离硒中毒的量其实只有"一步之遥"，稍有不慎就会引发不良后果。[⑪]

总之，我的观点是，除非生活在极少数贫硒地区，绝大多数人只要保证正常的饮食，不需要刻意补硒。

三、铁和碘

那么，有没有什么矿物质元素是需要补的呢？

基于现有的最佳证据，只有铁、碘、钙、锌这四种元素是值得我们大多数人注意的。

铁元素缺乏会导致缺铁性贫血，但铁元素非常容易补充。假如你不是纯素食主义者，你就不可能缺铁。如果你是一位素食主义者，那么可以多吃一些含铁量高的植物，比如黑木耳、黑芝麻、扁豆、大豆、坚果、苋菜、菠菜等。值得一提的是，植物性食物中的大部分铁都是难溶于水的植酸铁和磷酸铁，吸收率其实不高。所以，我们仍然需要多吃绿叶蔬菜以补充维生素 C，来提高铁的吸收率。蔬菜最好能每天吃 500 g 以上。

碘元素缺乏的可能性也很低，这是因为我们对"碘盐"的广泛使用。[12] 我国曾经是世界上碘缺乏病流行最严重的国家之一。究其原因，主要是水环境中碘的含量偏低。

20 世纪 80 年代，我国大部分地区的水源含碘量在 10 μg/L 以下，属于碘缺乏的环境。1994 年，世界卫生组织在一份声明中指出，"全面普及食盐加碘，是消除碘缺乏病的主要公共卫生手段"。在这样的大背景下，我国开始普及食盐加碘。实践证明，这种方式是防治碘缺乏病最经济、最有效和最便捷的措施。到 2000 年，我国基本实现了消除碘缺乏病的阶段性目标。截至 2015 年年底，根据《全国地方病防治"十二五"规划》终期考核评估结果，全国 94.2% 的县实现了消除碘缺乏病的目标。

给食盐加碘这样一刀切的方法，方便是方便，但历史上也出现过反例，人们因此付出过惨痛的代价。1978 年，甲状腺肿大在我国河北省黄骅县沿海地区的一些渔民中流行。经过调查，当地水源的含碘量超过 100 μg/L，这足以造成人体碘摄入过量。没错，碘缺乏和碘过量都会引起甲状腺肿大。这是世界上第一起由于外环境饮用水碘含量超标引发疾病的案例。自那以后，100 μg/L 的水碘浓度就成了高碘水域的一个判断标准。

黄骅县的高碘现象并非个例。2005 年，我国疾病预防控制中心

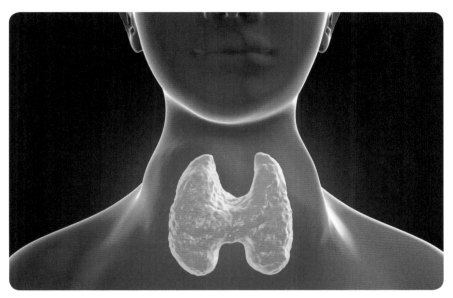

图 6-2　甲状腺肿大

图片来源：Depositphotos

展开过一次全国水源高碘地区的普查，结果在山东、山西、河南、河北、江苏、安徽、北京、天津、内蒙古、福建和新疆 11 个省、自治区、直辖市下属的共 129 个县发现了高碘水井。生活在高碘地区和高碘病区的风险人群有 3098 万人，这个人口数量还是十分庞大的。最近一次的大型调查是在 2017 年至 2018 年进行的，[13] 根据随后于 2019 年发布的《全国生活饮用水水碘含量调查报告》，在被调查的 5949 个乡的 124938 个村中，有 20.2% 的村属于高碘地区。[14] 针对这些风险人群，必须因地制宜，停止提供碘盐。

　　因此，结论就是，现在情况已经开始倒转，我们也应该关心碘摄入过多的问题。

　　世卫组织推荐的一般人群每天应摄入的碘量为 120 μg，孕妇可以高一些，上限为 230 μg。⑤一般人群每天从食物中摄入的碘约为 25～50 μg，其余都必须靠饮水或者碘盐来提供。目前，食用盐中碘的强化标准有两个：25 μg/g 和 30 μg/g。而食盐每日的推荐摄入上限是 5 g。那么，通过碘盐补充碘，我们理论上可以获得 125～150 μg 的碘。由于烹饪过程中会损失 20% 左右，所以最终被人体吸收、利用的碘大约是 100～120 μg。碘具体要怎么补，我确实很难用一个简洁、明了的金句来总结，只能具体情况具体分析：

1. 如果外环境的水碘含量在 100 μg/L 以上，也就是生活在高碘地区，那么每天喝 1 升以上的水，碘的摄入量就已经足够了，没有必要再通过碘盐补充。

2. 如果你生活在缺碘的地区，比如外环境的水碘含量小于 40 μg/L，甚至只有 10 μg/L，那么一定要通过碘盐来补充碘。如果不吃碘盐，肯定达不到世卫组织推荐的正常人群每日碘摄入量（120 μg）。

3. 如果你生活在碘含量适中的区域，即水碘含量在 40～100 μg/L，那么你可能需要花点儿时间进行计算了。如果你爱喝水，每天必喝 2L 以上，那么你可以不吃碘盐。如果你不怎么爱喝水，每天就喝几百毫升，那么你还是需要吃点儿碘盐的。

四、钙和锌

我们真正需要刻意补充的矿物质元素是钙和锌。

我觉得钙不必多讲了，之前有关牛奶那章已经讲得很充分了。记住，补钙多多益善，无须担心超标，并且所有年龄段的人都需要刻意补钙。补钙的最佳方法就是喝牛奶或者吃奶制品。

需要重点讲一下的是补锌的问题。

最新的研究结果表明，大气中二氧化碳浓度的增加将加剧以谷物和豆类为主食的人群的缺锌问题。2014 年，《自然》杂志上的一篇论文对 143 项研究的数据进行了综合荟萃分析。科学家们比较了各种庄稼在正常环境中生长和在高浓度的二氧化碳环境中生长的营养成分变化。他们发现，在高浓度的二氧化碳环境中生长的小麦、大米、豌豆和大豆，含有较少的锌。预计到 21 世纪末，全球大气中的二氧化碳浓度将达到 550 ppm（一百万体积的空气中所含二氧化碳的体积数）。在这个二氧化碳水平下，这些作物的锌含量会比在现有大气中生长的作物低 3.3%～9.3%。[16]

基于这项研究，《自然》杂志的子刊《自然·气候变化》2018 年刊登了一篇新论文，作者在文中估计了 151 个国家未来的人口营养状况。其结论是：由于大气中二氧化碳含量的增加，到 2050 年，全球会多出 1.75 亿人面临膳食中缺锌的问题，风险最高的地区是南亚、东亚、中东、非洲北部、东部和南部。[17] 论文最后并没有给出很好的破解方法。科学家们只能呼吁政府部门积极监测居民们的营养状况，以便及时做出应对。

全球变暖正在一点点地侵蚀我们的生活。你现在可能还感觉不到什么，甚至觉得全球变暖的问题离你非常遥远，但它就是人类埋下的一颗恶果。如果我们任由其发展而不加以控制，那我们终将成为子孙后代的罪人。

锌对于防止氧化应激和帮助 DNA 修复是必不可少的。然而，缺锌问题不仅在发展中国家很常见，即使在美国，也有约 12% 的人口面临缺锌的风险，其中 40% 是老年人。大多数人从未接受过锌状态测试。[18]

目前预防缺锌的最好办法，就是多吃富含锌的食物。锌的来源广泛，它普遍存在于各种食物中。动物性食物，如肉类、肝脏、蛋类、海产品（牡蛎），是人体可利用的锌的主要来源。其中，每千克牡蛎、鲱鱼的含锌量在 1000 mg 以上，每千克肉类、肝脏、蛋类的含锌量则在 20～50 mg。植物性食物，如蘑菇、坚果类食物，也含有较多的锌。

精白面、蔬菜、水果等则含锌较少，并且这类锌较难被人体利用。

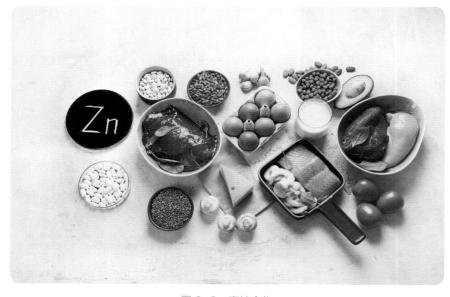

图 6-3　高锌食物
图片来源：Depositphotos

参考文献

① Carpenter, K. J. (1991). Contribution of the Dog to the Science of Nutrition. *The Journal of Nutrition*, *121*(Supplement 11), S1–S7. https://doi.org/10.1093/jn/121.suppl_11.S1

② Carpenter, K. J. (2003). A Short History of Nutritional Science: Part 3 (1912–1944). *The Journal of Nutrition*, *133*(10), 3023–3032. https://doi.org/10.1093/jn/133.10.3023

③ Neal, W. M., et al (1931). A Natural Copper Deficiency in Cattle Rations. *Science*, *74*(1921), 418–419. https://doi.org/10.1126/science.74.1921.418.c

④ 江西日报 (2009, August 24). *专家提示：微量元素要科学补充*. 中央政府门户网站. http://www.gov.cn/govweb/fwxx//jk/2009-08/24/content_1399755.htm

⑤ 上海生命科学研究院 (2016, December 30). *高价补硒是否必要?*. 中国科学院. https://www.cas.cn/kx/kpwz/201612/t20161230_4586665.shtml

⑥ 卫生检测室 (2021, February 3). *关于补硒，你做对了吗?*. 天津市疾病预防控制中心. https://www.cdctj.com.cn/system/2021/02/03/030045400.shtml

⑦ FAO/WHO (2002). *Human vita,in and mineral Nequirements, Chapter 15, Selenium*. FAO. https://www.fao.org/3/Y2809E/y2809e0l.htm

⑧ Lei, C., Niu, X., Ma, X., & Wei, J. (2011). Is selenium deficiency really the cause of Keshan disease? *Environ Geochem Health*, *33*(2), 183–188. https://doi.org/10.1007/s10653-010-9331-9

⑨ 王学求，柳青青，等 (2021). *关键元素与生命健康：中国耕地缺硒吗？地学前缘*，*28*(03), 412–423. https://doi.org/10.13745/j.esf.sf.2021.1.13

⑩ 刘绵刚，梁小军，欧立健，& 景红斌 (2011). *天然富硒资源分布利用问题及对策研究*. 中国畜牧业，*21*, 64–65. https://doi.org/10.3969/j.issn.2095-2473.2011.21.027

⑪ 上海生命科学研究院 (2016, December 30). *高价补硒是否必要?*. 中国科学院. https://www.cas.cn/kx/kpwz/201612/t20161230_4586665.shtml

⑫ 中华人民共和国国家卫生健康委员会 (2019, May 19). *在线访谈*. http://www.nhc.gov.cn/interview/webcontroller.do;jsessionid=6401659AAB7B73FE11FAD851B3CF7FFA?titleSeq=24098&gecsmessage=1

⑬ 中国疾病预防控制中心 (2019, May 15). *全国生活饮用水水碘含量调查报告，科学补碘有"图"可依!*. https://www.chinacdc.cn/jkzt/yyhspws/zstd_1703/201905/t20190515_202393.html

⑭ 疾病预防控制局 (2019, May 7). *全国生活饮用水水碘含量调查报告*. http://www.nhc.gov.cn/jkj/s5874/201905/bb1da1f5e47040e8820b9378e6db4bd3.shtml

⑮ 中华医学会地方病学分会，中国营养学会，中华医学会内分泌学分会 (2018, May). *中国居民补碘指南*. https://www.chinacdc.cn/jkzt/yyhspws/xzdc/201905/W020190515542889158697.pdf

⑯ Myers, S., et al (2014). Increasing CO_2 threatens human nutrition. *Nature*, *510*, 139–142. https://doi.org/10.1038/nature13179

⑰ Zinc deficiency. (2023, February 20). In *Wikipedia*. https://en.wikipedia.org/wiki/Zinc_deficiency

⑱ Ho, E. (2009, September 17). *Zinc deficiencies a global concern*. Oregon State University. https://today.oregonstate.edu/archives/2009/sep/zinc-deficiencies-global-concern

07 食品包装：
被大多数人忽视的重要知识

　　我记得，小时候每年回老家过年，返回之际亲戚们都会送一大堆土特产给我们，比如番薯干、米线、年糕等。在我的记忆中，亲戚们会用类似装化肥的塑料编织袋将土特产装好，方便我们带回来。那时候我年纪还小，只是觉得那些袋子五颜六色，还挺好看的。当时人们对此也都习以为常。如今回想起当年的画面，我内心只觉得后怕，不知道自己随着那些包装袋吃下了多少有毒有害的物质。食品包装可不是小问题，用错误的容器存放食品，哪怕保存得再好，食材再新鲜，也会对我们的健康造成影响。要把这个问题说透，我们需要回到 200 多年前，从法国皇帝拿破仑的一次悬赏讲起。

一、食品包装的起步点——玻璃瓶

　　18 世纪末至 19 世纪初，正是法国皇帝拿破仑在欧洲征战的高光时期。凶猛的法国军队所向披靡，战无不胜，唯一的例外就是败给了英国海军。战败的一个重要原因，就是士兵的食物供应得不到保障。倒不是因为食物的储备量不够，而是海上作战拖得时间太长，一两个月之后船上储藏的食物约有 1/3 就会腐败。为了解决这个问题，拿破仑开出重金悬赏：谁能解决食物的长期保存问题，谁就能获得 12000 法郎的巨额赏金。

　　大约在 1795 年，有一位卖果酱的商人，名叫尼古拉斯·阿佩尔[1][2]（Nicolas Appert），也在苦苦思索如何将自己的果酱保存得更久一点儿。他发现，如果把自己的果酱放在玻璃瓶中，并且用软木塞和蜡油密封好的话，它们就能存放得久一些。如果密封好后先用沸水煮一小会儿玻璃瓶再存放的话，效果更佳。他还发现，各种食物，包括蔬菜、汤、果汁和乳制品，都能用这个方法延缓腐败。这样做的话，放上几个月，食物都不会坏掉。于是，他将这个方法提交给了法国政府。

　　这个方法很快就被拿破仑采纳并用在了实战中，但这时已经晚了。在 1805 年的特拉法尔加海战中，精疲力竭的法国海军在食物短缺的情况下个个营养不良，很多人还患上了坏血病。在这样的条件下，10 月 21 日，与英国海军坚持战斗了 5 个小时后，主帅维尔纳夫当场被俘，20 余艘战舰及约 7000 名士兵投降。[3]

　　虽然仗打输了，但阿佩尔的食物保存方法确实是有效的，他如约拿到了 12000 法郎的奖赏。拿到钱的阿佩尔还把这段经历写成书出版了，书名为《保存动植物与蔬菜食材的技术》，当年就卖出了 6000 册。这是史上第一本有关食品科学的书，阿佩尔因此被后人尊称为"食品科学之父"。

　　其实，在我们现代人看来，阿佩尔的食物保存方法总结起来就是一句话：将各种食材保存在密封容器中，并适当加热。今天我们可能会觉得：这难道不是常识吗？可是，所谓的常识是站在今天的角度来说的。在阿佩尔那个时代，"微生物学之父"巴斯德都还没有出生，人们对食物为什么会变质是完全不知其所以然的。

　　说实话，阿佩尔的方法还谈不上是食品科学，因为科学不仅要知

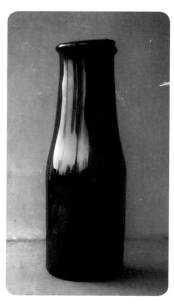

图 7-1 阿佩尔时代的软木塞密
封玻璃瓶

图片来源：Jpbarbier Jean-
Paul Barbier

其然，还要知其所以然。探究现象背后的原因，才是科学的初心。不过，阿佩尔的方法是如此简单，很快就流传开来。一时间，用软木塞密封的玻璃瓶成了畅销产品，尤其受到家庭主妇们的青睐。

不过，阿佩尔的方法也有麻烦的地方：食物一旦被塞进用软木塞密封的玻璃瓶中，要再次打开并不是那么方便的，每次都得借助特殊的工具。因此，如果要说这种玻璃瓶包装还有什么可以改进的地方，那就是瓶口部分了。19 世纪 80 年代，封瓶仍然是个大问题。那时有些瓶塞已经变成了金属的，各种设计五花八门，但没有一种可以解决密封不够充分的问题。1892 年，美国工程师兼发明家威廉·潘特④（William Painter）用一种别出心裁的设计巧妙地解决了这个问题，新发明的生产成本也很低。

潘特设计出了一款带有 24 个褶子的金属瓶盖，它就是我们至今仍然能在啤酒瓶上看到的皇冠瓶盖。这款瓶盖通过弯折的褶子可以让盖子牢牢地扣在瓶口上，盖子里再垫一个胶垫就完美地解决了密封的问题。最妙的地方在于，只需要一个简单的开瓶器，就可以做到"秒开"瓶盖。比起软木塞，真是不知道方便了多少。这款盖子的设计到现在也没有什么大的改变，无非就是褶子从潘特时代的 24 个改成了现在的 21 个。皇冠瓶盖也是诸如可乐这样的软饮料能够广销全世界的法宝之一。

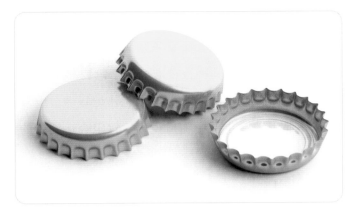

图 7-2　21 个褶子的皇冠瓶盖

图片来源：Depositphotos

二、最广泛的包装材料——塑料

　　玻璃瓶最大的缺点就是易碎，基本上一个手滑掉到地上就完蛋了。于是，人们又发明了塑料。塑料其实是一大类材料，它们都是由非常大的长链分子构成的，这些分子的分子量可以达到 10 万甚至更大。这些大分子则是由一种被称为"单体"的小分子物质从头到尾重复排列形成的。这个过程就是"聚合"。所以，每一种塑料的化学学名都是以"聚"字打头的。聚合，赋予了塑料一些不同寻常的特性。其中最有用的就是热塑性，即它们不仅可以被高温熔化，而且这个熔化过程还可以反复进行。这么一来，塑料就可以形成几乎无限多的形状，正好适合用作包装材料。

　　不过，需要注意的是，并不是所有的塑料都适合盛放食物，因为塑料并非全是惰性的。它在包装食物的时候虽然能起到很好的物理阻隔作用，但是塑料自身的成分也有可能迁移到食物中，然后与食物一起被我们吃到肚子里。这就不得不引起科学界对塑料安全性的关注了。因此，所有会接触食物的塑料，都必须得到监管部门的批准。在合成的几千种塑料中，只有寥寥几种被批准可用于包装食品。⑤这些塑料，每一种都有一个国际通用的编号。如果你能熟记每一个编号对应的塑料的名称和基本特性，在生活中随口说出，肯定会让周围的朋友对你刮目相看。

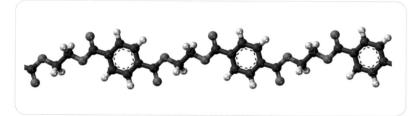

图 7-3 聚对苯二甲酸乙二酯的结构简式与分子结构
上图作者：Ljfa-ag 下图作者：Jynto

你现在可以随手拿起周围的一个塑料容器看下，如果产品正规的话，在它的某个角落，你一定会找到一个表示可回收的三角形符号。三角形里面会有 1～7 的某个数字，以及它们对应的塑料材质的英文缩写。

7 个编号和对应的塑料名称：

1 聚对苯二甲酸乙二酯（PET/PETE）

2 高密度聚乙烯（HD-PE/PE-HD）

3 聚氯乙烯（PVC/V）

4 低密度聚乙烯（LDPE）

5 聚丙烯（PP）

6 聚苯乙烯（PS）

7 聚碳酸酯及其他（PC/O）

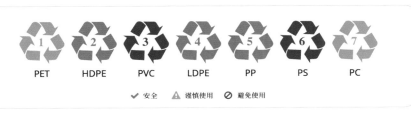

图 7-4　塑料的安全分类

图片来源：codepen.io

　　首先需要提醒你的是，如果你发现手上的塑料容器上没有上述标识，我强烈建议你不要用它来盛放食物，因为存在安全风险。

　　接下来，我来谈一下这些塑料对应的注意事项。最需要注意的是 3 号聚氯乙烯（PVC）。它在生产过程中容易残留没有完全聚合的单体物质"氯乙烯"。虽然聚氯乙烯没有毒，但是氯乙烯已经被证明是一种强致癌物。[6] 它在遇到油脂和高温时会被大量释放。目前，聚氯乙烯材质的容器已经很少用作食品包装了。如果你家中还有聚氯乙烯材质的塑料容器，而你又必须用它来存放食物，切记不能存放含油脂较高的食物，更不能让它受热。

　　我们最常见的矿泉水瓶和碳酸饮料瓶等，几乎都是 1 号聚对苯二甲酸乙二酯（PET）做的。这种材料的耐热温度大约是 70 ℃，[7] 只适合装冷水或者温水。一旦拿它来泡茶，那么将近 100 ℃ 的高温会让它变形，同时产生对人体有害的物质。夏天，如果不小心把它落在车中或者放在太阳底下暴晒，其温度很有可能高于 70 ℃。这些都需要引起我们的重视。

比 PET 稍微耐热一点儿的，是 4 号低密度聚乙烯（LDPE），它最高能承受约 90 ℃的高温。[8] 这种材质被用得最多的地方，就是厨房里用的保鲜膜。如果我们用微波炉热菜的时候忘记取下保鲜膜，长时间加热的话，很有可能会在拿出来的时候看到保鲜膜熔化了，而且会和食物黏在一起。这就是聚乙烯的热熔现象。如果遇到这种情况，食物就不能吃了，因为熔化的保鲜膜会产生有毒有害物质。虽然现在已经有耐受微波炉高温的保鲜膜了，但是保险起见，我还是建议你在使用微波炉加热食物前先取下保鲜膜。

可以在微波炉中加热的塑料是 5 号聚丙烯（PP）。它是所有塑料中最稳定的一种，也是唯一一种可以承受微波炉加热的塑料。它能承受超过 200 ℃的高温，[9] 而且耐强酸、强碱。用它包装 pH 值十分低的柳橙汁，也完全没有问题。

但如果用 6 号聚苯乙烯（PS）来装柳橙汁的话，它可能会因为酸性环境而分解出有毒有害的物质。

不过，哪怕是 PP 塑料，它的热稳定性也是远远低于油的沸点的。家常炒菜用的食用油的沸点在 250 ℃左右。[10] 如果要用微波炉热油，或者加热含油量很高的食物，那么依旧不能使用 PP 材质的塑料容器。

至于 2 号高密度聚乙烯（HD-PE/PE-HD），它不仅常被用于制作超市和商场中使用的塑料袋，还广泛应用于清洁用品、沐浴产品、农药等的包装中。所以，如果你手上的 2 号塑料容器以前是用来装食品以外的生活用品的，我建议你也不要用它来盛食物，以免你吃进去一些奇奇怪怪的化学物质。

塑料包装的发展虽然给我们的生活带来了极大的便利，但它所引起的环境问题也是全世界关注的焦点。目前，全世界重视环保的国家几乎都在实行"限塑令"。除了我们小时候就经常听到的"白色污染"一词，"微塑料"的说法也逐渐出现在我们的生活中。

根据联合国 2017 年发布的一份报告，目前全球海洋中 80% 的垃圾由塑料组成，一共约有 51 万亿个微塑料颗粒，这个数字比银河系中恒星的数量多了 500 倍。[11] 据估计，到 2050 年，地球上 99% 的海鸟的食物中将含有塑料。

2018 年，一篇发表在《前沿化学》上的题为《瓶装水中的合成聚合物污染》的论文指出[12]，相关人员测试的来自 11 个不同品牌的瓶装水中有 93% 的样本存在微塑料污染。研究人员发现，平均每升水中有 325 个微塑料颗粒。平均来看，塑料瓶中的水与普通自来水相比，含有多一倍的微塑料。

2021 年发表在《自然·纳米科技》上的一篇论文指出，一项有南京大学团队参与的研究表明，使用聚丙烯婴儿奶瓶会导致婴儿每天接触 14 600～4 550 000 个微塑料颗粒。[13] 所以，我还是推荐使用玻璃奶瓶。

2019 年，欧盟发布了一份科学证据综述，其中写道：关于纳米和微塑料对人类健康的危害，我们知之甚少。[14] 这说明目前科学家们尚不清楚暴露于环境中的微塑料是否会对人类构成"真正的"风险，关于这一课题的研究正在进行中。但是我个人认为应未雨绸缪，防患于未然。从现在开始把这个问题重视起来，是十分有必要的。应对塑料危机，最有效的方法是进行垃圾分类，完善塑料循环利用的工业化。

三、名副其实的食品保险箱——罐头

比起玻璃和塑料容器，把食物制作成罐头保存，是更加安全、可靠的做法。金属罐比玻璃瓶结实，又不像塑料容器那样温度稍微高一点儿塑料就分解了。如今的罐头，无论是把里面充满氮气，还是抽成真空，它都不会发生形变，用来保存食物再好不过了。它仅有的缺点是成本高，而且普通人无法在家中自制。

国外有一个著名的吃播博主"Steve1989MREInfo"⑮，他就特别喜欢开箱测评那种存放了好几十年的军用罐头。其测试过的罐头食品中，年份最老的，是1899年作为英国军队应急口粮的脱水牛肉。年头短一点儿的，也有10多年的储存历史。如果按照现代标准来看，这些东西早就已经过了保质期，无法食用了。但这些过期罐头食品的口味，却出人意料地还不错。存放了10年左右的肉，香味和口感居然没有太多的损失。当然了，我并不是在推荐你吃过期的食品，而是想告诉你，罐头是目前最理想的食品包装方式。从理论上来讲，只要没有什么特殊意外，比如破损、漏气之类的，罐头食品要实现存放几十年而不坏并不是什么难事。

也许在你的固有印象中，罐头产品大都添加了很多防腐剂来保鲜，要不然怎么可能存放几十年都不腐烂？估计和福尔马林浸泡标本是一个道理。其实，这是对罐头食品的严重误解。各国的食品卫生标准都有规定，水果类的罐头是不允许添加防腐剂的。肉罐头虽然会添加防腐剂，但添加量是极少的。

2017年2月4日，人民网"科普中国"就曾发文针对罐头中的防腐剂做过辟谣。⑯文章说：

在制作罐头的过程中，首先会分别对原料、包装罐进行加热杀菌，将无菌的食物装到无菌的容器中，趁热抽空封口，再次高温杀菌；冷却后，容器顶隙里面的空气体积收缩，会产生负压。

罐头食品一般经过封口、杀菌之后还要经过一周保温室保温，如有漏气、封口不严、罐身有沙眼，或真空不高、杀菌不过关等，不合格的罐头都会有异常反应。这些严格的杀菌工序和密封措施使罐头中的食物能够长期保存且不变质。

……

一般肉类或者海产鱼类罐头的制作采用巴氏灭菌法，加工温度通常不会超过 120 ℃，蔬菜、水果罐头的加工温度不会超过 100 ℃，这和家庭烹调的温度差不多，所以蛋白质、矿物质、膳食纤维等营养都能完好保留。

这篇文章的说法是准确的。不过，罐头刚出现的时候并没有立刻成为食物的保险箱，历史上也出现过因为罐头而影响身体健康的事情。[17]

最典型的例子就是频繁出现在我们视野中的易拉罐。你可能听说过，因为铝比较轻，所以易拉罐基本都是铝罐。铝属于活泼金属，理论上它在酸性环境中会置换氢离子，从而溶于酸性物质中。可我们在喝可乐等汽水时，好像从来没有喝出过金属味儿。这又是为什么呢？

这只能说明我们现在命好。如果生不逢时，生活在铝罐诞生初期的话，易拉罐饮料确实是能喝出金属味儿的。20 世纪 30 年代，消费者经常抱怨饮料会无缘无故地变浑浊，而且有奇怪的金属味儿。世界上最大的可回收食品罐制造商美国波尔公司[18]经过调查发现，铝罐确实不适合存放酸性可乐，因为可乐在 3 天内就可以腐蚀掉整个铝罐。这想想都是一件非常可怕的事情。

铝是一种会影响大脑的有毒金属，就这么放任不管可不是个事儿。科学家们于是给铝罐的内部又镀了一层膜——环氧树脂涂层。这么一来，可乐就不会直接接触金属铝了。你读到这里可能会好奇：这么费事，为什么不考虑直接换一种不会和酸发生反应的惰性金属呢？那就只有铜、汞、银、铂、金了。可惜的是，铜和汞本身就有毒性，而银、铂、金的价格着实不菲。

食品包装技术的不断发展，让我们一年四季都可以吃到各种各样的新鲜食物。发展至今，它已经成为一个十分复杂且精细的专业了。本章内容只涉及了食品包装领域很小的一部分。事实上，全球包装产业超过一半的产品是用于包装食品的。[19] 今天，大多数规模较大的食品公司都有包装部门。

食品科学家不一定要成为包装方面的专家，但是或多或少都将涉足包装方面的问题。

参考文献

① Nicolas Appert. (2023, May 17). In *Wikipedia*. https://en.wikipedia.org/wiki/Nicolas_Appert

② Norman, J. M. (2004). *Nicholas Appert Issues the First Book on Modern Food Preservation Methods*. Jeremy Norman's HistoryofInformation. https://www.historyofinformation.com/detail.php?id=2168

③ The Editors of Encyclopaedia Britannica (1998, July 20). *Battle of Trafalgar*. Encyclopedia Britannica. https://www.britannica.com/event/Battle-of-Trafalgar-European-history

④ The American society of mechanical engineers (1994). *Interational historic mechanical engineering landmark the crown cork cap and the crown soda machine 1892 AND 1898*. https://www.asme.org/wwwasmeorg/media/resourcefiles/aboutasme/who%20we%20are/engineering%20history/landmarks/174-crown-cork-soda-filling-machine.pdf

⑤ The UNWRAPPED Project (n.d.). *Common Plastics Used in Food Packaging*. https://unwrappedproject.org/common-plastics-used-in-food-packaging

⑥ National Cancer Institute (2022, November 3). *Vinyl Chloride*. NIH. https://www.cancer.gov/about-cancer/causes-prevention/risk/substances/vinyl-chloride

⑦ Thermo Fisher Scientific - CN (n.d.). *PETG/PET 实验室器具*. https://www.thermofisher.cn/cn/zh/home/life-science/lab-plasticware-supplies/plastic-material-selection/polyethylene-pet-petg-labware.html

⑧ Ughoc, A. (2022, October 14). *What is the service temperature of ldpe?* Polymer Molding Inc. https://www.polymermolding.com/what-is-the-service-temperature-of-ldpe/

⑨ Esmizadeh, E., Tzoganakis, C., & Mekonnen, T. H. (2020). Degradation Behavior of Polypropylene during Reprocessing and Its Biocomposites: Thermal and Oxidative Degradation Kinetics. *Polymers*, *12*(8), 1627. https://doi.org/10.3390/polym12081627

⑩ 龙康，王胜刚，胡志明，& 林加平 (2010, December 31). *温度呼叫炒锅*. Google Patents. https://patents.google.com/patent/CN201977528U/zh

⑪ UN News (2017, February 23). *'Turn the tide on plastic' urges UN, as microplastics in the seas now outnumber stars in our galaxy*. https://news.un.org/en/story/2017/02/552052-turn-tide-plastic-urges-un-microplastics-seas-now-outnumber-stars-our-galaxy

⑫ Mason, S. A., Welch, V. G., & Neratko, J. (2018). Synthetic Polymer Contamination in Bottled Water. *Frontiers in Chemistry*, 6. https://doi.org/10.3389/fchem.2018.00407

⑬ Su, V., Hu, X., Tang, H., et al (2022). Steam disinfection releases micro(nano) plastics from silicone-rubber baby teats as examined by optical photothermal infrared microspectroscopy. *Nature Nanotechnology*, *17*(1), 76–85. https://doi.org/10.1038/

s41565−021−00998−x

⑭ Science Advice for Policy by European Academies，(2019, January 15). *A scientific perspective on microplastics in nature and society*. SAPEA. https://sapea.info/topic/ microplastics/

⑮ [Steve1989MREInfo]. Youtube. https://www.youtube.com/channel/UC2I6Et1Jkidnnb WgJFiMeHA/video

⑯ 科普中国 (2017, February 4). *担心罐头里有防腐剂？其实罐头的营养比你想象的更丰富*. 人民网 . http://health.people.com.cn/n1/2017/0204/c404177−29057046.html

⑰ 万物杂志 (2019, June 9). *可乐3天就能烂穿可乐罐，全靠它我们才没喝成脑残*. 知乎专栏 . https://zhuanlan.zhihu.com/p/68018442

⑱ Waldman, J. (2015, March 9). *The Secret Life of the Aluminum Can, a Feat of Engineering*. WIRED. https://www.wired.com/2015/03/secret−life−aluminum−can−true−modern−marvel/

⑲ Sustainable Packaging News (2022, December 5). *Packaging trends in the food industry*. WIRED. https://spnews.com/schubert−packaging−trends/

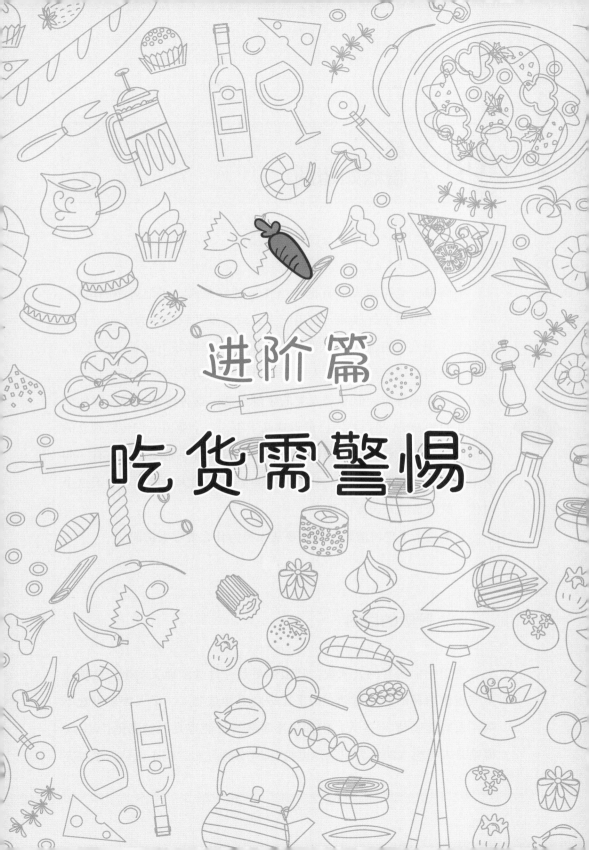

进阶篇

吃货需警惕

08 糖：
嗜糖如嗜烟

提到糖，老一辈人一直把它当作一种好东西。还记得小的时候，每当我考试取得了好成绩，家里的大人就会发几颗糖作为奖励。在他们看来，用这种有甜味的东西作为奖品和礼物再好不过了。又比如，含糖量极高的蜂蜜经常会在人们逢年过节走亲访友的时候作为礼品登场。吃糖会觉得甜，似乎是人类的生理本能，这种感觉已经深深地刻在了我们的 DNA 里。然而，最近这几十年，一个颠覆人们传统观念的结论已经得到公认：糖与慢性毒药之间仅仅隔着一条线。现在有一句听上去极其反常识的俗语，叫"嗜糖如吸烟"。给人送糖，在今天这个时代，就像是给人送慢性毒药。

要把这个道理讲清楚，我需要从人类为什么要呼吸讲起。

一、呼吸的目的

对于一个活着的人来说，呼吸似乎是一件天经地义的事。这项让空气进出口鼻的简单运动，似乎比进食更加重要。一个人如果不吃不喝，大概能坚持 3～5 天，但如果不呼吸，可能连几分钟都坚持不了。哪怕是人类憋气的世界纪录，也只有 24 分钟左右。吃东西是为了补充能量，这个问题比较好理解。但是，在历史上，呼吸的目的曾一直是个谜。人类很久以来一直搞不明白两个问题：为什么我们吸进去的空气居然比食物还重要？它究竟在我们体内起到了什么作用呢？这两个问题从古希腊时期就一直困扰着哲学家们。直到20世纪50年代，呼吸之谜才得以解开。

18世纪，近代化学之父拉瓦锡将火焰的燃烧与豚鼠的呼吸过程做了精确的定量比较。他发现火焰的燃烧和呼吸作用在利用相同体积的氧气时，居然会生成几乎同体积的二氧化碳；而在产生几乎同体积的二氧化碳的同时，竟然还释放出了几乎相同的热量。[①] 作为一个研究化学反应的化学家，眼前的这一现象足以让拉瓦锡将两种反应画等号了。于是，拉瓦锡提出：呼吸作用的目的，就是利用氧气氧化食物，再释放能量。换句话说，呼吸作用本质上与火焰燃烧放热相似，只不过它是在人体中缓慢进行的。

拉瓦锡的洞见是正确的，只是他可能想不到，呼吸作用远比燃烧复杂得多。科学家们前赴后继，历经上百年，直到20世纪中期才彻底弄清呼吸作用的原理。在这个过程中，一共诞生了3个诺贝尔奖。[②③④]

看似简单的一呼一吸，其实分3个过程，它们分别在细胞质、线粒体内部和线粒体膜上进行。粗略来说，在细胞质和线粒体中进行的过程分别涉及10个化学反应，而在线粒体膜上进行的过程只涉及5个。化学家们把这3个过程分别叫作"糖酵解""三羧酸循环"（亦称为"柠檬酸循环"）和"氧化磷酸化"。我们不需要知道这些术语的具体含义，因为它们过于专业。单从名字来看，我们不难猜出，氧气只参与最后一个过程涉及的化学反应。

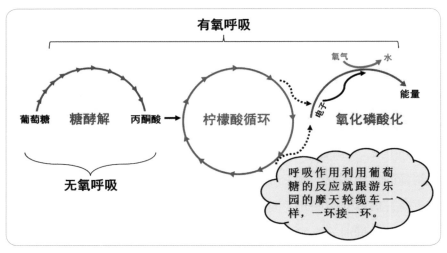

图 8-1　呼吸作用的原理
陆鹏绘制

　　确实，氧气是在最后一个过程才参与反应的，从而释放出葡萄糖中可以被利用的大量能量。如果最后一个过程中没有氧气参与反应，或发生氧气供应不足的情况，整个呼吸作用就会在第一个过程的最后一个反应发生后停下来。这时葡萄糖刚经历了 10 个化学反应，已变成丙酮酸；它会在细胞质里转化成乳酸来提供能量，这就是"无氧呼吸"。无氧呼吸也很常见，比如剧烈运动时，肌肉的需氧量会剧增，氧气一旦供应不足，肌肉细胞中的乳酸就会积累。这也是我们在剧烈运动后容易肌肉酸痛的原因。

　　无论是有氧呼吸还是无氧呼吸，供能来源均是葡萄糖，而葡萄糖则来自食物中各种各样的糖类，比如我们熟知的麦芽糖、蔗糖等。它们最终都需要被转化为葡萄糖才能被人体利用。那些消耗不掉的热量，会被进一步转化为脂肪储存起来，以备不时之需，这是写在我们基因中的"法律"。糖和人体的关系，有点儿像汽油和汽车的关系。区别在于，汽车是用多少汽油烧多少，所以不怕汽油装得多；人就不一样了，如摄入的糖多了，（除去吸收不正常的少数人）必然导致一个结果——肥胖。

二、嗜糖如抽烟

糖与肥胖之间的相关性，其实很早就被发现了。古埃及王国在引进养蜂场并掌握了生产蜂蜜的技术后，得肥胖症和龋齿的皇室成员和贵族的人数就开始不断增加。同样地，约公元前 400 年，恒河河谷地区开始流行种植甘蔗，当时的内科医生苏什鲁塔（Sushruta）就注意到了肥胖症和糖尿病患者开始增加的现象，并做了记录。[⑤]

历史上，一些国家的人认为，肥胖是财富和生育能力的象征。今天，虽然很多人都知道糖吃多了会引发龋齿，可悲的是，肥胖依旧被老一辈人当作"福气"的象征。"福气"是我国自古以来就存在的一个非常神秘的词语。家里的孩子在长身体的时候，家长恨不得让他多吃几碗饭，变得白白胖胖的，好沾一下"福气"。事实上，肥胖才是导致许多疾病的万恶之源。

2013 年，包括美国医学协会和美国心脏协会在内的许多医学机构把肥胖归类为疾病，并认为它是 21 世纪最严重的公共卫生问题之一。肥胖是某些疾病的主要病因，并与心血管疾病、2 型糖尿病、某些癌症、阻塞性睡眠呼吸暂停、骨关节炎和抑郁症等多类疾病有关。世界卫生组织把肥胖定义为"体内异常或过量的脂肪堆积，能够对健康造成风险的一种病症"。衡量一个人是否肥胖的指标叫作体质指数（BMI），即用体重（kg）除以身高（m）的平方得到的数字。假如这个数字超过 25 就是超重，超过 30 就是肥胖。⑥ 根据世卫组织的估算，每年至少有 280 万人因为超重或肥胖而死亡。⑦

以心血管疾病中比较具有代表性的冠心病为例。2007 年，一项包含 21 个独立研究、总样本数量超过 30 万人的综合荟萃分析表明，超重或肥胖的人患冠心病的风险会增加 45%；即使是轻度超重，冠心病的发病风险也会显著增加；而 BMI 指数每增加 5 个单位，冠心病的发病风险就上升 29%。⑧

关于肥胖与癌症的相关性，2014 年《柳叶刀》上的一篇论文给出了结论。论文的作者团队以 524 万名英国成年人为对象进行了研究，得出以下结论："BMI 指数每增加 1，英国每年就会新增约 3790 名患者，患上以下十种癌症中的一种：子宫癌、胆囊癌、肾癌、宫颈癌、甲状腺癌、白血病、肝癌、结肠癌、卵巢癌和绝经后乳腺癌。"⑨

美国马萨诸塞州的弗雷明汉心脏研究所（Framingham Heart Study）从 1948 年开始，对 5036 位当地居民进行了长达 48 年的追踪调查，最终发现：如果居民的 BMI 指数超过 30，并且持续这个状态 10 年以上的话，其患上 2 型糖尿病的概率就会增加 7%。⑩

所以，肥胖跟"福气"这两个字其实根本沾不上边。相反，它与疾病和死亡的联系才是最密切的。

麻烦的是，人人都爱吃糖，糖也许是普通食物中最容易让人上瘾的东西。我们在摄入糖分的时候，负责提供快感的中枢神经会因为多巴胺的分泌被激活，从而使我们产生一种类似因期望达成而得到满足的快感。科学家们的实验结论是：糖不同于盐和脂肪，它能够让刚出生不久的婴儿表现出愉悦的反应，可以说这种反应接近于本能。

这背后的生物演化学原理不难理解。人类能够普遍吃饱饭其实是最近半个世纪的事情，我们的身体根本没有时间演化出能抵御甜味诱惑的基因。

所以，从这个意义上来说，"嗜糖"和"吸烟"很像。香烟不是烈性毒药，人不会抽一根就毙命。人每次抽烟时，烟中的主要精神活性物质尼古丁都会刺激多巴胺的分泌，让人获得短暂的快乐。但是如果你长期抽烟，它就会损害你身体的每一个器官，随之而来的就是心脏病、中风、慢性阻塞性肺病和肺癌等。糖也类似，短期来看，多摄入一些也就是多长点儿赘肉罢了。但如果不加以节制，长期处于肥胖状态，一系列的疾病将会接踵而来。

像蜂蜜、果汁、糖水罐头，这些过去普遍被认为是好东西的养生补品其实并不养生；它们不仅不养生，吃多了反而对身体有害。当然，如果你属于那种天生怎么吃都不会胖的体质，就当我没说。

以经常被当作礼品相送的蜂蜜为例，它的含糖量约为 70%。虽然蜂蜜中也有不少对身体有益的微量成分，如氨基酸、矿物质和维生素等，但是它们带来的好处远远弥补不了那 70% 左右的糖给人体带来的危害。

水果虽然也是好东西，但是榨成汁后，水果中很重要的成分——膳食纤维——就被去除了，反而留下了大量可溶于水的糖类物质。商家可能会在果汁上面标注"无添加糖"，但是请记住：所有的果汁，无论是苹果汁、橙汁、葡萄汁，还是桃汁、芒果汁、蓝莓汁等，它们的含糖量都很高，根本不需要额外添加糖。一般人可以轻松地喝下一杯 240 ml 的果汁，其中含有约 30 g 糖，几乎相当于 8 茶匙白砂糖。因此，想补充营养素，最好吃整个的水果，而不是喝果汁。虽然吃 3 个苹果，糖的摄入量也会达到 30 g 左右，但是请你仔细想一下：是一口气吃掉 3 个苹果容易，还是一口气喝下 240 ml 果汁更容易呢？⑪

三、怎么吃

喜欢吃糖，确实是大自然赋予我们的本能。但是，作为这个星球上最具有智慧的物种，我们更应该学会控制自己的本能，做到"科学吃糖"。

控制糖的摄入量说起来容易，做起来却极为困难。有人可能以为，自己只要忍住不吃甜食就可以了。比如，超市的 QQ 糖、奶糖、硬糖、软糖、冰激凌什么的，只要是甜的，或是和糖有关的，自己一概不碰就行；逼急了，自己以后什么零食都不吃，就只喝茶水，吃饭菜。

没错，确实应该如此，这也是世界卫生组织强烈建议的。超市售卖的含糖饮料和糖果，最好能不吃就不吃，能不喝就不喝。如果实在忍不住，最好将其摄入量控制在每天摄入的总能量的 10% 以内。[12] 如果按照一天摄入 2000 大卡的热量来计算的话，每天吃 10 颗糖果就超标了。而且，这些类型的糖在世界卫生组织的定义中叫作"游离糖"，用稍微专业一点儿的话说，就是：

> 游离糖包括由生产商、厨师或消费者在食品和饮料中添加的单糖（如葡萄糖、果糖）和双糖（如蔗糖或普通食糖），以及天然存在于蜂蜜、糖浆、果汁和浓缩果汁中的糖分。

我必须很遗憾地告诉你，只减少游离糖的摄入量是不够的，因为它只是糖类中很小的一部分。糖其实还有一个名字，叫作"碳水化合物"。

对于碳水化合物这个词，部分读者可能有点儿陌生。我们还是先从蔗糖讲起吧。从化学结构的角度看，蔗糖只是一种普通的双糖。它

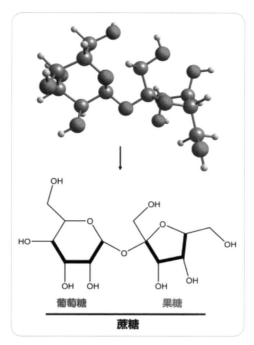

图 8-2　蔗糖的分子结构和结构简式
陆鹏绘制

由两个单糖（一分子葡萄糖和一分子果糖）组成。如果某种糖由三个单糖组成，就是三糖；由四个单糖组成，就是四糖……组成某种糖的单糖的数量越多，这种糖的结构就会越复杂。那些复杂到数不清其所含单糖数量的糖类则被统称为多糖。我们日常食用的食物中，高度复杂的糖类几乎无处不在，如糊精、淀粉，所有这些糖类被统称为碳水化合物。

　　理解了糖类就是碳水化合物，就不难理解我们平时所吃的米饭、面条、面包、蛋糕等都含有糖类。不仅如此，就算是不怎么甜的蔬菜和水果，其实也含有碳水化合物。如果想控制糖类的摄入量，就必须对这些食物的摄入量也进行控制。

早在 1981 年，科学家戴维·詹金斯（David Jenkins）就提出了"升糖指数（Glycemic Index）"的概念——食用某定量食物两小时内血糖水平的相对上升量。有了这个指数，就不用考虑食物中碳水化合物的占比了，毕竟我们关心的是吃了食物后血糖到底上升了多少。如果一种食物的升糖指数低于或等于 55，则可认为它的碳水化合物含量较低；如果其升糖指数高于 70，则可认为它的碳水化合物含量较高。大多数的蔬菜和水果都是低升糖指数食物，而白米饭、白面包、玉米片和土豆等，则属于高升糖指数食物。

表 8-1　常见食物与 GI 值 [13]

分类	GI 值	例子
低 GI	55 及以下	大部分的水果和蔬菜、豆类、全谷物、坚果
中 GI	56～69	全麦制品、红薯、白砂糖
高 GI	70 以上	土豆、西瓜、白面包、白米饭、玉米片、麦片、葡萄糖、麦芽糖

科学家们还发现，并不是所有的碳水化合物都能被人体利用。来自蔬菜、水果和全谷类物质的细胞壁多糖，就不能被人体的消化系统吸收。这类糖也叫作"膳食纤维"。对于这类物质，科学家们建议可以适当多吃一些。已经有足够的证据证明，膳食纤维可以降低大肠癌的发病率。

关于每天到底该摄入多少碳水化合物，我查阅了 1997 年和 2002 年联合国粮农组织和世界卫生组织的专家的协商会议文件，两者都建议碳水化合物的每日摄入量应为总能量的 55%～75%。需要注意的是，这个范围区间不仅有上限 75%，也有下限 55%。一些不以米饭为主食的国家把其下限调到了 50%，但本质上碳水化合物的主食地位还是没有变。[14]

你可能会觉得我查阅的文献是 20 多年前的，这么老的数据都拿出来说话，是不是太不负责任了？其实，这项数据一直在经受着科学共同体的考验，并且沿用至今。2018 年，《柳叶刀》上发表了一篇关于碳水化合物摄入量与死亡率的关联的研究论文，也指出碳水摄入量占每日摄入总热量 50%～55% 的人群，死亡率是最低的。[15]

我们也可以按照这个比例自己动手算一下。假设我国成年人平均每人每天摄入 2000 大卡的总热量，那么每顿吃二三两米饭还是需要的。若每顿吃 4 两米饭，就有超标的风险了。我小时候，长辈们都觉得不吃饭的孩子长不好，饭吃得多，长得快，才是好事。这种看法其实并不科学，只有合理吃饭才是最健康的。

上述结论与《中国居民膳食指南（2021）》上的建议也是一致的。[16]对于谷薯类主食，即米、面、马铃薯、红薯等，其推荐的每日摄入量为250～400 g，50 g 为一两，也就是 5～8 两。

参考文献

① Fitting, J. W. (2014). From Breathing to Respiration. *Respiration*, *89*(1), 82–87. https://doi.org/10.1159/000369474

② Nobel Prize Outreach AB (n.d.). *The Nobel Prize in Physiology or Medicine 1922*. NobelPrize.org. https://www.nobelprize.org/prizes/medicine/1922/summary/

③ Nobel Prize Outreach AB (n.d.). *The Nobel Prize in Physiology or Medicine 1953*. NobelPrize.org. https://www.nobelprize.org/prizes/medicine/1953/summary/

④ Nobel Prize Outreach AB (n.d.). *The Nobel Prize in Chemistry 1978*. NobelPrize.org. https://www.nobelprize.org/prizes/chemistry/1978/summary/

⑤ Johnson, R. J., et al (2017). Perspective: A Historical and Scientific Perspective of Sugar and Its Relation with Obesity and Diabetes. *Advances in Nutrition*, *8*(3), 412–422. https://doi.org/10.3945/an.116.014654

⑥ World Health Organization (2020, February 21). *Obesity[EB/OL]*. WHO. https://www.who.int/health-topics/obesity#tab=tab_1

⑦ World Health Organization (2021, June 9). *Obesity*. WHO. https://www.who.int/news-room/facts-in-pictures/detail/6-facts-on-obesity

⑧ Bogers, R. P., et al (2007). Association of Overweight With Increased Risk of Coronary Heart Disease Partly Independent of Blood Pressure and Cholesterol Levels A Meta-analysis of 21 Cohort Studies Including More Than 300 000 Persons. *Archives of Internal Medicine*, *167*(16), 1720–1728. https://doi.org/10.1001/archinte.167.16.1720

⑨ Bhaskaran, K., et al (2014). Body-mass index and risk of 22 specific cancers: A population-based cohort study of 5·24 million UK adults. *The Lancet*, *384*(9945), 755–765. https://doi.org/10.1016/S0140-6736(14)60892-8

⑩ Abdullah, A., Wolfe, R., et al (2012). Epidemiologic Merit of Obese-Years, the Combination of Degree and Duration of Obesity. *American Journal of Epidemiology*, *176*(2), 99–107. https://doi.org/10.1093/aje/kwr522

⑪ Heart and Stroke Foundation of Canada (n.d.). *The truth about juice*. https://www.heartandstroke.ca/articles/the-truth-about-juice

⑫ World Health Organization (2015, March 4). *WHO calls on countries to reduce sugars intake among adults and children*. WHO. https://www.who.int/news/item/04-03-2015-who-calls-on-countries-to-reduce-sugars-intake-among-adults-and-children

⑬ Otsuka Pharmaceutical Co., Ltd. (n.d.). *The relationship between blood sugar level and GI*. https://www.otsuka.co.jp/en/health-and-illness/glycemic-index/glucose-level/

⑭ Nishida, C., & Martinez Nocito, F. (2007). FAO/WHO Scientific Update on carbohydrates in human nutrition: Introduction. *European Journal of Clinical Nutrition*,

61(Suppl 1), S1—S4. https://doi.org/10.1038/sj.ejcn.1602935

⑮ Seidelmann, S. B., Claggett, B., et al (2018). Dietary carbohydrate intake and mortality: A prospective cohort study and meta—analysis. *The Lancet Public Health*, *3*(9), E419—E428. https://doi.org/10.1016/S2468—2667(18)30135—X

⑯ 中国疾病预防控制中心营养与健康所 (2021). *中国居民膳食指南科学研究报告（2021 年）*. https://www.chinanutri.cn/yyjkzxpt/yyjkkpzx/yytsg/zgjm/202103/t20210311_224598. html

09 代糖：
无糖可乐的利与弊

上一章详细讲解了糖的危害，我们已知它与肥胖和疾病紧密相连。

于是，各种各样的无糖或者零糖食物风起云涌。在这些食物中，商家经常会使用各种代糖，比如木糖醇、阿斯巴甜等，来取代传统的蔗糖。代糖的安全性问题，这几年非常受关注。如果你关注过这方面的文章就会发现，说法各种各样，非常多。有人说可以放心吃，也有人说这种类似糖精的甜味剂会致癌。那么，真相到底是怎样的呢？

我的观点是：经药监局正式批准上市的代糖，在安全剂量范围内对人体是无害的，或者伤害小到可以忽略不计。虽然代糖可以减少热量的摄入，但也不意味着我们可以无节制地摄入。世界上最好的饮料还是水，不带任何甜味的那种。

我经常挂在嘴上的一句口头禅是：事实需要信源，观点需要论据。

那么，我以上观点的论据是什么呢？听我从代糖的历史说起。

一、代糖概念的起源

早在古罗马时期，人类就已开始寻找甜味的替代品，也就是代糖。但是，古人们寻找代糖的原因和我们现代人是不一样的。我们是为了健康，而他们是为了能吃得起，因为那时候糖实在是太贵了。准确地说，那个时候糖这种东西还不存在。人们唯一能够获得的来自自然界的糖就是蜂蜜，但这玩意儿普通人可买不起。

老百姓如果想吃一点儿甜的，也不是没有办法。古罗马人发现，在铅制的锅中加入葡萄或葡萄酒熬一下，也能获得浓稠的带有甜味的糖汁。这个工艺的诀窍就是要用铅锅，用别的锅效果就会差很多。这是为什么呢？因为用铅锅熬出来的汁水含有乙酸铅，这种化合物略带甜味。[①] 于是，这种用铅锅熬成的糖也被称为"铅糖"。相比蜂蜜来说，铅锅和葡萄就便宜得多了。除了能带来甜味之外，用铅锅熬制的铅糖还能起到防腐的作用。对老百姓来说，铅糖可真的是好东西。在古罗马，铅锅、铅罐、铅杯都是随处可见的日常用品。

不过，古罗马人很快就为此付出了惨痛的代价，慢性铅中毒席卷了整个帝国。有学者认为，铅中毒可能已经成为当时一种严重的健康问题。在长达 1000 年左右的古罗马文明中，大约有 400 吨铅通过雨水和冰块沉积在格陵兰岛。这种全民铅中毒现象成为罗马帝国最终在西欧衰落的重要原因之一。[②]

这是人类第一次寻找代糖的尝试，最终以失败告终。

二、天然的甜味剂

不过，人类对甜味的追求并未因此而停止。

1891 年，德国化学家埃米尔·费舍尔（Emil Fischer）意外地从桦树皮中提取到了木糖醇。[③] 虽然当时的提取手法比较粗糙，提取物中有很多杂质，但是费舍尔把它放到嘴里的时候还是尝到了明显的甜味。

当时，从甘蔗中提取蔗糖的生产技术已经很成熟，蔗糖也并不是十分昂贵的东西了。尽管如此，费舍尔还是为自己的发现兴奋不已。

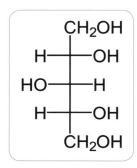 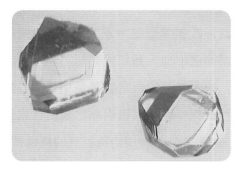

图 9-1　木糖醇的结构简式与晶体
左图作者：NEUROtiker　右图作者：GarciaGerry

　　为了能够比较各种物质的甜度，科学家们制定了一个标准。他们将浓度为 10% 或 15% 的蔗糖水溶液在 20 ℃时的甜度定义为 1.0，其他具有甜味的物质在相同条件下与其进行比较，即可确定甜度。

　　根据这个标准，费舍尔给自己发现的木糖醇做了甜度实验，结果发现其甜度并没有蔗糖高，只有 0.6 左右。这就比较尴尬了。制造成本比蔗糖高，又不如蔗糖甜，这肯定没市场啊。所以，商人们一下子就对木糖醇失去了兴趣，连费舍尔自己也把木糖醇的研究丢在了一边。

　　然而，谁都没有料到的是，木糖醇很快就在二战期间迎来了转机。当时芬兰由于长年战乱，蔗糖一直短缺，芬兰人因此不得不使用木糖醇作为甜味剂。虽然它没有蔗糖那么甜，但也算是解了燃眉之急。不过有趣的是，木糖醇的使用并没有因为二战的结束而结束。

　　到 20 世纪 60 年代，食用木糖醇反而变得更加普遍，它在德国、瑞士、苏联和日本都开始流行起来。原来，这期间科学家们发现，以木糖醇为甜味剂的人群的肥胖率似乎不怎么高。而且，由于多年来提取工艺的优化，和费舍尔当年相比，木糖醇的纯度已经大大提高。这时候木糖醇的甜度已经与蔗糖相当，而热量仅为蔗糖的 60% 左右。

1974 年，芬兰的科学家们做了一个对照实验，他们把 125 名成年志愿者分为 3 组，分别以蔗糖、果糖和木糖醇作为他们饮食中唯一的甜味剂。两年后，只吃木糖醇的那一组志愿者患龋齿的概率明显较低。[④]

有了这个先例，科学家们对类似木糖醇的天然的糖醇类物质充满了兴趣，又先后发现了麦芽糖醇、山梨糖醇、赤藓糖醇。它们的性质和木糖醇相似，也都被广泛地用于各种食品中，作为蔗糖的替代品。这些糖醇类物质虽然不一定比蔗糖甜，但是热量低，不容易让人发胖、烂牙。单凭这些优点，它们就足以让我们获得更多的健康了。

那么，有没有两全其美的代糖呢？就是那种几乎不产生热量，但是甜度又比蔗糖高的物质。1931 年，法国的科学家们还真在甜叶菊这种植物中找到了这样的物质——甜叶菊苷。它的甜度是蔗糖的 200～300 倍，而热量仅约为蔗糖的 1/300。这么完美的东西居然真的出现了！不过，大家虽感到兴奋，但心中更多的是疑虑。

1994 年，美国食品药品监督管理局还一度将甜叶菊苷打为"不安

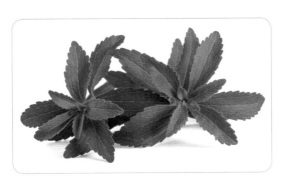

图 9-2　甜叶菊
图片来源：Depositphotos

全的食品添加剂"。然而，2008 年，世卫组织基于长期实验研究判定了甜叶菊苷的安全性；欧洲食品安全局则在 2010 年做出同样的声明。甜叶菊苷的每日安全摄入量为每千克体重 4 mg。也就是说，一个体重为 50 kg 的成年人，每天摄入的甜叶菊苷不超过 200 mg 即可。⑤类似甜叶菊苷这样的天然甜味剂，还有罗汉果甜苷和甘草酸等。它们都比蔗糖甜，但是热量又少到可以忽略不计。⑥⑦

三、人工合成的甜味剂

寻找天然甜味剂的经历使得科学家们越来越坚信：我们的味觉是可以被欺骗的。既然天然的物质可以做到，那么我们掌握了这些物质的结构，是不是就可以通过人工合成的方式模拟出新的甜味剂呢？

答案当然是毫无疑问的。自然科学的魅力莫过于此。不过，人工合成甜味剂的故事还是非常具有戏剧性的。它们的发现很大程度上要感谢化学家们的一个坏习惯——实验后不及时洗手。

19 世纪 70 年代末至 20 世纪 70 年代初的约 100 年间，有多位化学家在做实验后没洗手就用手抹了嘴巴。结果，他们被手上的化学物质甜到不知所措。这些物质叫作邻苯甲酰磺酰亚胺、环己基氨基磺酸钠、天门冬酰苯丙氨酸甲酯和乙酰磺胺酸钾。它们的合成成本极低，为了便于推广，发现者们分别将它们命名为糖精、甜蜜素、阿斯巴甜和安赛蜜。这些物质几乎没有热量，甜度也能轻松达到蔗糖的几十倍到几百倍，其中最甜的糖精甚至能达到蔗糖的 500 倍。

虽然发现的过程有一定的偶然性，但是作为代糖来说，4 种已经够用了。然而，科学家们并没有就此满足。对于他们来说，搞清这些甜味物质的化学结构并进行人工改造，更具有挑战性。

　　1976年，第一种人工改造的代糖诞生了。它是由英国泰莱公司（Tate & Lyle）和伦敦大学的科学家们共同研究制成的。他们将蔗糖上的三个羟基换成氯，从而生成了三氯蔗糖。就这么替换一下，就可以把蔗糖的甜度提高到原来的320～1000倍。

　　1991年，科学家们终于搞清了阿斯巴甜的甜味原理。之后，他们对其中天冬氨酸留下的那个氨基进行了改造，加了一个六碳环上去，发现甜度居然达到了蔗糖的7000～13000倍，而且更难被人体利用。这种新物质的商品名是纽甜，它的甜度在代糖领域可谓天下第一。[8]

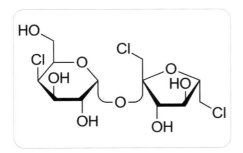
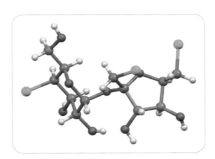

图9-3　三氯蔗糖的结构简式与分子结构
左图作者：Vaccinationist　右图作者：Ben Mills

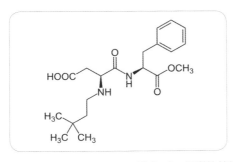
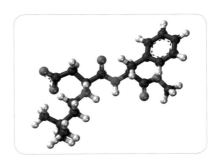

图9-4　纽甜的结构简式与分子结构
左图作者：Tsuruya　右图作者：Jynto

四、甜味剂的安全性

介绍了这么多代糖，我相信你最关心的还是它们的安全性问题。其实，不仅老百姓关心这个问题，科学家们也很关心。

就拿糖精来说，1970年就有人通过老鼠实验发现糖精会导致膀胱癌。[9] 自那以后，糖精的声誉一落千丈。因为其安全性问题没有保障，美国在1981年曾一度宣布禁售糖精。当时在我国，大多数人对糖精的印象也很差。我记得小时候每次路过街边的糖果小店，爸妈都会说："都是糖精做的，不是好东西。"但是，后来糖精经受住了严苛的考验，更多的论文和数据证明了正常食用糖精并不会引发癌症。以加了糖精的饮料为例，要达到老鼠实验中诱发膀胱癌的剂量，你每天得喝800杯以上。[10] 于是，糖精又得到了平反。

包括代糖在内的所有食品添加剂，都会有一个来自国际权威机构的每日安全摄入量。不管是世界卫生组织、美国食品药品监督管理局、欧洲食品安全局的标准，还是我国的国标，我们只要参考其中最保守的安全摄入量去吃，就不必担心安全问题。其实也不需要太费脑子去计算，可以这么说，一般人想吃超标要比不超标难得多。只要不是长期大量吃代糖食品的人，一般都不会超过安全标准。

像阿斯巴甜、安赛蜜这种经典的人造甜味剂，全世界可是有无数双眼睛在盯着它们。一旦有风吹草动，绝对会引起全世界科学家的关注。使用这两种代糖的最经典的产品就是无糖可乐。与一瓶含糖量10%以上的普通可乐相比，无糖可乐可以大大减少我们的游离糖的摄入量。

如果你想喝可乐又害怕发胖，无糖可乐确实是最好的选择。除了患有苯丙酮尿症这种罕见病的人群需要避免摄入阿斯巴甜外，普通人似乎不需要担心什么。

到 2021 年为止，世界上有发言权的各大机构都明确表示：对普通人来说，正常摄入代糖是安全的，它们没有致癌或任何其他的负面效应。

然而，这个观点在 2022 年又迎来了一次挑战。科学共同体总是这样，哪怕是大多数人公认的观点，也会不断质疑。

2022 年 3 月 24 日，巴黎第十三大学的研究人员在《公共科学图书馆（PLOS）医药》期刊上发表了《人造甜味剂与癌症风险：基于 NutriNet-Santé 人群的队列研究结果》。研究结果用一句话总结就是，人造甜味剂可能会增加患癌风险。

研究人员调查了 10 万多名来自法国的成年人。通过流行病学调查，他们发现，与不食用人造甜味剂的志愿者相比，摄入大量人造甜味剂的志愿者，尤其是阿斯巴甜和安赛蜜，整体的患癌风险提高了约 13%，其中乳腺癌和肥胖相关癌症的风险提高得最多。

在这篇论文的结论部分，作者明确指出：

　　在这项大型研究中，我们发现世界各地的许多食品和饮料品牌所使用的人造甜味剂（特别是阿斯巴甜和安赛蜜）与癌症发病率的增加有关。这份调查结果为欧洲食品安全局和全球其他卫生机构不断重新评估作为食品添加剂的甜味剂，提供了重要的和新颖的见解。[11]

由于论文比较新，我还没有搜到别的平台对这篇论文的解读。国际权威机构对此的反应估计只会更加滞后，这是十分常见的。但是，数据和论文摆在这里，我们确实也不能无视。把食品科学最新的研究内容告诉你，也是本书的使命之一。所以，下面我来谈一下我个人对这篇论文的解读。

这篇论文是一篇中规中矩的流行病学跟踪调查报告。研究人员从2009年5月起通过发问卷的方式对每位参与者进行跟踪，要求他们定期上传问卷，最后再进行汇总分析。整个研究的性质属于相关性研究，实验设计并没有重大缺陷，考虑到了志愿者的性别、出身背景、教育水平、职业、吸烟状况、家里儿童数量等各种混杂因素。因此，其得出的结论确实有一定的参考价值。在权威机构并未对此做出反应前，我觉得最保守的方案就是，减少喝以阿斯巴甜及安赛蜜作为代糖的饮料。毕竟代糖那么多，又不是只有阿斯巴甜和安赛蜜。

另外，你还需要注意一点：国际各大机构针对每种代糖都推荐了安全摄入量。换句话说就是，科学共同体从来没有说过代糖是绝对安全的。这篇论文的结论也只是说摄入大量的代糖有可能增加患癌风险，至于这个"大量"到底是多大的量，到底有没有超过安全标准，都还缺乏有效的对比信息。

我觉得这篇论文即使最终被多方证实，也不会让代糖从此被贴上不安全的标签，最有可能的结果是各大机构变得更加保守，降低代糖的安全摄入量。

五、区分真正的低糖食品

除了无糖，现在还有一个概念叫低糖。在选择低糖食品的时候，你要注意区分什么是商业界的低糖、什么是真正的低糖。

你可能会觉得，自己能分辨清楚低糖和无糖的概念。那你知道吗？前段时间××森林就以零蔗糖的幌子来偷换概念，实际添加了很多蔗糖以外的糖。

这种是比较低端的偷换概念。藏得比较深的，是对"低糖"和"无糖"的不同定义。我们对它们的普遍理解和现在的法律定义是不一样的。

我们看到"低糖"或者"无糖"，都会觉得是含有极少量糖或者没有任何蔗糖，也没有任何来自淀粉水解后的糖，包括葡萄糖、麦芽糖、果糖等，取而代之的就是上文我们提到的代糖。

事实却不是这样的。我国国家标准《食品安全国家标准 预包装特殊膳食用食品标签通则》对"低糖食品"的要求是，固体或液体食品的含糖量为每 100 g 或 100 ml 不高于 5 g；而对"无糖食品"的要求是，每 100 g 或 100 ml 的含糖量不高于 0.5 g。也就是说，如果每 100 ml 饮料的含糖量 ≤ 5 g，可以称为低糖饮料；含糖量 ≤ 0.5 g，就可称为无糖饮料了。

世界卫生组织的建议是，人均每日添加糖的摄入量最好不高于 25 g。按此换算，250 ml 的低糖饮料，每日饮用量不能超过 2 瓶。而这 2 瓶饮料的含糖量已经达到我们每日添加糖摄入量的上限，并不包括其他饮食所含的糖分。相对来说，市面上的无糖饮料才是我们一般理解的低糖饮料，而市面上的低糖饮料说的糖分并不低。但是，某些商家很有可能就会利用这个信息差来卖给你所谓的"低糖食品"，从而使你放松警惕。而且，这些"低糖食品"中很有可能添加了一些精心调配的甜味剂，好让你觉得食物特好吃，于是食欲大开。最后，你的糖分摄入量依旧超标。

所以，在挑选无糖食品和饮料的时候，一定要仔细分析标签，不要被包装上最醒目的"低糖"二字给欺骗了。

六、代糖饮料和食品到底能不能食用？

用代糖来代替普通糖，是科学家们带给我们的一项伟大发明。这有点儿像用空气炸锅代替传统油炸，对于预防疾病来说是有利的。

如果你担心肥胖问题，担心血糖的快速上升会影响你的健康，但是又无法拒绝甜食的诱惑，我觉得代糖食品是你最好的选择。我自己偶尔也会买瓶无糖可乐喝。

需要引起注意的是，有了代糖，并不意味着我们可以肆无忌惮地贪恋甜甜的口味，或者敞开吃我们想吃的零食。食品和饮料中除了代糖，还有许多其他成分，过量摄入同样危害健康。

我个人的选择是这样的：如果一定要在普通饮料和代糖饮料中二选一，那么还是选择代糖的。如果你要的是最好的选择，那自然还是不要喝任何带有甜味的饮料，直接喝白开水才是最健康的。[12] 如果是零食的话，不管是普通的，还是代糖的，都要尽量控制。

我在网上看到过一句话，觉得很有道理：我们的目标是吃得越来越不甜，而不是吃越来越甜的代糖食物。

参考文献

① Lead(II) acetate. (2023, March 11). In *Wikipedia*. https://en.wikipedia.org/wiki/Lead(II)_acetate

② Retief, F. P., & Cilliers, L. (2006). Lead poisoning in ancient Rome. *Acta Theologica*, *26*(2). https://doi.org/10.4314/actat.v26i2.52570

③ Kohlmeier, M. (2015). Chapter 6 — Carbohydrates, Alcohols, and Organic Acids. *Nutrient Metabolism*, *Academic Press*(Second Edition), 187–242. https://doi.org/10.1016/B978-0-12-387784-0.00006-7

④ Scheinin, A., Mäkinen, K. K., & Ylitalo, K. (1976). Turku sugar studies V: Final report on the effect of sucrose, fructose and xylitol diets on the caries incidence in man. *Acta Odontologica Scandinavica*, *34*(4), 179–216. https://doi.org/10.3109/00016357608997711

⑤ European Food Safety Authority (2010, April 14). *EFSA evaluates the safety of steviol glycosides*. EFSA. https://www.efsa.europa.eu/en/press/news/ans100414

⑥ 陆婉瑶，赵芸，等 (2021). 食糖与代糖的博弈及发展趋势分析 . 甘蔗糖业 , 3, 80–93. https://doi.org/10.3969/j.issn.1005-9695.2021.03.016

⑦ 露娜 (2022, July 5). 你拿得起放不下的 " 甜 "，都是糖的味道吗？. 微信公众平台 : 生物探索 . https://mp.weixin.qq.com/s/a555jbWeY42s15LMuLLFgw

⑧ 混乱博物馆 (2018, October 22). 虚假的甜蜜 . 虎嗅 . https://www.huxiu.com/article/267928.html

⑨ Price, J. M. et al (1970). Bladder Tumors in Rats Fed Cyclohexylamine or High Doses of a Mixture of Cyclamate and Saccharin. *Science*, *167*(3921), 1131–1132. https://doi.org/10.1126/science.167.3921.1131

⑩ Touyz, L. G. (2011). Saccharin Deemed "Not Hazardous" in United States and Abroad. *Current Oncology*, *18*(5), 213–214. https://doi.org/10.3747/co.v18i5.836

⑪ Debras, C., et al (2022). Artificial sweeteners and cancer risk: Results from the NutriNet-Santé population-based cohort study. *PLoS Medicine*, *19*(3). https://doi.org/10.1371/journal.pmed.1003950

⑫ 顾中一 (2021, May 18). 无糖饮料，真的能放心喝吗？甜味剂危害有多大？. 微信公众平台 . https://mp.weixin.qq.com/s/38q3KafYo4vgIaQ10G8WiQ

10 生酮饮食：
哪些人适合多吃肉不吃饭？

减肥不仅仅是一个经久不衰的话题，更是一个巨大的产业。可以说，自从人们有了减肥的需求，各种减肥新产品或者新方法就从来没有断过。据我观察，最近这几年，减肥界最流行的扛把子是生酮饮食。不仅仅是减肥，生酮饮食还被宣传成可以治疗癫痫、多动症、老年痴呆、抑郁症、偏头痛等神经系统或精神类疾病。甚至还有人说，它对部分恶性肿瘤也有很好的疗效。听着是不是很神奇？

那么，到底什么是生酮饮食呢？根据哈佛大学陈曾熙公共卫生学院的定义，生酮饮食指"低碳水、高脂肪、适量蛋白质的饮食"[①]。就是这么简单的一句话。其核心在前六个字：低碳水、高脂肪。我们中国人的饮食通常以碳水化合物为主，比如米和面，大约占所摄入总热量的 55%～65%，剩下的热量由蛋白质和脂肪提供。通俗地说，就是以吃饭为主，以吃肉为辅。但生酮饮食则刚好颠倒过来，以吃肉为主，以吃饭为辅。准确地说，就是摄入的脂肪占摄入总热量的 70%～80%，而碳水化合物和蛋白质加起来只占两成到三成。说实话，也就是因为最近一二十年一部分中国人富裕了，生酮饮食才有可能流行起来，否则哪有那么多肉可以吃。

那么，生酮饮食的效果到底怎么样呢？

我相信，无论我说出一个什么样的结论，都会有争议，这是没办

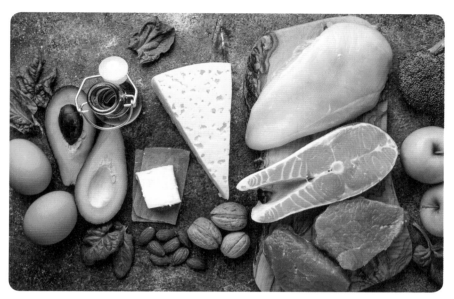

图 10-1　典型的生酮饮食食材

图片来源：Depositphotos

法的。但我还是需要说一个明确的结论供你参考：

坚持生酮饮食的确可以降低癫痫病人的发病频率。短期来看，生酮饮食对某些疾病或者肥胖确实有改善的作用，但是这些改善往往只是暂时的。长期来看，生酮饮食的风险要大于它潜在的好处。

总之，如果不是为了治疗某种特定的疾病，我不推荐生酮饮食。

一、生酮饮食的历史

实际上，生酮饮食并不是什么新鲜事物，它已经有大约 200 年的历史了。19 世纪，生酮饮食曾被广泛用来控制糖尿病，而且一直被认为效果良好。但这种疗法始终没有被现代医学认可。恰恰相反，对其不利的证据反倒越来越多。比如，2018 年 8 月 10 日，美国《生理学期刊》上刊登的论文称，在小鼠身上的实验证明，坚持生酮饮食会增加 2 型糖尿病的发病率。② 当然，动物实验的结果并不能直接推及于人，但对于生酮饮食的爱好者来说，这不是个好消息。

20 世纪 20 年代，生酮饮食被用于治疗儿童癫痫，取得了不错的疗效。在这个基础上，有人开始尝试用这种饮食法来治疗癫痫以外的疾病，比如癌症、多囊卵巢综合征、阿尔茨海默病等。但我必须提醒各位，这种治疗方案目前只能算是补充医学的治疗方案，有点儿像中国的偏方，并不能代替药物。如果是抱着死马当活马医的心态，你可以尝试。到目前为止，还没有可靠的证据表明，生酮饮食对这些疾病的治疗是有效的。

真正让生酮饮食崭露头角的是 20 世纪 70 年代美国掀起的低碳水饮食热潮。当时大量的美国人相信，只要少吃碳水就能瘦下来，还能让自己变得健康、美丽，保持年轻态。这一时期，共有两种饮食方案受到热捧。一种是生酮饮食，另一种叫阿特金斯饮食法。生酮饮食不是追求低碳水高脂肪吗，阿特金斯饮食法则追求低碳水高蛋白。实际上，这很好理解，因为维持生命所需的热量的三大来源就是碳水、脂肪和蛋白质。其中，碳水唱主角的是我们最常见的普通饮食，脂肪唱主角的是生酮饮食，蛋白质唱主角的是阿特金斯饮食。这三大来源如果按重要程度排序，一共有 6 种排序方式，每一种排序都可以发明出一种饮食方法。

这 6 种排序方法中，把脂肪放到第一位，对于基本上没听说过生酮饮食的人来说会大吃一惊，因为这种排序最反常识。毕竟在传统观念中，人们无法把大口吃肥肉和健康联系起来。所以，生酮饮食虽然很早就被发明出来，但很难受到普通人的追捧。

直到 1994 年美国全国广播公司（NBC）电视台的《日界线》

（Dateline）节目报道了一位好莱坞著名制片人的儿子的故事，生酮饮食才突然在美国获得了很高的知名度。③ 这个叫查理的孩子患有严重的癫痫，主流的治疗方法和替代疗法都没有办法有效地控制住他的病情。父亲吉姆在阅读抗癫痫的指南时，偶然发现了生酮饮食疗法。于是，他决定让查理尝试一下。当然，他可不是自己一拍脑门儿乱来的。他深知自己对生酮饮食疗法的理解可能存在偏差。于是，他横跨整个美国，把儿子查理带到了约翰·霍普金斯医院。询问了那里的医生之后，他开始严格按照医生建议的食谱进行尝试。

在这种饮食下，查理的癫痫症迅速得到了控制，他的生长发育也恢复正常。这段经历给了吉姆很大的创作启发。好莱坞的制片人就相当于企业家，他敏锐地发现，儿子的故事是一个极好的电影题材。他首先以自己孩子的名义创建了查理基金会，专门资助对生酮饮食和健康问题的研究。3 年后，吉姆把自己儿子患病、治病的历程拍成了一部励志电影《不要伤害我的小孩》④，讲述了一个小男孩从痛苦地忍受顽固的癫痫症，到通过生酮饮食被成功治愈的故事。随着电影的放映，生酮饮食先是在全美传播开来，然后风靡全世界。

到 2007 年，利用生酮饮食治疗癫痫已经在全球 45 个国家推广开来，年纪大一点儿的儿童和成年人也开始尝试。在世界范围内，癫痫的终生患病率约为 7.6‰，大多数患者可以通过药物抵抗癫痫发作，但是还有大约 30% 的人无法通过药物治疗来改善病情。这些患者被称为耐药性癫痫患者。不过，好消息是，大约 30%～50% 的耐药性癫痫患者可以通过生酮饮食将癫痫的发作频率降低一半左右。即便如此，生酮饮食在当时仍不被认为是一种良性的、可以广泛推广的治疗方法。

与所有强效的药物治疗一样，长期坚持生酮饮食可能会导致并发症。如果一开始就进食过猛，则容易产生便秘、低度酸中毒和低血糖等副作用，甚至还会导致血脂水平升高。而且，若胆固醇浓度增加了约1/3，这个时候就必须改变生酮饮食中的脂肪含量，例如把饱和脂肪转变为多元不饱和脂肪。如果血脂水平升高的现象持续存在，就得通过降低生酮比率来解决。此外，克服生酮饮食中许多微量营养素的缺乏，也是需要特别注意的问题。

总而言之，制定生酮饮食的食谱需要专业知识，需要医生对每一种食物的营养含量了如指掌，再经过仔细的计算，才能让病人尝试。因此，作为一种治疗方案，它本就不适合老百姓根据自己的判断去随意尝试。

那么，近几年生酮饮食怎么会和减肥挂上钩，成为一些年轻人追捧的对象呢？这是因为有文献称，采用生酮饮食在短期内确实有减肥的效果。比如，2016年发表在《美国临床营养学杂志》上的一篇文章说，17名超重或肥胖的男性在接受了为期4周的普通饮食后，坚持了4周生酮饮食，之后又过了2周，他们的体重就开始显著减轻。⑤⑥此外，2020年发表在《营养素》上的一篇综合荟萃分析论文也表明，坚持半年至一年的生酮饮食，能够减少体内高密度脂蛋白和甘油三酯的含量。

哈佛大学陈曾熙公共卫生学院在对多项生酮饮食研究进行了汇总分析后也认为，其短期减肥效果可以证实，且生酮饮食在短期内会对人体代谢产生有益的影响，不仅体重会减轻，与超重相关的健康指标也都能得到改善，比如血压降低、胆固醇水平下降、甘油三酯降低。但是，有一条重要结论被很多生酮饮食的推广文案选择性地忽略了，即如果把时间拉长到以年为单位，生酮饮食与常规饮食在减肥和改善肥胖导致的疾病上的效果基本是相当的，两者没有显著差异。论文作者的建议是，对于使用其他方法减肥都无效的人，可以在咨询营养师或医师之后，考虑采用生酮饮食。

　　生酮饮食为什么能减肥呢？如果想通过生酮饮食成功减重，就必须基本掐断食物里的糖。我们一般从碳水化合物中获取糖，米、面等淀粉类食物都是糖。如果基本掐断碳水化合物，身体首先会从肝脏中提取储存的葡萄糖，并暂时分解肌肉释放葡萄糖。这样过了三四天后，等储存的葡萄糖被耗尽，血液中胰岛素的水平就会降低，身体开始把脂肪作为主要的热量来源。在糖原缺乏的情况下，肝脏代谢脂肪会产生酮体。注意，酮体的"酮"字就是生酮饮食的"酮"，这个名称就是这么来的。

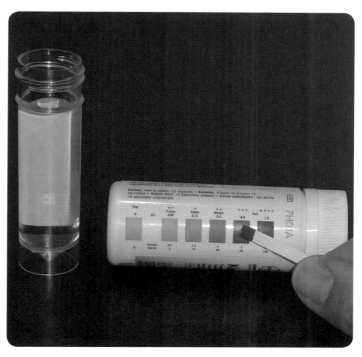

图 10-2　测试自己是否酮症酸中毒最简单的方法是用试纸测试尿液中的酮体含量

图片来源：Colin

当酮体在血液中积聚时，会出现酮症。健康人如果长时间不吃东西或者进行剧烈的运动，也会经历轻微的酮症。发生酮症时，肾脏开始排泄酮体，随之排出的还有尿液和其他体液，这时人的体重就会减轻，减掉的都是包括尿液在内的比正常量要多的体液的重量。

要注意的是，血液中如果含有过量的酮体，则会发生酮症酸中毒。这种病一般发生在患有 1 型糖尿病的病人身上，发病原因是他们的身体无法产生胰岛素，而胰岛素可以防止酮体过量。但是在一些病例中，长期坚持低碳水的饮食也可能会让一些非糖尿病患者发生酮症酸中毒，原因就是我刚才提过的葡萄糖耗尽会使胰岛素水平降低。新闻中偶尔会有减肥的人中招的报道。酮症酸中毒时，人一开始会感觉呼吸有异味，并会有呕吐、身体虚脱等不良反应。这也是尝试生酮饮食的时候必须小心提防的地方。

二、生酮饮食指南

好了，讲完了生酮饮食的发展历史和背后的理论，下面我来给你列一份典型的生酮饮食食谱。我以成年人减肥时一般每天摄入 1600 千卡热量为例，参考一个网友记录的生酮饮食的案例，做了一份最方便的生酮饮食食谱。⑦早餐是一盒 200 g 的午餐肉。如果你对多少克没有概念，超市最常见的那个国民品牌"梅林"，10 元左右一盒的就是 200 g。午餐是 300 g 蔬菜色拉和 250 g 煎鸡胸肉，差不多刚好装满一个盘子，就是最常见的西餐馆常用的盘子。不过，蔬菜色拉里只能放很少一点儿色拉酱，不然热量会超标。色拉酱的平均热量比薯片还高。晚餐是 200 g 酸奶和 1 个小牛油果。三餐的总热量约为 1585 千卡，三大热量的占比约为脂肪占 61%，蛋白质占 17%，碳水占 22%。不过，这只是一个简化的例子，如果要包括各种微量元素和维生素，食物来源必须更加丰富。

这其实也给尝试者带来了第一个问题：生酮饮食的定义只规定了碳水化合物、脂肪和蛋白质的比例，那么，除此之外的食物该怎么吃呢？比如蔬菜、水果、豆制品之类的，没写难道就可以不吃吗？其实不是的。为了获得足够的营养素，这些东西还是要按照我们以前推荐的那样，做到均衡膳食。

此外，细心的你可能已经注意到这么一个细节：生酮饮食的定义要求脂肪必须是饮食中能量的主要来源，而我们减肥的目的不正是要减少体内的脂肪吗？这两者是不是矛盾？这其实就是目前生酮饮食饱受争议的第二个问题。有科学家就指出，生酮饮食使体重减轻的原理和生酮其实没什么关系，很有可能是其导致人食欲下降，吃得少了才瘦下来的。[8] 因此，他们认为，它诱导减肥的效果甚至还不如简单的低脂肪素食。还有科学家指出，生酮饮食靠吃脂肪来燃烧脂肪本身就是个悖论。参与者的体重减轻，很有可能是因为体内的水分和蛋白质流失了。[9] 证据就是，在他们的研究中，2 周的生酮饮食并没有让参与者体内的脂肪总含量减少，而他们的体重却减轻了。该证据来自 2021 年发表在《自然医学》上的一篇论文，作者进行了随机对照实验，证据等级不低。

因此，生酮饮食或许能在短期内让人成功减肥，但这种成功是不是健康且可持续的，就要打一个大大的问号了。想减肥的人，要想长期坚持生酮饮食也是一个挑战，不仅可选择的食物有限，稍有不慎还会出现很多常见的不良反应。生酮饮食的这些性质决定了它不是一般人可以轻易尝试的减肥方法。它毕竟是一种治疗癫痫的方法。

三、治疗疾病是否有效?

那么,除了癫痫外,生酮饮食是否还有治疗其他疾病的功效呢?

2021年7月16日,发表在《营养学前沿》上的一篇综述文章针对这个问题给出了一个结论,但是这个结论估计会令很多人失望。这篇文章的作者团队汇集了来自美国责任医师协会、纽约大学、宾夕法尼亚大学、乔治华盛顿大学和纽约贝尔维尤医院的研究人员,他们对生酮饮食进行了迄今为止最全面的评估。其结论是,在对心脏病、癌症、糖尿病和阿尔茨海默病的影响中,生酮饮食所扮演的并不是治疗的角色,而是引起疾病的角色。[10] 说白了,尝试生酮饮食,不仅无法预防和治疗上述疾病,反而会增加患病风险。我想这就是偷鸡不成蚀把米吧。

除此之外,从长期来说,生酮饮食还有一些其他的潜在副作用。前文提到的哈佛大学陈曾熙公共卫生学院的研究和其他证据等级较高的研究表明,它会增加肾结石和骨质疏松症的患病风险,也有可能导致尿酸过高,而尿酸过高的人容易发生痛风。[11][12][13][14] 有些生酮饮食还会限制液体的摄取,靠多排体液少喝液体来减重。但这么做会提高患肾结石的风险,也容易造成便秘。不过,现在主流的生酮饮食法已经不再限制液体的摄取了,这一变化是好的。

我觉得,减肥再重要也不能走火入魔,连水都不喝。喝口凉水都会胖只是玩笑话,但喝凉水会增加体重不是玩笑话。如果一个人只盯着自己的体重,而不思考减轻的体重到底是什么,那就是缺乏知识的表现。此外,生酮饮食把很大一个食物圈挡在了嘴巴外,也很容易发生营养不良的情况。

当然了,如果你感觉这些副作用都在可承受范围内,那你可以尝试生酮饮食，至少到目前为止科学家还没有发现它有什么致命的风险。但从我阅读的资料来看，目前科学家对生酮饮食的研究还是有限的。

你可能会觉得生酮饮食还挺爽的，尤其是对那些肉食爱好者来说，可以放心地吃大肥肉了。但是，实际情况并没有你想象的那么好。我也尝试过少吃一点儿碳水，但是每次我刻意压制碳水的摄入时，就会出现饥饿、疲劳、头痛，甚至大脑经常一片空白，什么也写不出来，于是就放弃了。也许坚持的时间再久一点儿，我就能逐步适应这些症状了。但是说实话，我最终还是没能将以米、面为主食的大中华美食拒之门外。

2017年秋天，朋友圈曾疯传过一篇文章《多吃主食死得快，〈柳叶刀〉的最新研究打了多少医生、营养师的脸》。其提到的著名医学期刊《柳叶刀》上的那篇论文称，一个研究团队从2003年至2013年，针对18个国家的35～70岁的成年人，用问卷记录了超过13万人的进食情况。他们主要调查的是心血管疾病的死亡率和饮食之间的关系，得出了这样一个结论：较高的碳水化合物摄入量与总死亡风险的增加有关，而较高的脂肪摄入量与总死亡风险的降低有关。当时，生酮饮食的拥护者们欢欣雀跃。其实，这项研究只是初步的，马上就有专家出来辟谣了。

科普作家、食品工程专业博士云无心表示，这项研究是在部分低收入的体力劳动者中进行的，对我国进行的调查中数据有偏差，我国大多数国民碳水化合物吃得并不多，这项研究不能证明，绝大多数国人少吃主食或用肥肉代替主食会更有利于健康。[15]云无心认为，该研究只说明了脂肪和肉吃得太多或太少都不好，并不是可以随便吃的。而且，虽然这项研究推荐的膳食范围与现在的膳食指南存在一些差异，但相差并不大。

我觉得，在怎么吃才健康这件事情上，各种各样的争议肯定会长期存在。

四、膳食指南如何描述生酮饮食？

我看了不少生酮饮食爱好者的食谱，发现他们遵循的其实还是低热量减肥。毕竟热量守恒是不会变的：你的体重变化由你每天摄入的热量所决定。如果摄入的热量大于支出的热量（包括新陈代谢和运动），也就是吃得多动得少，你就会长胖；反之，你就会变瘦。

我的结论是，应以平常心看待生酮饮食。它既不是什么骗局，也不是什么灵丹妙药。你如果想尝试，我也不拦着，但绝不推荐。

最后，如果你问我会选择什么样的饮食结构，我觉得权威机构发布的膳食指南依然是最值得信任的。联合国粮农组织在其官网上推荐的，是各个国家自己的膳食指南。[16]

而《中国居民膳食指南（2022）》对此则是这样描述的：

> 近年来，基于对疾病的恐慌和某些疾病治疗的需要，多样膳食模式在网络上传播兴起，如低碳水化合物饮食、生酮饮食、轻食、辟谷等。这些均不是健康人群的膳食模式，也没有证据表明长期采用这些膳食模式更健康。
>
> ……
>
> 碳水化合物摄入量过低或过高均可能增加死亡风险。

所以，最简单的就是多吃蔬菜，同时碳水、脂肪、蛋白质一样都不能少，营养均衡最重要。

参考文献

① Harvard T.H. Chan School of Public Health (2018, March 27). *Diet Review: Ketogenic Diet for Weight Loss*. https://www.hsph.harvard.edu/nutritionsource/healthy-weight/diet-reviews/ketogenic-diet/

② Grandl, G., et al (2018). Short-term feeding of a ketogenic diet induces more severe hepatic insulin resistance than an obesogenic high-fat diet. *The Journal of Physiology*, *596*(19), 4597-4609. https://doi.org/10.1113/JP275173

③ Nutricia Ketocal (n.d.). *History of the Ketogenic Diet for Epilepsy*. https://www.myketocal.com/history.aspx

④ [TV Movie]. (1997). *First Do No Harm* [Video]. IMDb. https://www.imdb.com/title/tt0118526/

⑤ Hall, K. D., Chen, K. Y., et al (2016). Energy expenditure and body composition changes after an isocaloric ketogenic diet in overweight and obese men. *The American Journal of Clinical Nutrition*, *104*(2), 324-333. https://doi.org/10.3945/ajcn.116.133561

⑥ Chawla, S., Tessarolo Silva, F., et al (2020). The Effect of Low-Fat and Low-Carbohydrate Diets on Weight Loss and Lipid Levels: A Systematic Review and Meta-Analysis. *Nutrients*, *12*(12), 3774. https://doi.org/10.3390/nu12123774

⑦ zzz zzz (2017, June 13). *我的生酮减肥之食谱篇*. 知乎专栏. https://zhuanlan.zhihu.com/p/24004006

⑧ Westman, E. C., Feinman, R. D., et al (2007). Low-carbohydrate nutrition and metabolism. *The American Journal of Clinical Nutrition*, *86*(2), 276-284. https://doi.org/10.1093/ajcn/86.2.276

⑨ Hall, K. D., Guo, J., et al (2021). Effect of a plant-based, low-fat diet versus an animal-based, ketogenic diet on ad libitum energy intake. *Nature Medicine*, *27*(2). https://doi.org/10.1038/s41591-020-01209-1

⑩ Crosby, L., et al (2021). Ketogenic Diets and Chronic Disease: Weighing the Benefits Against the Risks. *Frontiers in Nutrition*, *8*, 702-802. https://doi.org/10.3389/fnut.2021.702802

⑪ Furth, S., et al (2000). Risk factors for urolithiasis in children on the ketogenic diet. *Pediatr Nephrol*, *15*, 125-128. https://doi.org/10.1007/s004670000443

⑫ Yan, B., Su, X., Xu, B., Qiao, X., & Wang, L. (2018). Effect of diet protein restriction on progression of chronic kidney disease: A systematic review and meta-analysis. *Plos one*, *13*(11). https://doi.org/10.1371/journal.pone.0206134

⑬ Joshi, S., Ostfeld, R. J., & McMacken, M. (2019). The Ketogenic Diet for Obesity and Diabetes—Enthusiasm Outpaces Evidence. *AMA Intern Med*, *179*(9), 1163-1164.

https://doi.org/10.1001/jamainternmed.2019.2633

⑭ McClean, A., Montorio, L., McLaughlin, D., et al (2019). Can a ketogenic diet be safely used to improve glycaemic control in a child with type 1 diabetes? *Archives of Disease in Childhood*, *104*(5), 501−504. https://doi.org/10.1136/archdischild−2018−314973

⑮ 北京卫健委 (2017, December 27). *科学发现多吃主食死得快？* . 北京市卫生健康委员会 .https://wjw.beijing.gov.cn/yddlm/xclbt/yyfs/201912/t20191219_1309201.html

⑯ Food and Agriculture Organization of the United Nations (n.d.). *Food−based dietary guidelines*. FAO. https://www.fao.org/nutrition/education/food−based−dietary−guidelines

11　油炸食品：
危害不仅仅是发胖

　　你可能有这样一种看法：油炸食品是垃圾食品，吃多了容易发胖。还有一种说法是"没有垃圾食品，只有垃圾吃法"。虽然这种说法本质上没错，但油炸食品确实很难找到健康的吃法，因此说它是垃圾食品也不算冤枉它。

　　油炸食品正在给美国造成严重的健康危机。根据美国疾病控制与预防中心的统计，2015 年至 2016 年，有 36% 的美国人每天都吃油炸食品，包括大人和小孩。[1][2] 2020 年的统计数据还显示，美国人的肥胖率是 36.2%，在世界排名第十二。[3]

　　不过，油炸食品的危害可不仅仅是让人发胖，它还会带来许多其他的健康危害，比如导致冠状动脉疾病、心力衰竭、糖尿病、高血压等，[4] 尤其是它和癌症也有着直接的因果关系。

　　关于油炸食品，许多人可能有一个认识误区，认为"只要不下油锅，就不是油炸食品"。国内最近流行的空气炸锅，主推的就是无油炸制。这让有些人产生了误解，以为用空气炸锅做出来的食物不算油炸食品。其实，它还是油炸食品，只不过其含油量会远远小于用传统的油炸烹饪方式做出的食物。但这绝不意味着这些食物就秒变健康食物了，该注意的还是得注意。

　　关于油炸食品的前世今生，你且听我慢慢道来。

一、油炸的起源

世界各地的人都发现，用油炸过后，食物会变得非常美味。比如中国人爱吃的油条、油饼、麻球等，还有炸麻花、炸春卷、炸丸子等，中华美食离不开油炸。

西方国家有关油炸烹饪技术的记录，最早可以追溯到17世纪的一幅画，画的是一位老妇人在煎鸡蛋。油炸食品发展到现在，已经形成一个非常庞大的世界性产业。它对所有年龄段的人群都具有吸引力，而且可以被快速、连续地大规模生产。油炸这一步骤自带杀菌效果，及时干燥和包装后，油炸食品可以获得较长的保质期。而且，其最终的成品非常方便储存和分发。我们在超市里随处可见的薯片、薯条、方便面等，都是油炸食品。⑤

一说起油炸食品，我猜很多人首先想到的就是炸鸡。说句实话，我的味蕾也是炸鸡排的忠实粉丝。走在街上只要看到炸鸡店，我就会产生去买一块鸡排大快朵颐的冲动。当我们咬上一口炸鸡腿时，第一感觉并不是味觉和嗅觉上的刺激，而是听觉感受到的一声脆响。科学家们发现，比起一般食物软绵绵的口感，人们更喜欢油炸食物这种咬起来嘎吱嘎吱响的感觉。科学家们把这种感觉称为"咀嚼音乐"，它能让人们在进食的时候产生听觉上的感官体验。这和某些人喜欢咬软骨时发出的咔咔声是一个道理。

可惜的是，咬软骨给人的感觉就只有硬。油炸食品则不一样。当我们咬上一口炸鸡后，里面的油脂似乎会回应之前又干又脆的嘎吱声，在我们的嘴里缓慢地融化，让我们的嘴感受到一种多汁感。这种多汁感在干燥的烘焙食物中通常是不存在的，吃蛋糕和啃面包都感受不到。而油炸食物里则有丰富的层次，既有干燥的酥脆，又有多汁的鲜嫩，这种多汁与干燥之间的鲜明对比，可能就是油炸食物让我们欲罢不能的原因之一。⑥

二、油脂在高温下的化学反应

当然，这是一本科普书，而不是一本美食读物。所以，接下来，我会仔细讲解一下食物在油炸过程中会产生哪些化学变化。我们可以用 5 个阶段来描述油炸的过程：⑦

1. 起始阶段：食物刚刚放入热油中，表面温度达到 100 ℃，食物内部的蛋白质还没有变性，淀粉也没有糊化。

2. 新鲜阶段：食物表面的水分开始大量流失，形成坚硬的外壳；内部的蛋白质部分变性，淀粉开始糊化。此时，食物的内外平均温度上升到 150 ℃，油开始发生氧化热分解，首先形成氢过氧化物，再进一步分解成烃、醛、酮等化合物。这一阶段，食物中的糖类会和天冬氨酸发生反应，生成臭名昭著的致癌物质——丙烯酰胺。

3. 最适阶段：这是食物品质最好的阶段。此时，食物的外壳变厚，色泽变得更加金黄，内部的蛋白质完全变性，吸油量适中。食物的内外平均温度大约在 150 ℃～200 ℃。此时油开始发生水解反应，水解之后的产物又会缩合成分子量较大的酯类。油炸食品中香气成分的形成都与这一阶段有关。比如，"2，4- 二烯醛和内酯"就是一类具有油炸的特有香气的物质。

4. 劣变阶段：这一阶段食物品质开始变差。此时，食物的外壳开始变得僵硬，吸油量也变得过大。食物的内外平均温度则会持续升高到 200 ℃甚至 300 ℃以上。油脂开始发生热聚合。这会导致油脂的黏度增大，泡沫增多。在分子层面，链状的脂肪分子、氨基酸、肌酸和糖类开始聚合成环状物质，形成含多个苯环结构的多环芳烃和杂环胺等致癌物质。

5. 丢弃阶段：顾名思义，如果食物到了这一阶段，就不能吃了，应该扔掉。此时，食物的颜色开始变黑，碳化现象发生。

上述过程一共会产生超过 400 种化学产物，十分复杂。俗话说，林子大了，什么鸟儿都有。这 400 多种化学产物中就有很多致癌物，其中有 3 类最值得警惕。

首先是杂环胺。你可能对杂环胺这个名词不熟悉，但你一定知道香烟里的尼古丁，它就是杂环胺的一种。由此可见，杂环胺这个家族里的成员都不是什么好东西。到目前为止，科学家们已在熟肉制品中发现了超过 25 种杂环胺。[8] 肝脏是代谢杂环胺的重要器官。肝脏以外的组织，如肠道、肺、肾等，也有一定的代谢能力。在针对啮齿动物的实验中，杂环胺表现出了破坏 DNA 的能力，从而引发了一系列的癌症，患癌器官包括乳房、结肠、肝脏、皮肤、肺和前列腺。目前这些研究都是动物研究。

我在美国国家癌症研究所（NCI）的官网上看到，关于杂环胺的人体研究目前是进行时，还没有得出结论。[9] 造成这类研究困难重重的最大原因，在于很难确定一个人从熟肉中摄入了多少杂环胺。哪怕研究人员通过发问卷的形式进行追踪调查，普通老百姓也只能回忆起吃了多少油炸食品，至于具体吃了多少杂环胺，我相信没有人能够给出正确回答；也不可能做随机对照实验，让志愿者们定量摄入杂环胺，观察他们是否患病，这样的研究必然违反伦理道德。

比起杂环胺，多环芳烃更应该引起我们足够的重视。它的化学结构式很有意思，画出来是一个又一个环。它的毒性和这些环的个数有着很大的关系。一般来说，三环以下的并不会致癌；达到四环及以上，致癌作用才会逐渐出现，致癌的一般都是四环至七环的；超过七环后，致癌作用则又会消失。

科学家们通过流行病学调查发现，一种叫作苯并芘的五环芳烃能引起人类的胃癌、肺癌和皮肤癌等癌症。它是世界公认的强致癌、致畸、致突变的物质之一。人体对苯并芘的吸收很快，它通过呼吸道、消化道、皮肤等均可被人体吸收。给小白鼠注射苯并芘，只要 $4 \sim 12 \, \mu g$ 就能引发癌症，半数致癌量为 $80 \, \mu g$。

不过，好在像苯并芘这样的多环芳烃，在正常烹饪的食物中，其含量甚微；在烟熏、烧烤、油炸的食物中，其含量才会显著增加。2021 年发表在《食品化学》上的一篇论文指出，用葵花籽油炸薯条，薯条中的多环芳烃会随着煎炸时间的延长而显著增加。其中，葵花籽油中的苯并芘的含量为 $3.6 \, \mu g/kg \sim 4 \, \mu g/kg$，超出了欧盟规定的上限

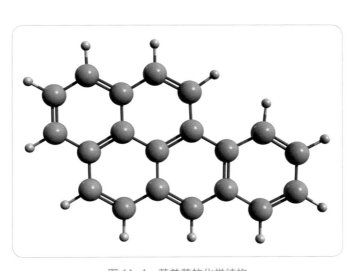

图 11-1　苯并芘的化学结构

图片来源：Depositphotos

（2 μg/kg），不过低于我国规定的上限（10 μg/kg）。欧盟和中国的食品安全标准不一样是很常见的，因为国情不同。

第三种臭名昭著的致癌物质是丙烯酰胺，它不仅致癌，还会引起神经损伤。它原是制造塑料的化工原料，和食品扯不上关系。但坏消息是，科学家们发现，一些普通的食物在经过煎、炸、烤等高温加工处理后，也会产生丙烯酰胺。比如薯条、薯片等碳水化合物含量高的食物，经过长时间的 120 ℃以上的高温油炸，丙烯酰胺的含量会显著增高。

面对丙烯酰胺，我在网上也看到过一些鼓吹"躺平"的帖子。⑩发帖者认为，丙烯酰胺几乎出现在所有的食物里，我们无法避免，而且丙烯酰胺只是 2A 类致癌物，和红肉一样，没有完全明确是致癌的。

对于这类说法，我是不同意的。避免不了不代表不应该尽量减少其摄入量。世界卫生组织对饮用水中的丙烯酰胺含量有明确的规定，为 0.5 μg/kg。而且，按照世界卫生组织的调查分析，一般人的丙烯酰胺摄入量介于每天每千克体重 0.3～0.8 μg。⑪如果按照 50 kg 的体重来算，每天摄入 40 μg 的丙烯酰胺属于正常。这些数据虽然不是防癌的安全剂量，但是可以作为参考沿用到我们的日常食谱中。

虽然食物中的丙烯酰胺无法避免，但是它的含量有高低之分。我在此罗列了丙烯酰胺含量高的物质，你能避免尽量避免。实在避免不了，我给你一个大致的限量标准：薯片每日的食用量别超过 30 g，法式油炸食品每日别超过 90 g，饼干（椒盐饼干）每日别超过 100 g，油炸面包和玉米片每日别超过 300 g，普通的面包每日别超过 800 g。

食品	丙烯酰胺含量（ug/kg）
马铃薯片	1200
法式油炸食品	450
饼干（椒盐饼干）	410
油炸面包	140
玉米片	150
面包	50
烤饼、煎鱼、比萨饼	40

三、油炸食品与疾病的实际关联

说完油炸食品带来健康危害的理论基础，下面我将提供一些油炸食品危害健康的直接研究证据。

2015 年发表在《国际食品科学与营养杂志》上的一篇系统综述和荟萃分析论文指出，摄入油炸食品可能会增加患前列腺癌的风险。[12] 相关研究表明，与每月吃少于一次炸薯条的男性相比，每周吃炸薯条多于一次的人群，患前列腺癌的风险增加了 35%。

2022 年，《公共卫生健康杂志》上的一篇论文称，研究人员调查了吸烟以外能够导致肺癌的因素，发现油炸食品的摄入量与肺癌的发病率呈正相关。[13] 与其他地区不同的是，油炸这种烹饪方式是亚洲人罹患肺癌的主要因素。

如今，关于油炸食品致癌的研究还在深入，可能有一些致癌物还没有被科学家们发现。比如，2020 年发表在《营养素》上的论文就显示，环氧脂肪酸和不饱和醛可能也有致癌作用。[14] 这些结论还有待论证。

四、空气炸锅

能不吃油炸食品，当然是最好的。不吃油炸食品完全不影响我们的健康，人类生命的维持也完全不需要油炸食品。但绝大多数人都难以抗拒美味的诱惑，我也不例外。要想完全避开油炸食品，实在太难了。另外，是不是有必要为了追求百分百的健康而牺牲掉美味的油炸食品呢？我的观点是没必要，而且这个世界上也不存在百分百的健康。

更加理性的做法是设法控制危害的程度，而不是追求零危害。

有一个既可以享受美味又可以控制油炸食品危害的方案，即用空气炸锅烹饪来替代传统的油炸烹饪。空气炸锅这几年开始流行，现在已经成为厨房常用家电。我家里也有一个，我经常用它来做炸鸡翅。

使用空气炸锅的好处是可以大幅减少用油量，它确实是一个非常棒的发明。不过，这并不意味着用空气炸锅炸出来的食品就不是油炸食品，它们依然属于油炸食品，我们还是不能放心大胆地敞开吃。

空气炸锅的原理无非是利用空气来进行热传递，用食物自身带的那点儿油来起到油炸的效果。在温度达到 150 ℃以上时，食物内部的氨基酸（天冬氨酸）和糖类还是会发生反应，生成丙烯酰胺；[15] 只要是含有脂肪的食物，里面的脂肪也还是会发生氧化分解；温度达到 200 ℃时，食物内部的脂肪也会发生水解反应；温度持续升高到 300 ℃时，多环芳烃和杂环胺该产生还是会产生，无非是量少一点儿。[16]

所以，如果真要追求饮食健康，关键不在于用油炸还是用空气炸，而在于要摒弃"炸"这种烹饪方式。水煮和蒸相对于油炸来说，最大的区别就是温度。煮和蒸的热载体是水，因此温度通常不会超过150 ℃，也就不容易发生化学反应，生成那些有害物质了。当然，油炸食品那些特有的味蕾享受，也是煮和蒸无法提供的。

五、油炸指南

如果你非常爱吃油炸食品，一想到炸鸡排和蒜香排骨的味道就忍不住想去吃一顿，说实话我就是这类人，我建议你在实在忍不住的情况下尽可能做到以下几点，这样至少能把危害程度降低一点儿：

1. 要消除丙烯酰胺很难，因为温度一旦超过 150 ℃，它的生成反应就会变得很剧烈。但是，如果能把油温控制在 200 ℃以下，至少可以减少杂环胺和多环芳烃等致癌物的生成。控制油温是最有效的方法。空气炸锅相对来说比较容易控制油温。自己在家里做油炸食物的时候，也可以买一支测量油温的温度计，这样可以有效地控制油温。

2. 炸食物的时候，油不可连续长时间地使用，且应尽量减少烹饪油反复使用的次数。"千滚油"致癌的说法是正确的。

3. 油炸鱼、肉类等动物性食物时需要及时翻转，应尽量避免局部过度高温油炸，尤其要避免把食物表面炸焦。炸焦部分最好不要食用。

4. 吃油炸食品的同时，多补充新鲜的蔬菜和水果。新鲜蔬果中的膳食纤维、酚类及黄酮类等活性成分，能有效抑制杂环胺等化合物的致癌作用。[17]

5. 有研究表明，洋葱、柠檬汁和大蒜腌料可以使油炸牛肉中杂环胺的含量降低约 70%。[18]在啤酒或红酒中浸泡 6 个小时后，牛排中两种杂环胺的含量会比未浸泡时减少 90% 左右。[19]因此，烹饪时可以添加这些辅料，从而抑制杂环胺的形成。

6. 尽量选择耐高温的油进行油炸。一般来说，饱和脂肪比不饱和脂肪稳定。所以那些含有大量多元不饱和脂肪的食用油，稳定性要差得多，在高温下更容易分解，从而聚合形成有害物质。比如，菜籽油、豆油、棉籽油、玉米油、麻油、葵花油、红花籽油、葡萄籽油和米糠油等，都不耐高温。而比较稳定、耐高温的油有椰子油、橄榄油、鳄梨油，它们所含的脂肪 90% 以上都是饱和的，使用这些油可以减少一些与油炸食品相关的风险。当然，这些油的价格也会更贵。唉，没办法，这个世界就是这么不公平，想要健康就要付出金钱的代价。但我们都知道，要想挣钱，往往又要付出健康的代价。这笔账要算清楚还真是不太容易。

　　好了，虽然说了这么多，但我有时候也会不禁感慨一句：道理都懂，就是做不到。不过，我做不到，不代表你也做不到。我希望你能做到。

参考文献

① Fryar, C. D., Carroll, M. D., Ahluwalia, N., & Ogden, C. L. (2020). Fast Food Intake Among Children and Adolescents in the United States, 2015−2018. *NCHS Data Brief*, (375), 1−8. PMID: 33054908

② Fryar, C. D., Hughes, J. P., Herrick, K. A., & Ahluwalia, N. (2018). Fast Food Consumption Among Adults in the United States, 2013−2016. *NCHS Data Brief*, (322), 1−8. PMID: 30312154

③ ProCon.org (2020, March 27). *Global Obesity Levels*. https://obesity.procon.org/global−obesity−levels/

④ Gadiraju, T. V., Patel, Y., Gaziano, J. M., & Djoussé, L. (2015). Fried Food Consumption and Cardiovascular Health: A Review of Current Evidence. *Nutrients*, 7(10), 8424−8430. https://doi.org/10.3390/nu7105404

⑤ Frying. (2023, May 21). In *Wikipedia*. https://en.wikipedia.org/wiki/Frying

⑥ Pitco (2020, April 19). *Why Does Fried Food Taste So Good?* https://www.pitco.com/blog/why−does−fried−food−taste−so−good/

⑦ 陈敏 (2008). *食品化学*. 北京：中国林业出版社.

⑧ Rizwan Khan, M., Naushad, M., & Abdullah Alothman, Z. (2016). Presence of heterocyclic amine carcinogens in home−cooked and fast−food camel meat burgers commonly consumed in Saudi Arabia. *Scientific Reports*, 7, 1707. https://doi.org/10.1038/s41598−017−01968−x

⑨ National Cancer Institute (2017, July 11). *Chemicals in Meat Cooked at High Temperatures and Cancer Risk*. NIH. https://www.cancer.gov/about−cancer/causes−prevention/risk/diet/cooked−meats−fact−sheet

⑩ 顾中一工作室 (2022, May 25). *专家不建议多用"空气炸锅",我不同意!*. 微信公众平台. https://mp.weixin.qq.com/s/jOmulf8rmActhpdh−vDuxA

⑪ World Health Organization (2002, January 1). *Health implications of acrylamide in food*. WHO. https://www.who.int/publications/i/item/health−implications−of−acrylamide−in−food

⑫ Lippi, G., & Mattiuzzi, C. (2015). Fried food and prostate cancer risk: Systematic review and meta−analysis. *International Journal of Food Sciences and Nutrition*, 66(5), 587−589. https://doi.org/10.3109/09637486.2015.1056111

⑬ Huang, J., Yue, N., et al (2022). Influencing factors of lung cancer in nonsmoking women: Systematic review and meta−analysis. *Journal of Public Health*, 44(2), 259−268. https://doi.org/10.1093/pubmed/fdaa254

⑭ Grootveld, M., Percival, B. C., Leenders, J., & Wilson, P. B. (2020). Potential Adverse

Public Health Effects Afforded by the Ingestion of Dietary Lipid Oxidation Product Toxins: Significance of Fried Food Sources. *Nutrients*, *12*(4), 974. https://doi.org/10.3390/nu12040974

⑮ Dong, L., Qiu, C., et al (2022). Effects of Air Frying on French Fries: The Indication Role of Physicochemical Properties on the Formation of Maillard Hazards, and the Changes of Starch Digestibility. *Frontiers in Nutrition*, *9*, 889901. https://doi.org/10.3389/fnut.2022.889901

⑯ Lee, J. S., Han, J. W., Jung, M., Lee, K. W., & Chung, M. S. (2020). Effects of Thawing and Frying Methods on the Formation of Acrylamide and Polycyclic Aromatic Hydrocarbons in Chicken Meat. *Foods*, *9*(5), 573. https://doi.org/10.3390/foods9050573

⑰ De Carvalho, A. M., Carioca, A. A., et al (2016). Joint association of fruit, vegetable, and heterocyclic amine intake with DNA damage levels in a general population. *Nutrition*, *32*(2), 260−264. https://doi.org/10.1016/j.nut.2015.08.018

⑱ Gibis, M. (2005). Effect of Oil Marinades with Garlic, Onion, and Lemon Juice on the Formation of Heterocyclic Aromatic Amines in Fried Beef Patties. *Journal of Agricultural and Food Chemistry*, *55*(25), 10240−10247. https://doi.org/10.1021/jf071720t

⑲ Melo, A., Viegas, O., Petisca, C., et al (2008). Effect of Beer/Red Wine Marinades on the Formation of Heterocyclic Aromatic Amines in Pan−Fried Beef. *Journal of Agricultural and Food Chemistry*, *56*(22), 10625−10632. https://doi.org/10.1021/jf801837s

12 素食主义：
你可以不吃肉，但不能缺少乳和豆

素食主义者并不在少数，而且这几年呈现出越来越多的趋势，尤其是在年长的人群中。粗略估计，美国有 1/10 的人口，英国有 1/6 的人口，已经或正在考虑成为素食者。近年来，我国由于饮食导致的"都市富贵病"患者日益增多，素食开始获得越来越多的关注。2015 年，一项对 4004 名上海市居民进行的问卷调查显示，上海市居民中素食者约占 0.77%。素食者最多的国家还要数印度，约占总人口的 40%。这与他们的宗教，尤其是佛教文化，有着密不可分的关系。

国外的情况我先抛开不讲，我国的素食主义者的出发点，少数是宗教信仰，多数则是为了健康长寿。那么，吃素是不是真的能健康长寿呢？

我先把结论告诉你：你可以选择不吃肉只吃素，但不能缺少乳制品和豆制品。缺少了乳和豆的纯素食者，不但不会长寿，还会出现营养不良的症状。

为了把这个结论讲细讲透，需要追根溯源，从素食文化的历史讲起。

一、吃素文化的诞生

如果追溯人类的饮食历史，吃肉的饮食习惯要远远晚于吃素的。

大约500万～700万年前，人类的直系祖先南方古猿在地球上出现。不过，那时的类人猿还是植食性的。直到约250万年前，类人猿才逐渐学会捕猎和吃肉。当动物肉进入人类的食谱后，人类的消化道开始逐渐缩短，因为动物细胞没有细胞壁，相对来说更容易消化。

消化道的萎缩带来的结果是，人类获取能量的效率大大提升，人类的大脑也因此得到了更多的能量，大脑的体积开始快速增加。有考古证据表明，现代人的大脑比其他灵长类动物大得多，是南方古猿的三倍。因此，有科学家认为："吃肉，让我们最终成了人类。"①

但有趣的是，约3000年前的古人可不像我们现在这样，知道祖先的演化过程。那时的古希腊人竟然开展了一场素食运动。②

著名的古希腊数学家兼哲学家毕达哥拉斯是这场素食运动最早的声援者。他主张吃素的原因与营养学没有任何关系，他纯粹是从哲学的角度去思考的。当时，毕达哥拉斯和他的追随者们描述了一个不存在暴力、人与动物完全和谐共处的乌托邦世界。他们认为，避免虐待动物是人类与动物和平共处的一个关键因素，屠杀动物的行为残酷地践踏了人类的灵魂，引发了社会中的更多暴力。

然而，在后来的古罗马文明中，毕达哥拉斯的这套理论并没有多少追随者。在古罗马弱肉强食的文化中，角斗士在竞技场上杀死的动物越多，能获得的荣誉就越多。素食主义的观念并没有流行开。

直到文艺复兴时期，一些哲学家开始描述动物遭受暴力时的痛苦情景，才让毕达哥拉斯的素食主义获得重生。受此影响，艺术家列奥纳多·达·芬奇（Leonardo da Vinci）公开宣布自己将放弃食用任何家禽和家畜。之后，效仿者开始增多。类似这样不吃肉的饮食，被称为毕达哥拉斯派饮食。

到19世纪末，越来越多的名人加入素食主义的队伍，其中包括美国开国元勋之一的本杰明·富兰克林（Benjamin Franklin）、著名小说家弗朗茨·卡夫卡（Franz Kafka）和列夫·托尔斯泰（Leo Tolstoy）。就连物理学家爱因斯坦（Alfred Einstein）也成了毕达哥拉斯派素食主义阵营中的一员。这些大名鼎鼎的人物虽然都吃素，但把他们归为同一类素食主义者也不太合适。

《韦伯斯特字典》对"vegetarian"下了这样一个定义："不吃肉的人：饮食完全由蔬菜、水果、谷物、坚果组成，有些人也不吃鸡蛋或乳制品。"这一看就包含了多种可能性。反正不吃肉和鱼是肯定的，至于其他与动物相关的食品，比如鸡蛋和牛奶，要求就不是那么严格了——这主要看个人理解，想吃就吃，不想吃就不吃。

根据这个定义，素食流派就可以分成好几种：能接受鸡蛋的人是"蛋素食"；能接受牛奶的人是"乳素食"；两种都能接受的是"蛋乳素食"；而两种都不能接受的就是"纯素食"。

与西方不同的是，东方的素食主义者对素食有着完全不同的理解。在我国，对素食文化影响最大的当数佛教。

佛教虽然起源于印度，对中国的影响却超过了印度。不杀生，不吃荤腥，是写在佛教教义中的。对于和尚、尼姑这些佛教徒来说，吃素是天经地义的。但是，佛教文化对中国社会的渗透可不只在寺庙中。

在江浙一带，几乎每一个农村家庭或多或少都会保留一些佛教习俗。比如，我奶奶在每月的农历初一或十五就会吃素。不过，这个日子在全国各地并没有统一的说法，换一个地方可能规矩就不一样了。像这些不是佛教徒但又受到佛教文化影响的人，他们对素食的追求多出于敬畏鬼神之心与祭拜祖先之需，与佛教原本的教义其实还是相差挺远的。就吃素来说，什么才能算作"素"，估计也是一个地方一个版本。如果问我奶奶什么叫吃素，那她多半会回答："吃素就是不吃荤呀。"

然而，在佛教中，"吃素"和"不吃荤"可不是一回事。"素"指的是一般意义上的水果、蔬菜，这个比较好理解。但佛教中的"荤"并不是我们所理解的动物肉；它指的还是蔬菜，只不过是那类带有强烈气味的蔬菜，比如大蒜、生姜、葱、洋葱和韭菜等。

那么动物肉算什么呢？在佛教的语言中，它被归为"腥"，因为肉类往往带有一股腥味，其中鱼肉的腥味最重。③顺便说一句，现代科学已经把产生这种腥味的化学物质找出来了，研究发现，几乎所有的腥味都来自三甲胺这种物质。

因此，如果严格按照佛教的教义，吃素指的是只吃不含强烈气味的蔬菜和水果，像葱、姜、蒜都是不能碰的。只是，据我观察，我老家那些吃素的长辈并没有多少人真正理解我前面说的那些。

本章后面谈到的吃素，用的是《牛津英语词典》里的"纯素食"（Veganism）的定义，即不吃任何动物类食物的素食主义。

二、吃素的利与弊

吃素的好处是值得肯定的。它最大的好处就是大大降低了脂肪的摄入量，尤其是动物肉中含有的饱和脂肪酸和反式脂肪酸，其次就是大大增加了膳食纤维的摄入量。

尤其现代人普遍存在营养过剩的问题，偶尔吃几顿纯素食，当然是利大于弊的。

民间一直流行着吃素养生的说法。但民间流传的说法，哪怕流传的时间再久、范围再广，都不能成为可靠的证据。有太多流传上千年的观点曾被科学无情地推翻。那么，科学研究的结论是怎样的呢？

来自美国洛马林达大学公共卫生学院的研究人员在 1976 年至 1988 年的 12 年间，对 3.4 万多名加利福尼亚州基督教信徒进行了饮食习惯的随访。研究结论发表在 2001 年的《内科医学文献》杂志上，其结论为：素食主义人群的平均寿命相比于其他普通人群，大约会增加 1.5～2.5 年。④ 这项研究成果经常会被一些宣传素食主义的人简化为：

　　　　美国一项涉及大约 10 万人的追踪调查显示，在为期 5 年的研究期间，素食主义者的死亡率低于肉食主义者。⑤

　　你不难在网上搜到这句话。实际上，如果读过论文原文，你就会发现，将那篇论文的结论简化为这样一句话是非常不妥的。

　　在这篇论文的"讨论"部分，论文作者说过，非素食人群寿命较短的原因也可能是别的生活习惯（比如饮酒和过度吃肉）导致他们更容易摄入更多的饱和脂肪，从而更容易患上心血管疾病和癌症。论文中还有这样一句话：

　　　　如果我们发现的寿命与行为危险因素的关联，被其他人证实并被认为是因果关系，那么对公共卫生的影响将是深远的。

　　这句话的意思很清楚，他们的这项研究是相关性研究，不是因果性研究。他们的统计数据离证明素食主义者比肉食主义者更长寿，还差得很远。

　　事实上，直到现在，即这篇论文发表 20 多年后，这种因果关系仍没有被证实。与之相反的是，素食主义很容易导致营养不良倒成了科学界的共识。

如果你出于个人宗教信仰或者其他不可被改变的原因坚持素食主义，这是你的自由，我无权过问。但是作为职业科普人，我需要如实地告诉你这样做有哪些健康风险。

三、必需氨基酸缺乏症

在讲蛋白质的那一章，我提到过动物肉才是优质蛋白的最好来源，因为它们包含了所有的人体必需氨基酸，而植物类食物或多或少都会缺那么几种必需氨基酸。

比如，几乎所有的谷物都缺乏赖氨酸，大部分也不含苏氨酸。豆类中虽含有较高的赖氨酸、苏氨酸和色氨酸，甲硫氨酸的含量却很低。这就是为什么许多国家的素食文化要求将豆类和谷物搭配食用，因为这样能得到一种长期均衡的饮食。这已经成为素食主义者们不约而同遵守的法则。如果不遵守这条法则，就会影响我们身体的生理机能，导致代谢紊乱和机体抵抗力下降，极端情况下还会有生命危险。⑥

与此同时，科学家们一直在利用传统育种和诱变技术努力强化作物中的这些必需氨基酸。例如，野生玉米本身的色氨酸含量很低，科学家们通过杂交育种等方法，成功提高了玉米中色氨酸的含量。但很可惜，对其他农作物进行的类似研究，结果都不尽如人意。因此，豆类配谷物的饮食习惯，依旧是素食者们必须遵守的一条铁律。⑦

四、缺铁性贫血

铁离子是肌红蛋白中的色素——血红素的重要组成部分。

通过食物吸收的铁，在人体内也会参与构成血红蛋白、肌红蛋白、细胞色素以及某些呼吸酶，从而参与体内氧气的运输和细胞的呼吸作用，以维持正常的造血功能。

中国营养学会推荐的成年男性的铁摄入量为每天 12 mg，女性为每天 20 mg。如果我们每天能够正常食用牛肉、猪肉、羊肉等肉食，完全不用担心铁离子吸收不足的问题。

但素食人群只能通过植物性食物来补充铁，而我们的身体对植物中的铁的吸收率（5% 左右）远低于对动物中的铁的吸收率（20% 左右）。因此，偏爱素食的人，铁元素的吸收量会很有限。而长期缺铁很容易干扰血红素的形成，进一步影响造血机能，导致缺铁性贫血，继而引起晕眩、疲倦、虚弱等生理不适反应。这种缺铁性贫血是世界上最常见的营养缺乏症之一。

五、缺乏维生素 B_{12} 的恶性贫血 [8][9]

多吃蔬菜和水果有助于补充维生素，但如果只吃蔬菜和水果，反而会导致维生素的缺乏。

在我们生活的这个星球上，有一种人体必需的维生素，它不存在于任何植物中，仅由微生物合成。而动物体内往往共生着大量的肠道菌群，所以它在动物肉里广泛存在。这种维生素就是维生素 B_{12}，它是维生素 B 族的最后一名成员。

缺乏维生素 B_{12} 的临床症状也是贫血，但是比前文讲的缺铁性贫血要严重得多。除了乏力、头晕、腹胀以外，患者还会出现手足麻木、行走困难等令人痛苦的症状。如果任由其发展，患者一般 3～5 年内就会去世。

1849 年，英国伦敦的内科医生托马斯·艾迪生（Thomas Addison）首次把这种症状描述为恶性贫血。当时，英国每年约有 5 万名病人死于恶性贫血。这种疾病一直没有特效药。直到 77 年后的 1926 年，美国生理学家乔治·惠普尔（George Whipple）通过一系列实验发现，患上恶性贫血的狗在食用大量生牛肝后可以恢复。这个研究成果在当时的医学界犹如划破夜空的一道闪电。哈佛医学院的两位医生由此受到启发，开始给病人们喂食新鲜牛肝，获得了显著的疗效。

但是，要通过吃牛肝治疗恶性贫血，量必须达到每天 500 g 左右。

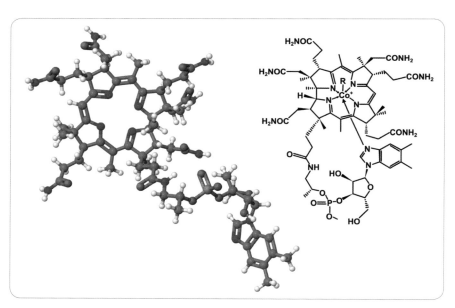

图 12-1　维生素 B_{12} 的分子结构与结构简式
图片来源：Depositphotos

这个量的牛肝对于胃口小的病人来说实在难以下咽。于是，化学家们开始从牛肝中提取真正具有疗效的物质。1948 年，英美两国的研究人员几乎同时从牛肝浓缩物中分离出了一种红色晶体，将其命名为维生素 B_{12}。这种纯化后的维生素的疗效几乎是牛肝浓缩物的一万倍。[10]

后来，科学家们发现，维生素 B_{12} 主要存在于肝脏、肉、蛋、奶等动物性食物中，但并不存在于任何植物性食物中。此外，人体如果想吸收食物中的维生素 B_{12}，还必须利用胃壁细胞分泌的一种糖蛋白。所以，素食主义者以及胃黏膜受损、胃酸过少的胃病患者，都容易患上恶性贫血。

关于维生素 B_{12} 在人体内的分子生物学作用机理的研究，至今依旧在进行。它可谓维生素家族里的"终极大 boss"，是维生素家族中分子量最大、结构最复杂、唯一含金属元素的成员，也是除聚合物外分子量最大的天然产物。关于它的研究，也最具有挑战性。

在上面的故事中，围绕维生素 B_{12} 一共诞生了 5 个诺贝尔奖，未来或许还会继续诞生。

六、如何调整食谱才能做到营养均衡？

我已经把吃素的利与弊基本上讲清楚了，接下来谈谈我的观点和建议。实际上，我的观点很简单：如果你没有宗教信仰方面的限制，我真心不建议普通人加入素食主义者的行列。

如果你因为某些原因已经是素食主义者了，并且不想改变自己坚持的生活方式，也不是完全不行，但希望你能采纳一些我给出的饮食建议。

根据《中国居民膳食指南（2022）》的建议，每天 1 个鸡蛋加 300 ml 牛奶就足以满足人体对维生素 B_{12} 和大部分铁离子的需求了。另外，多吃铁含量高的蔬菜（如大豆、菠菜等），或用铁锅进行烹饪，再配合摄入一些维生素 C 含量高的水果，铁离子的摄入量就不会成为问题。

此外，豆类与谷物还要均衡搭配。世界范围内豆类搭谷物的例子有很多，比如印度南部人群和孟加拉人的扁豆配大米、巴基斯坦人和印度北部人群的扁豆配小麦，以及玉米饼配豆子、大米配豆腐、小麦面包配豆浆等。在我国，我们完全可以参照膳食指南的建议，即谷类每顿吃二两左右，最好是全谷物；豆类食物每天的摄入量达到下面这些选项中的任意一项基本就够了：大豆一两、豆腐一盒、豆腐脑五碗、豆浆三杯、豆腐干 5 块、素鸡 2～3 块、油豆腐 25 块。

总之，每天吃点儿豆制品对于素食主义者来说是必需的。

总结一下，只要不拒绝补充牛奶、鸡蛋和豆制品，那么纯素食主义者也可以做到营养均衡。

如果你连鸡蛋和牛奶也拒绝，就意味着你无法通过它们来补充维生素 B_{12} 和铁。

但也不是完全没有解决方案。维生素 B_{12} 还可以通过吃一些菌类来补充。菌类的品种还是挺多的，比如香菇、平菇、牛肝菌、木耳、银耳等，它们都含有丰富的维生素 B_{12}。而铁元素则可以通过吃一些藻类植物来补充，比如海带、紫菜、鹿角菜、羊栖菜、海萝、裙带菜等，这些藻类都含有丰富的铁。

不过，我要提醒你，菌类和某些藻类其实都不是植物，前者属于真菌界，后者属于囊泡藻界。如果你的信仰是只能吃植物，我这儿还有一招，那就是你可以通过吃发酵后的豆制品来补充维生素 B_{12}。常见的产品有发酵豆、酸豆浆、腐乳、豆豉（日本的纳豆）、臭豆腐、酱油、豆瓣酱等。在发酵的过程中，由于微生物的生长、繁殖，这些豆制品可以合成少量的维生素 B_{12}。

　　我觉得不会有什么教义限制人们吃微生物的，因为没有人可以做到，教主也不例外。

参考文献

① Roos, D. (2023, August 24). *The Juicy History of Humans Eating Meat*. HISTOR. https://www.history.com/news/why-humans-eat-meat

② Tapalaga, A. (2022, November 30). *The Philosophical History of Vegetarianism*. History of Yesterday - let the Truth Unfold. https://historyofyesterday.com/the-philosophical-history-of-vegetarianism/

③ 斋食 . (2023, May 7). In *Wikipedia*. https://zh.wikipedia.org/wiki/%E6%96%8B%E9%A3%9F

④ Fraser, G. E., & Shavlik, D. J. (2001). Ten Years of Life: Is It a Matter of Choice? *Archives of Internal Medicine*, *161*(13), 1645-1652. https://doi.org/10.1001/archinte.161.13.1645

⑤ 新华社 (2016, October 27). *不吃肉能活得更久？光素食不等于能长寿！* . 新华网 . http://www.xinhuanet.com/world/2016-10/27/c_129338696.htm

⑥ 王小生 (2005, November 22). *必需氨基酸对人体健康的影响* . 国家食物与营养咨询委员会 . https://sfncc.caas.cn/yyjk/37129.htm

⑦ Galili, G., & Amir, R. (2012). Plant Biotechnology Journal Plant Biotechnology Journal Review article Open Access Fortifying plants with the essential amino acids lysine and methionine to improve nutritional quality. *Plant Biotechnology Journal*, *11*(2), 211–222. https://doi.org/10.1111/pbi.12025

⑧ American Chemical Society (2016, December 2). *The vitamin B complex*. ACS. https://www.acs.org/education/whatischemistry/landmarks/vitamin-b-complex.html#discovery-of-cobalamin

⑨ Scott, J. M., & Molloy, A. M. (2012). The Discovery of Vitamin B12. *Annals of Nutrition and Metabolism*, *61*(3), 239–245. https://doi.org/10.1159/000343114

⑩ 张波，盛骞莹，张文清，等 (2022). 探讨维生素 B_{12} 研究史中的思政元素 . 大学化学，*37*(3), 235-240. https://doi.org/10.3866/PKU.DXHX202107039

13 保健品：
抗氧化？全是智商税

如果你仔细观察市面上琳琅满目的保健品和化妆品就会发现，这类产品的配方表中经常出现虾青素、花青素、某某多酚之类的物质。就算某产品的配方表中没有明确标注这些成分，其包装上某个地方也会印有"天然提取物"之类的字样。这类物质通常主打一个概念：清除自由基。而这些产品的广告宣传语中，则会经常出现"抗氧化"这个词。

"抗氧化"这三个字现在已经到了滥用的程度。一种保健品假如连"抗氧化"这个最基本的功能都没有，估计都不好意思出来打广告吸引顾客。

通过本章，我想告诉你，虽然"抗氧化"这个说法已经与"亚健康"一样频繁出现在我们的生活中，但是"抗氧化意味着健康"这一观念是一个彻头彻尾的骗局，任何打着抗氧化旗号的保健品（包括化妆品）都是智商税，没有例外。除了针对身患疾病的特殊人群的特殊疗法，正常人完全不需要"抗氧化"。

不过，我还得补充说明一下，"抗氧化"这个词和"亚健康"不一样。"亚健康"是标准的营销词语，但"抗氧化"最初并不是营销词语，它确实是一个科学术语，只是被滥用了。要破除抗氧化的迷思和营销骗局，我必须从古时候的人如何储存油脂讲起。

一、防止油脂变质的历史

油是最容易变质的食物之一。但是，长久以来，人们一直搞不清楚油脂为什么会变质，这背后的化学原理到底是什么。

19世纪初，一位叫作尼古拉斯·索绪尔（Nicolas Saussure）的科学家致力于搞清楚植物油变质的原因。一般来说，植物油很容易被各种微生物污染从而变质，由此产生的一系列产物会释放出令人十分不快的气味，比如哈喇子味和苦涩味。这一过程叫作脂肪的酸败。一开始，人们认为微生物是油脂酸败的罪魁祸首。但没想到，哪怕尼古拉斯把植物油提炼得足够纯，并且放在无菌环境中，酸败的现象依旧会发生。

于是，他决定针对其中的化学变化做一个严格的定量实验。他用亚麻籽油作为材料，在无菌环境下连续观察了4个月。结果，他发现亚麻籽油能够在这段时间里吸收超过自身体积12倍的氧气而不产生任何二氧化碳。这个神奇的现象告诉人们，就算没有微生物污染，只要有氧气，它就会和油里的脂肪发生反应，使其发生酸败。[①] 这种反应被称为脂肪的氧化反应。对于生产油的厂家来说，脂肪的这种氧化反应就是他们的天然大敌；谁能找到解决方案，谁就是他们的救星。

1886年，一位叫作埃米尔·杜克洛（Émile Duclaux）的法国微生物学家发现了一种可以延缓油脂酸败的方法。他用奶油做实验时发现，太阳光的照射会对奶油脂肪的风味产生非常显著的影响。在无菌环境下生产的奶油，如果隔绝阳光，酸败速度就会大大减缓。他通过进一步的研究还发现，奶油的酸败与光照及其能量有着直接的联系，光的波长越短，能量越高，它催化奶油酸败也就是使其氧化的速度就越快。不仅奶油是这样，其他油脂也有这个特点。这个发现让人们懂得，要想延长油脂以及含油脂食品的保质期，就要尽量选择避光存储，比如将它们存放在棕色的玻璃瓶中或者其他遮光的容器中。

但人们并没有因此满足，毕竟这个方案只是延缓了油脂的氧化反应，而不是阻断。

到 20 世纪 30 年代，化学家们终于找到了引发油脂酸败的关键物质——脂质过氧化物。它还有一个被保健品厂商钟爱的名字——自由基。油脂中的脂质过氧化物的化学性质十分活泼，其在整个氧化反应中属于一个转瞬即逝的中间体。油脂氧化的过程其实还有一种说法，叫作"自由基链式反应"。

我先来解释一下什么是链式反应。它总共分为三步，依次为链引发、链增长和链终止。首先，油脂中的某一种脂肪酸获得足够多的外界能量（比如接受光照）后，就会与空气中的氧气结合，形成相应的脂质过氧化物，即自由基。这个过程就是第一步"链引发"。这时候，哪怕我们把外界能量拿掉，生成的脂质过氧化物也会由于存在不成对电子，化学性质十分不稳定，而自发地去攻击下一个脂肪酸分子，生成新的脂质过氧化物（自由基）。这个新的自由基又会去攻击下一个脂肪酸分子。这就像是多米诺骨牌的接连翻倒，反应链会无限增长。直到所有的脂肪酸分子都变成自由基，没有下一个目标可以攻击时，它们才会互相结合，生成稳定的非自由基产物，于是链终止。

这个反应过程有没有让你想到核裂变中的链式反应呢？确实挺像。在核裂变的链式反应中，维持链增长的是中子。如果控制不好，产生的就是原子弹；如果能做到可控，产生的就是几乎无穷无尽的能源。在核电站的反应堆里，人们可以通过插入吸收中子的控制棒人工终止核裂变。同样地，在油脂的自由基链式反应中，我们也可以通过添加能清除

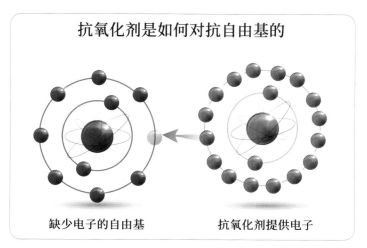

抗氧化剂是如何对抗自由基的

缺少电子的自由基　　　　抗氧化剂提供电子

图 13-1　抗氧化剂是如何工作的

图片来源：Depositphotos

自由基的物质来终止链式反应，这类物质就是所谓的"抗氧化剂"。

可以充当抗氧化剂的物质其实非常多，可谓五花八门，但大致可以分为天然抗氧化剂和合成抗氧化剂两大类。前者主要来自自然界的植物，比如来自小麦的维生素 E、来自柑橘类水果的维生素 C 和柠檬酸，以及来自胡萝卜的 β - 胡萝卜素等。

至于人工合成的抗氧化剂，它们的名称复杂而拗口，比如 2- 叔丁基茴香醚、没食子酸丙酯和 2- 叔丁基对苯二酚等。但它们的作用与天然的抗氧化剂一样，都可以清除过氧化物（自由基）。[2] 这类物质其实还有一个你更熟悉的名称——防腐剂。

二、自由基的危害

既然油脂会发生氧化反应，那么自然就会有人产生这样的联想：

人体内部的脂肪会不会也发生同样的氧化反应呢？毕竟从人体的组成来看，除去60%左右的水和15%左右的蛋白质，排名第三的就是脂肪。脂肪大概占人体总质量的15%。[③]假如我们体内的脂肪也发生氧化反应，发生酸败，岂不是很糟糕？

你还别说，这种担心真不算杞人忧天。人体脂质氧化反应也是会发生的。在呼吸作用的过程中，氧气就有一定概率参与脂质氧化反应。不过，这种脂肪的氧化反应是为了给人体提供能量，对人体是无害的。不是经常有人在锻炼时说"燃烧脂肪"吗？脂质氧化反应本质上确实跟燃烧差不多，这种燃烧有利无弊。

为了与体内正常的脂肪氧化放能反应区分开，我们通常把导致脂肪酸败的氧化反应称为脂质的过氧化反应。这种过氧化反应才是我们真正需要担心的化学反应。人们发现，体内的脂质过氧化反应的链引发不是被光照触发的，而是由别的自由基引发的。"别的自由基"还不止一种，我举4种比较常见的：

1. 超氧化物自由基：人体呼吸作用中最先产生也是数量最多的一种自由基。

2. 过氧化氢：由超氧化物自由基代谢后产生，也有可能由体内的其他吞噬细胞经氧化还原作用产生。

3. 单线态氧：由超氧化物自由基代谢后产生，分子式与氧气一样，但是能量较高，比氧气活泼。

4. 羟基自由基：破坏力最强的自由基，由过氧化氢代谢产生，或受到高能辐射产生。

这4种自由基都含有氧原子，所以它们都属于活性氧家族。

我们都知道，除病毒外，生命体的最小单元是细胞。人也是由一个个细胞构成的，每一个细胞就像是一个小房间。在人体中，这样的小房间总共约有 37.2 万亿个。细胞膜就是每个房间的墙壁，由脂肪作为建筑材料。上文的 4 种自由基会对这些脂肪"墙壁"产生破坏作用，对细胞形成致命的伤害。所以，体内细胞的脂质过氧化链式反应一旦被触发，等待细胞的就是死亡。④

人体内脂质含量较高的细胞，往往会成为自由基最先攻击的目标。比如我们眼睛里的视网膜细胞，它就含有大量的多元不饱和脂肪酸。这些多元不饱和脂肪酸原本是用于组成能够检测光子的视紫红质的，但同时也成为活性氧家族最好的攻击靶点。一旦视网膜细胞中发生脂质过氧化链式反应，视觉功能就会受到损害，我们的视力就会受到影响。

三、自由基存在的理由

看到这里，你可能会觉得自由基不是个好东西，是人体中的有害物质。但是，演化生物学告诉我们，生物经过长期演化形成的机制不会是完全没用的，它必然有自己能产生价值的一面。自由基也是这样，它是一把双刃剑。⑤⑥ 在年轻、健康的细胞中，自由基是人体不可或缺的物质。它其实是呼吸作用的副产物，会参与能量供应、信号转导和解毒。比如，自由基会成为细胞的强力武器，用以攻击入侵的外来病毒、细菌；自由基也会参与胶原蛋白的合成，为我们的皮肤提供张力和弹性。

所以，从这个意义上说，人体对自由基的政策是"动态清零"。大多数情况下，人体可以非常有效地执行"动态清零"的政策。当人体产生过多的自由基时，体内的抗氧化物会负责将其清除。

比如，我们的大脑中有一个形状像一颗小松果的分泌腺体，叫作松果体，能够分泌褪黑素，褪黑素就能有效地清除生物膜中的羟基和超氧化物自由基，抵抗脂质过氧化。

再比如，我们身体的每一个细胞都能自发合成一种叫作谷胱甘肽的物质，它也能起到清除细胞内自由基的作用。因此，在细胞生物学领域，细胞内谷胱甘肽的含量是衡量细胞是否处于氧化应激状态的重要指标。[7]

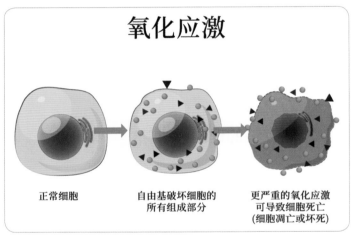

图 13-2　处于氧化应激状态下的细胞

图片来源：Depositphotos

四、抗氧化指南

讲了这么多，归根到底就是一句话：在正常情况下，人体内自由基的产生和清除，处于动态平衡的状态。

当然，有正常情况，就会有非正常情况。那么在非正常情况下，比如说当我们的机体发生病变时，又会怎么样呢？这时自由基的平衡就会被打破。

还有一种介于正常和非正常之间的情况：衰老。

科学家们发现，随着年龄的增长，人体细胞会逐渐失去抵抗自由基的能力，这会导致自由基不断积累。更多的自由基就意味着更多的脂质过氧化和更多的细胞损伤。这就是很多保健品厂商试图告诉你的道理，这个道理并没有错。

换句话说，衰老是"因"，自由基的增加是"果"。但是，这个世界上的很多因果关系都是单向的，是不可逆的。保健品厂商宣扬的那些道理，前一半是对的，而后一半的"补充抗氧化剂就能清除自由基，延缓衰老"则是典型的倒果为因，大错特错。

不过，这种因果倒置的理论讲起来往往显得头头是道，很容易迷惑人。很多专家甚至也信这一套理论。但遗憾的是，科学讲究的是证据，不管有多少人相信，没有证据的支撑，假的终究真不了。

自由基和脂质过氧化这套机制被发现后，确实有很多科学家前赴后继地投入清除自由基、延缓衰老的科研活动中，但无一不以失败告终。

科学家们发现，自由基的寿命很短，不到几秒就会自己消失。就算我们借助外力清除了剩余的自由基，也并不能改变肌体已经衰老的事实。[8] 而且，借助外力清除这些剩余的自由基，也不会降低与年龄相关的疾病的发病率。[9] 相反，在某些情况下，比如长期吸烟或已经处于癌症高危状态，抗氧化剂还会略微增加患癌症和死亡的风险。[10][11]

我考据了一下，目前依然在保健品界流行的所谓"清除自由基可以逆转衰老"的理论，源自1945年美国加利福尼亚州一位叫作丹汉姆·哈曼（Denham Harman）的化学家。[12] 他偶然在妻子的《女士家庭》杂志上读到了一篇有关衰老的文章，从而构建了这套伪科学理论。要不是拜他所赐，我们很多人根本就不会听说自由基这个词。哈曼的设想虽然没有在科学界站住脚，却让商业界如获至宝，各种抗氧化产品从此层出不穷。单单在美国，这类产品的销售额就能达到每年20亿美元。

大量的研究已证明，这种额外补充抗氧化剂的做法几乎没有益处。这个骗局之所以可以长盛不衰，只是因为靠它赚钱的人在为它续命。而且，抗氧化剂这类膳食补充剂几乎是不被监督的，因为相关产品中不含处方药，吃了之后也不会有什么副作用。

说白了，在市场经济环境中，法无禁止皆可为。如果你有本事用淀粉做成一种保健品，自己再发明一套不违反法律法规的话术，让消费者对它的保健功能深信不疑，你就能发财。当然，想在今天做成这件事情也没那么容易，也是需要高智商的。几十年前，神州大地上曾冒出过无数类似的神奇保健品，基本都是一个套路：发明层出不穷的新名词、新概念，然后进行铺天盖地的广告轰炸。这个套路成就了一些亿万富翁。

今天，这样的创富神话依然在小规模地进行，只是再想凭空创造新概念已变得不那么容易了。交了那么多智商税后，消费者的智商也是会提升的。所以，现在保健品厂商的套路大多数还是新瓶装旧酒，经典的保健概念在他们眼里依然是无价之宝。

如果我们在某宝上搜索"抗氧化保健品"，能搜到各种品牌的抗氧化产品。它们的单价大多在200元以上，宣传页上大多写着含有维生素C或维生素E。除了维生素，这类产品大力宣传的成分还有虾青素、谷胱甘肽和花青素。

维生素C和维生素E之所以被称为维生素，是因为我们不得不通过食物来补充它们。但是，维生素C和维生素E从来都不是因为能抗氧化而被认为对人体至关重要的。前者重在能够预防坏血病，[13] 后者重在能够预防不孕不育。^⑭抗氧化只是它们的分子结构带来的一种附加功能。

按照联合国粮农组织和世界卫生组织提供的指南，成年人每天应摄入约 100 mg 维生素 C 和约 15 mg 维生素 E。^⑮这个量我们通过均衡的膳食就能达到，因为每 100 g 橙子中就含有约 50 mg 维生素 C，而每 100 g 花生油中就含有约 15 mg 维生素 E。

再说虾青素。它是 1938 年被科学家们发现的。1994 年，日本富士化工集团找到了可以工业化生成虾青素的方法，它的炒作之旅就此展开。它的抗氧化效率号称是维生素 E 的 1000 倍，是维生素 C 的 6000 倍。然而，日本国家健康与营养研究所的网站上却写着：

> ……都说虾青素可以"抑制坏胆固醇（LDL）的氧化""改善动脉粥样硬化"和"预防糖尿病"，但在临床试验中找不到可靠和充分的信息。将其作为膳食补充剂服用的安全性，也没有可靠的数据支持。

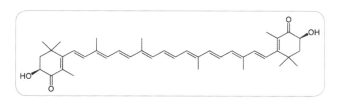

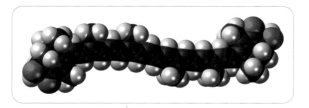

图 13-3　虾青素的结构简式与分子结构
上图作者：Yikrazuul　下图作者：Jynto

谷胱甘肽虽然是人体细胞内自发生成用来中和自由基的物质，但是口服谷胱甘肽的生物利用率很低。这主要有两个原因：第一，谷胱甘肽是由三个氨基酸组成的肽链，在到达细胞之前就会被消化系统里的蛋白酶水解掉；第二，哪怕到达了细胞表面，细胞膜上也缺乏谷胱甘肽的特定载体，这使其并不能进入细胞内部。⑯

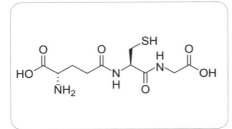
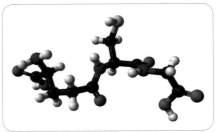

图 13-4 谷胱甘肽的结构简式与分子结构

右图作者：Benjah-bmm27

最后是花青素。在维基百科上，它被定义为一种广泛存在于植物中的色素。在世界卫生组织的"国际同行评审后的化学物质安全资料库"⑰ 中，花青素也是以色素的身份被定义为一种食品添加剂。而且，

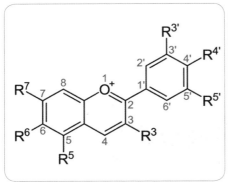
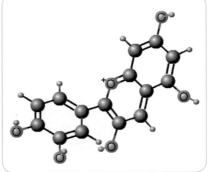

图 13-5 花青素的一般化学通式与一般分子结构

左图作者：NEUROtiker　右图作者：GarciaGerry

花青素在小肠中的吸收率很低。在兔子中，其吸收率是 1%～2%；在老鼠、狗和人类中，它则几乎不被吸收。[18]

退一万步讲，无论是出于心理作用，还是出于个人信仰，如果你还是想补充抗氧化剂，那么与其购买那些动不动就上百的所谓虾青素、花青素、某某多酚，还不如补充写进教科书的两种抗氧化剂——维生素 C 和维生素 E 来得实在，毕竟几十块钱就能买到一大瓶。

最后，我想提醒你，抗氧化剂其实就是防腐剂的一种。而防腐剂是人类的一项伟大发明，是个好东西。关于防腐剂的知识，是本书另一章的内容，这里不再展开叙述。顺便一提，如果你仅在某宝上搜索"抗氧化剂"，关键词中不带"保健品"，你会发现检索出来的都是防腐剂。感兴趣的读者可以试试哟！

参考文献

① Hammond, E. G., & White, P. J. (2011). A Brief History of Lipid Oxidation. *Journal of the American Oil Chemists*, *88*(7), 891–897. https://doi.org/10.1007/s11746−011−1761−8

② 陈敏 (2008). *食品化学*. 北京：中国林业出版社.

③ Water Science School (2019, May 22). *The Water in You: Water and the Human Body*. U.S. Geological Survey. https://www.usgs.gov/special−topics/water−science−school/science/water−you−water−and−human−body

④ Catalá, A. (2010). A synopsis of the process of lipid peroxidation since the discovery of the essential fatty acids. *Biochemical and Biophysical Research Communications*, *399*(3), 318−323. https://doi.org/10.1016/j.bbrc.2010.07.087

⑤ Martin, K. R., & Barrett, J. C. (2002). Reactive oxygen species as double−edged swords in cellular processes: Low−dose cell signaling versus high−dose toxicity. *Human & Experimental Toxicology*, *21*(2), 71–75. https://doi.org/10.1191/0960327102ht213oa

⑥ Gupta, N., Verma, K., et al (2020). Free Radicals as a Double−Edged Sword: The Cancer Preventive and Therapeutic Roles of Curcumin. *Molecules*, *25*(22), 5390. https://doi.org/10.3390/molecules25225390

⑦ Glutathione. (2023, May 2). In *Wikipedia*. https://en.wikipedia.org/wiki/Glutathione

⑧ 孟姣, & 陈畅 (2020, December 15). *"抗氧化等于抗衰老"究竟对不对？*. 中科院生物物理研究所. http://www.ibp.cas.cn/kxcb_157836/kpwz_157839/202012/t20201215_5820821.html

⑨ Viña, J., Borras, C., et al (2013). The Free Radical Theory of Aging Revisited: The Cell Signaling Disruption Theory of Aging. *Antioxidants & Redox Signaling*, *19*(8), 779–787. https://doi.org/10.1089/ars.2012.5111

⑩ Bjelakovic, G., Nikolova, D., & Gluud, C. (2013). Meta−Regression Analyses, Meta−Analyses, and Trial Sequential Analyses of the Effects of Supplementation with Beta−Carotene, Vitamin A, and Vitamin E Singly or in Different Combinations on All−Cause Mortality: Do We Have Evidence for Lack of Harm? *PLOS ONE*, *8*(9), e74558. https://doi.org/10.1371/journal.pone.0074558

⑪ Cortés-Jofré, M., Rueda, J., Asenjo-Lobos, C., Madrid, E., & Cosp, X. B. (2020). Drugs for preventing lung cancer in healthy people. *Cochrane Database of Systematic Reviews*, (3). https://doi.org/10.1002/14651858.CD002141.pub3

⑫ Bryson, B. (2021). *The Body: A Guide for Occupants*. National Geographic Books.

⑬ Nobel Prize Outreach AB (n.d.). *The Nobel Prize in Chemistry 1937*. NobelPrize.org.

https://www.nobelprize.org/prizes/chemistry/1937/summary/

⑭ Vitamin E. (2023, March 15). In *Wikipedia*. https://en.wikipedia.org/wiki/Vitamin_E

⑮ World Health Organization (2004). *Vitamin and mineral requirements in human nutrition, 2nd ed*. World Health Organization. https://iris.who.int/handle/10665/42716

⑯ Buonocore, D., Grosini, M., et al (2016). Bioavailability Study of an Innovative Orobuccal Formulation of Glutathione. *Oxidative Medicine and Cellular Longevity*, *2016*, 1–7. https://doi.org/10.1155/2016/3286365

⑰ International Programme on Chemical Safety (n.d.). *INCHEM: Internationally Peer Reviewed Chemical Safety Information*. https://inchem.org/#/

⑱ International Programme on Chemical Safety (n.d.). *Anthocyanins (WHO food additives series 17)*. https://inchem.org/documents/jecfa/jecmono/v17je05.htm

14 能量饮料：
渴了累了喝，不要被广告忽悠

或许很多人有这样的感受：每次和小伙伴们在体育场打完篮球，累得气喘吁吁时，坐下来喝几口功能饮料，立马又觉得自己充满了力量；熬夜准备考试的时候，喝一些"补品"饮料，似乎能够使自己的注意力更加集中，记忆力也能得到加强。

就算没有切身感受，我相信你也没少在电视广告上看到类似的画面。这些饮料其实有一个共同的名字——能量饮料。

在国内的电视节目中，经常能看到"渴了累了喝××"的广告，你可能会觉得能量饮料在中国的消费量很大。实际上，中国的人均能量饮料消费量大约是每年 1.55 升。与美国、英国、日本等国相比，中国的这点儿消费量根本不算啥。根据统计网站 Statista 提供的数据，2023 年美国的人均能量饮料消费量为 29.19 升，排名世界第一；紧随其后的是英国，人均消费量为 13.2 升。我国的消费量跟它们比差远了。[①]

本章要研究的对象就是这类能量饮料。它们能让人产生短暂兴奋感的秘密到底是什么？这些饮料是不是真的对人体无害？老规矩，按照本书的调性，只给一个结论是不够的，我需要刨根问底，把这些问题弄个水落石出。先让我来扒一扒能量饮料的历史。

一、能量饮料的历史

有没有一种东西，食用后能让人恢复精力并产生兴奋感，并且是安全的呢？早在 100 多年前，就有一个美国人萌发类似的想法，他就是约翰·彭伯顿（John Pemberton）上校。他在美国内战中受过伤，对止痛药吗啡上了瘾。可吗啡毕竟是一种毒品，不能随意使用。内战结束后，彭伯顿就开始致力于寻找吗啡的替代品，希望能找到一种可以止痛但又不会让人上瘾的东西。

彭伯顿自己就有研发能力。1885 年，他找到了两种替代物质，并且用它们调配出了一种饮料，他称之为神经补品。这两种物质就是可卡因和非洲可乐果，它们都有让中枢神经系统兴奋的作用。根据这两种物质的名字，这种饮料被命名为可口可乐。是的，彭伯顿上校就是

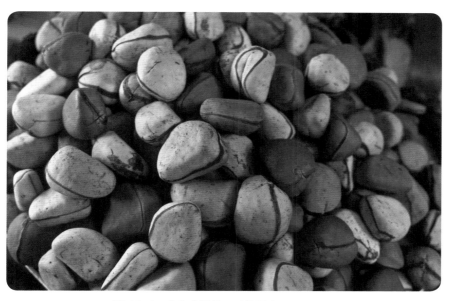

图 14-1　来自非洲的可乐的果实——可乐果

图片来源：Depositphotos

可口可乐的发明人。可口可乐最初是作为能量饮料被发明的。

　　一开始，可口可乐几乎只在药店销售，毕竟它的目的是替代吗啡起到止痛作用。但是好景不长，可口可乐火了一段时间之后，可卡因便被证明和吗啡一样，是一种能令人上瘾的毒品。难怪可口可乐上市之后能越卖越好。到1904年，可口可乐配方里的可卡因便被去除了。

　　到1927年，英国药剂师威廉·亨特（William Hunter）研发了一种有助于感冒和流感患者恢复健康的医用饮料，将其命名为"葡萄适"（Lucozade）。它其实就是葡萄糖和水的混合溶液，和我们小时候喝的那种加了点儿色素的糖水差不多。它是不是真的有效果，我们暂且不论，但它也算是能量饮料的鼻祖之一。

　　到20世纪中期，寻找食物中的维生素成为食品科学的研究热点之一。在一系列B族维生素被发现后，美国芝加哥的一位化学家比尔·斯沃茨（Bill Swartz）把这些B族维生素与咖啡因和蔗糖混在一起制作了一种新饮品，还给它起了一个炫酷的名字"Dr.Enuf"——谐音梗，"Enuf"和"Enough"（受够了）的发音相同。斯沃茨希望用它帮助那些容易疲劳的同事。饮料商则公开打出"能量增强"的旗号，Dr.Enuf开始在美国各地销售。[2]

　　在另一个能量饮料的消费大国日本，能量饮料的历史也十分悠久，可以追溯到20世纪60年代初。今天依然流行的"力保健"（Lipovitan）就诞生于那个年代，可谓经久不衰。力保健刚诞生时，为了和普通的软饮料区分开，它被装在一种棕色的玻璃小药瓶中出售。这种包装让它看起来更像是一种药品，也使人们更容易相信它的效果。这个特点一直延续至今。心理暗示再过多少年也不会轻易失效。

　　当然，仅仅靠心理暗示，力保健不可能畅销60多年。消费者普遍反映，这款产品确确实实有抗疲劳的效果。它尤其受到经常加夜班的公交车司机们的欢迎。与前文所提到的能量饮料不同，力保健是第一种添加了牛磺酸的能量饮料。最初，每瓶力保健是 150 ml，牛磺酸含量为 3000 mg。有意思的是，它的包装上有一个警告标签，提示人们每天摄入该饮料的量不应该超过 100 ml。[③] 换句话说，一瓶力保健，你得分两天来喝。

二、能量饮料配方的秘密

那么，能量饮料为什么能产生抗疲劳的效果呢？实际上，其中根本就没有什么秘密。只要你能看懂配方表，了解那些成分，答案也就呼之欲出了。

接下来，我将逐一讲解能量饮料配方中最常见的成分。

咖啡因

咖啡因应该是能量饮料中最广为人知的一种成分了。它是一种中枢神经兴奋剂，能暂时驱走睡意并让人恢复精力，经常被人们用来提神。市面上的能量饮料几乎都会添加咖啡因。但问题是，咖啡因在咖啡和茶等饮品中也广泛存在。如果咖啡因能够很好地帮助你提神，那么，喝咖啡和浓茶的效果与喝能量饮料是一样的。

牛磺酸

它和咖啡因一样，几乎存在于所有的能量饮料中。那么，这个牛磺酸到底是什么？其实它是一种氨基酸。虽然它不参与构成蛋白质，但在人体的大脑、视网膜、心脏和生殖器官中都能找到它。[④] 一个新陈代谢正常的人，平均每千克体重中就会含有 1 g 左右的牛磺酸。如此高的浓度让牛磺酸成为人体中含量排名第二的氨基酸，仅次于谷氨酰胺。

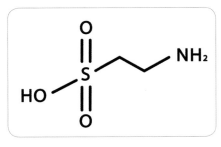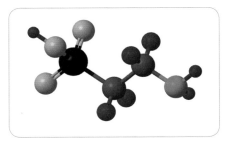

图 14-2　牛磺酸的结构简式与分子结构

图片来源：Depositphotos

牛磺酸被认为是一种神经递质，即细胞与细胞之间传递信号的重要物质。一旦缺乏牛磺酸，细胞的呼吸作用就会受损，导致体内的供能物质腺苷三磷酸（ATP）减少。说白了，就是会让人处于一种能量缺乏的状态。

于是，人们很自然地产生了一种想法：假如我们额外补充牛磺酸，是不是就可以让细胞一直处于能量充沛的状态，进而让我们的身体也充满能量呢？用一句话总结就是，补充牛磺酸是不是就相当于给人体补充能量？

这个假想让商人们很兴奋。不管是否有科学依据，这个想法本身就已经充满商机，因为这在逻辑上似乎很顺。但问题是，这个逻辑推理中有一个未经证实的假设——牛磺酸补充得多，人体内就会产生更多 ATP。那么，补充牛磺酸是不是真的能抗疲劳，让人恢复精力呢？

几十年来，科学家们一直在研究这一问题，相关论文多如牛毛。如果关于某个问题的研究论文非常非常多，那么对科普工作者来说，最佳的阅读对象就是综合荟萃分析型论文。这种论文其实就是在对大量的相关研究论文进行分析、总结，从而得出一些相对更可靠的结论。

2021 年 5 月，美国一个研究团队在《国际运动营养学会杂志》上发表了一篇这样的论文，其结论是："目前，关于牛磺酸能改善有氧和无氧运动能力的证据依然有限。而对于牛磺酸是否能够提高训练后的恢复能力或减轻肌肉损伤的影响，也没有明确的结论。需要更多的研究来更好地了解、补充牛磺酸的潜在影响。"⑤

说实话，这个结论有些令人失望。牛磺酸是否能起到补充能量的作用，直到今天依然是一个既没有被证实也没有被证伪的问题。研究牛磺酸堪比研究外星人，几十年了，依然还是"没找到明确证据，但也不排除可能性"。

但有一点已经被证实：服用牛磺酸没什么副作用。迄今为止，牛磺酸的安全摄入量上限还没有被确定。多项研究已经表明，摄入大量牛磺酸补充剂并不会产生严重的不良反应。其中一项研究使用的最大剂量是每日 10 g，这个量已经多到令人恐怖，但持续了 6 个月，也没有发现什么不良反应。欧洲委员会健康与消费者保护总局（SANCO）审查了 2003 年以来关于牛磺酸的几项毒理学研究，也没有发现任何致癌或致畸的可能性。⑥

不过，牛磺酸这种氨基酸实在是太好补充了。在肉类和海鲜中，牛磺酸大量存在。按照一般的饮食结构，每人每天大概只会摄入 100～200 mg 的牛磺酸，但这个量足以满足我们的身体所需。除非有畸形的饮食习惯，否则一个人如果不能从正常饮食中获取足够的牛磺酸，那么大概率他也买不起或者根本就瞧不上能量饮料。

说实话，对于能量饮料的生产商来说，科学界关于牛磺酸的研究结论实在是一个很不错的结果。"牛磺酸不足，人会疲劳，但是吃多了没什么副作用"这个结论对商家来说实在是太好了。只要拼命宣传牛磺酸对人体的作用，然后再拼命地往产品中添加无害的牛磺酸，再猛打广告，利润就可以滚滚而来。

除了牛磺酸，还有一种物质经常被添加到能量饮料中，且推理逻辑也差不多，它就是精氨酸。

精氨酸

根据我的观察，精氨酸这种成分几乎只存在于日本售卖的能量饮料中。精氨酸又是什么呢？它首次被分离出来是在1886年，科学家们在羽扇豆的幼苗中发现了它。当时，大多数人都觉得这种氨基酸与其他的天然氨基酸一样，作用就是与别的氨基酸一起合成蛋白质，最后以蛋白质的形式来发挥一系列生物功能。后来，精氨酸被证明是动

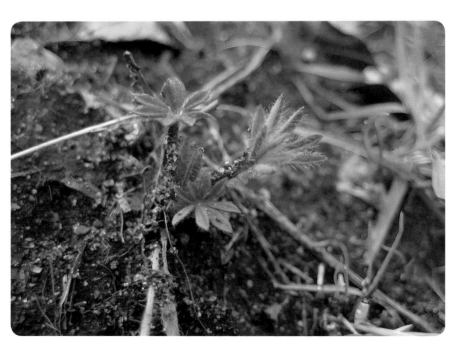

图 14-3　野生羽扇豆的幼苗
图片来源：Erutuon

物精液蛋白的主要成分，它的名字即由此得来。它有一种独特的腥味，有人喜欢有人厌。

基于一种合理的幻想，人们朴素地认为，精液是男性生命精神力的体现。有这样一句俗语：一滴精，十滴血。其实，精氨酸刚刚被发现的时候，科学家们也曾猜想：既然精氨酸是精液蛋白的主要成分，那么它一定对人的精气神有着至关重要的影响。但细想一下，这个猜想的漏洞太大：女性不产生精液，难道女性是靠其他物质来产生精神力的？人体需要什么氨基酸，难道还男女有别吗？

当然不是。精氨酸虽然是精液的主要成分，但这并不意味着精氨酸只在精液中存在。19世纪的科学家们发现，精氨酸是合成肌酸所必需的。肌酸是肌酸酐的前体，而肌酸酐是肌肉细胞新陈代谢产生的副产物。肌酸酐的含量与肌肉量成正比。因此，男性的肌酸酐数值一般比女性高一点儿。经常锻炼肌肉的人，肌酸酐含量也较高。如此一来，精氨酸与肌肉就有了联系。

不过，要讲清楚精氨酸为什么会被添加到能量饮料中，我必须先讲下另一种化学物质——一氧化氮气体。

对于哺乳动物的生命活动来说，一氧化氮这种气体至关重要。虽然它在动物体内的半衰期只有不到10秒，一瞬间就会被转化为硝酸盐和亚硝酸盐，但它被证明是一种强效的血管扩张剂。发现这个机理的三位科学家获得了1998年的诺贝尔生理学或医学奖。

这项诺奖成果告诉我们，一氧化氮是循环系统和神经系统的一个重要信号分子，并且有着一系列生命功能。它不仅是人体抗感染的武器，也是血压的调节器，还是血液流向不同器官的守门人。

我估计，很多人是第一次听说，除了氧气，人体居然还需要一氧化氮这种气体。那么，一氧化氮是怎么来的呢？

一氧化氮在人体内可以由动脉最内层细胞（内皮细胞）产生。这种气体一旦生成，就会不受约束地自由扩散，迅速通过细胞膜扩散到下面的肌肉细胞中。如果此时肌肉细胞处于收缩状态，它们的收缩就会因为一氧化氮的到来而受阻，从而回到松弛状态，最终导致动脉扩张。一氧化氮正是通过这种方式来控制血压和预防血栓的形成的。

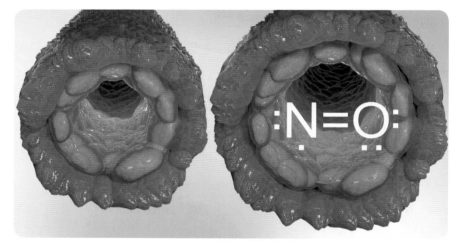

图 14-4　一氧化氮控制血压的概念图
图片来源：Depositphotos（陆鹏 修改）

当然了，神经细胞也可以产生一氧化氮。当它在神经细胞中形成时，它会向四面八方迅速扩散，激活附近的所有细胞。通过这种方式，一氧化氮可以参与调节许多功能，包括我们能自主控制的肢体移动，以及不能自主控制的胃肠蠕动等。

白细胞也能产生一氧化氮，这些一氧化氮会针对入侵的细菌和寄生虫产生毒性，从而起到抗感染的功效。

讲了这么多一氧化氮，可能有人已经看得不耐烦了。那么，它和一个人是否能保持精力以及精氨酸有什么关系呢？别急，接下来就是重头戏了，可能会有点儿烧脑，你需要有点儿耐心。

我们都知道，运动会使我们消耗大量的能量，会让我们感觉到疲惫。因此，在大幅度运动的时候，我们的身体会倾向于产生一氧化氮，以抵抗疲惫感。⑦

当然了，身体产生一氧化氮来抵抗疲劳的能力是有限的。一旦身体内的一氧化氮被透支，我们就会出现非常强烈的精疲力竭的感觉。于是，人们又得出了一种朴素的假设：假如可以源源不断地人工补充或者产生一氧化氮，是不是可以在一定程度上持续地抗疲劳呢？

想法很好，实际操作起来却十分困难。首先，一氧化氮是气体，它可不像一般的药物，可以通过直接注射或者口服摄入。迄今为止，还没有把气体注射进体内的例子。那么直接吸入是否可行呢？不可行。因为一氧化氮在体内的半衰期只有短短的几秒，就算吸入有用，它也很难在短时间内扩散到需要它的肌肉细胞中。这就像一个还没跑到战场就会阵亡的士兵。所以，吸入再多也没什么用。

不过，1987年美国犹他大学的三位科学家发现，精氨酸在人体内是生成一氧化氮的前体，而且是唯一的前体。⑧ 这项发现的意思是，不管是动脉内皮细胞、神经细胞，还是巨噬细胞，只要合成并释放一氧化氮，就必须先合成精氨酸，再利用精氨酸的侧链中的原子作为原料来制造一氧化氮。

这个理论一出，能量饮料的生产商如获至宝。制造精氨酸可是小事一桩。其实，科学研究并没有说额外补充精氨酸就能多生成一氧化氮，只是说一氧化氮的生成缺少不了精氨酸。这就好比人们发现米要变成米饭不能少了水，商家们却据此引申出只要多添加水就能做出更多的米饭。这种逻辑上的小错误，其实不太容易被发现。

那么，补充精氨酸有助于抗疲劳的假设能不能成立呢？

2018 年《国际运动营养学会杂志》上的一篇综合荟萃分析论文的结论是：几乎没有证据支持其疗效或安全性。由于精氨酸补充剂刺激肌肉运动量进一步增加的数据有限，目前不推荐使用精氨酸补充剂。[9]

不过，2020 年《营养素》上的一篇综合荟萃分析论文的结论又推翻了上述结论：历史上关于精氨酸的研究结果是有争议的，但本次分析表明，运动前 60～90 分钟，按照每千克体重 0.15 g 的标准急性补充精氨酸，能够改善运动成绩。为了提高有氧运动能力，应坚持补充精氨酸 4～7 周，每天 1.5～2 g。为了提高无氧运动能力，应坚持补充精氨酸 8 周，每天 10～12 g。[10]

看来，精氨酸和牛磺酸还挺像，也有一个令能量饮料生产商喜闻乐见的研究结论——有没有效不清楚，但吃多了没什么副作用。这就让商家们有了很大的想象和营销空间。

除了牛磺酸和精氨酸，我还在知名能量饮料某牛的配方中看到了赖氨酸。

赖氨酸

但问题是，我查遍论文数据库也没有找到任何关于功能饮料中赖氨酸的作用的研究。赖氨酸是合成肌肉蛋白所必需的氨基酸，与其他必需氨基酸相比并没有什么特殊性。不过，它也是一种吃多了无害的物质。至于商家添加这种物质的动机，我想也不难理解，无非就是在自己的产品包装上平添一点儿令人"不明觉厉"的术语。

你不妨想想，假如你没看过这一章的内容，看到成分表中有"赖氨酸"几个字，你会不会"不明觉厉"呢？

三、理性看待能量饮料

那么，喝能量饮料到底有没有必要呢？

我的答案是：可以喝，但要"三思而后饮"。

首先，我觉得我们普通人最需要能量饮料的时候，就是大量运动之后。注意，是运动之后喝，而不是为了获得好的运动成绩提前喝。大量运动后，人体在消耗大量能量的同时也会排出大量汗液，体内维持血液电解质平衡的矿物质也会随之流失。这个时候，只喝水是无法补充能量和维持电解质平衡的。如果喝一瓶能量饮料，则正好能够解决燃眉之急。不过，要记住，我们需要的是能量饮料里面的能量（葡萄糖）以及矿物质（钠、钾、钙、镁等）。心脏病和高血压患者最好避开钠盐较多的能量饮料。以上原因都和那些所谓的让人兴奋的成分没有半毛钱关系。

其次，如果想靠能量饮料来提神，当然也是可以的，毕竟里面有咖啡因。不过我还是想提醒你，咖啡和茶水也是含有咖啡因的。如果单纯以提神为目的，喝咖啡和茶水会健康很多。根据美国疾病控制与预防中心的数据，2011 年有 1499 名 12～17 岁的青少年因出现与能量饮料相关的紧急状况，不得不到急诊室接受紧急治疗。[11]能量饮料可能会造成脱水、心律不齐、心力衰竭、焦虑和失眠等问题。关于青少年的咖啡因摄入量，美国疾病控制与预防中心也给出了明确的标准：每天不能超过 100 mg。如果你的孩子经常喝能量饮料，可以看一下它的咖啡因含量，提醒孩子不要摄入过多。

不过，美国疾病控制与预防中心最担心的，还是能量饮料的含糖量。为了给人补充能量，能量饮料的含糖量往往很高。普通能量饮料的含糖量平均值是每瓶 113 g，大概相当于 27 茶匙的白砂糖，或者

5～6个苹果的含糖量。如果经常喝能量饮料，或者把能量饮料当水喝，先不说别的成分，里面的糖分就足以危害你的健康。还记得"嗜糖如抽烟"吗？

再者，虽然是小概率事件，但我觉得还是有必要提醒你稍微注意一下能量饮料中的违禁成分——那非类药物。它通常出现在以抗疲劳为主的保健品中，原本是用于治疗男性勃起障碍的。不当服用那非类药物，会产生很严重的副作用，如高血压、冠心病、脑血栓，甚至死亡。好在目前市面上常见品牌的能量饮料中都没有检测出这类物质。⑫只要不是"三无"产品，我们暂时还不需要太担心这个问题。

最后，用一句话总结就是：喝还是不喝，主要看你自己。如果是我的话，我选择尽量不喝。

① Ridder, M. (2024, February 28). *Per capita energy drinks market volume worldwide 2023, by country*. Statista.com. https://www.statista.com/forecasts/1274837/worldwide−per−capita−consumption−energy−drinks

② Energy drink. (2023, May 19). In *Wikipedia*. https://en.wikipedia.org/wiki/Energy_drink

③ Lipovitan. (2023, May 1). In *Wikipedia*. https://en.wikipedia.org/wiki/Lipovitan

④ Caine, J. J., & Caine, T. D. (2016). Taurine, energy drinks, and neuroendocrine effects. *Cleveland Clinic Journal of Medicine*, *83*(12), 895−904. https://doi.org/10.3949/ccjm.83a.15050

⑤ Kurtz, J. A., VanDusseldorp, T. A., Doyle, J. A., & Otis, J. S. (2021). Taurine in sports and exercise. *Journal of the International Society of Sports Nutrition*, *18*(1). https://doi.org/10.1186/s12970−021−00438−0

⑥ European commission health & consumer protection directorate−general (2003, March 5). *Opinion of the Scientific Committee on Food on Additional information on "energy" drinks*. https://www.mast.is/static/files/Uploads/document/Skyrslur/opinionscientificcommitteeenergydr0503.pdf

⑦ McConell, G. K., & Kingwell, B. A. (2006). Does Nitric Oxide Regulate Skeletal Muscle Glucose Uptake during Exercise? *Exercise and Sport Sciences Reviews*, *34*(1), 36−41. https://doi.org/10.1097/00003677−200601000−00008

⑧ Hibbs, J. B., Taintor, R. R., & Vavrin, Z. (1987). Macrophage Cytotoxicity: Role for L−Arginine Deiminase and Imino Nitrogen Oxidation to Nitrite. *Science*, *235*(4787), 473−476. https://doi.org/10.1126/science.2432665

⑨ Kerksick, C. M., Wilborn, C. D., & Roberts, M. D. (2018). ISSN exercise & sports nutrition review update: Research & recommendations. *Journal of the Lnternational Society of Sports Nutrition*. https://www.ncbi.nlm.nih.gov/pmc/articles/PMC6090881/

⑩ Viribay, A., et al (2020). Effects of Arginine Supplementation on Athletic Performance Based on Energy Metabolism: A Systematic Review and Meta−Analysis. *Nutrients*, *12*(5), 1300. https://doi.org/10.3390/nu12051300

⑪ Centers for Disease Control and Prevention (2022, August 23). *The Buzz on Energy Drinks: The potential dangers of energy drinks*. CDC. https://www.cdc.gov/healthyschools/nutrition/energy.htm

⑫ 中国消费者报 (2020, September 7). *有无添加违禁物？常喝会胖吗？这些功能饮料权威测评来了*. 新华报业网. http://www.xhby.net/index/202009/t20200907_6793614.shtml

15 益生菌：
除了提供美味，并没有那么多功能

在超市的乳制品区域，你稍微留心就能发现货架上摆满了打着"益生菌"概念的酸奶饮料。它们往往还会搭配类似调理肠胃、健胃消食、防止腹泻、预防便秘等宣传语，好像任何和肠胃有关的不舒服症状，都能通过补充益生菌得到改善。

但你有没有想过，腹泻和便秘，一个需要抑制排便，另一个需要促进排便，很难从逻辑上解释如何让一种物质同时照顾到两者。不过，我们的语言体系中有一个很妙的词，叫"调理肠胃"。也就是说，甭管肠胃有什么问题，反正都能给"调理"好。这种词语的诞生会让我们产生思维惰性。但是，在我们传统的养生文化中，类似的词层出不穷。

在"调理肠胃"的概念宣传下，从 2015 年到 2020 年，我国的益生菌市场规模从 486 亿元增长到将近 850 亿元，复合年均增长率为 11.83%，预计未来 5 年，益生菌产品将以每年 12%～18% 的速度增长。[1] 据商业资讯公司盛大远景（Grand View Research）的估计，全球益生菌市场规模预计将在 2030 年达到 2201.4 亿美元，其中贡献最大的三个国家分别是中国、日本和印度。[2] 益生菌的大量生产、消费，与全民保健意识的提升是密不可分的。保健意识的提升是好事情，但我必须提醒你的是：除了能给我们提供美味的发酵食物（比如酸奶），益生菌本身并没有那么多保健功能。关于益生菌，食品科学界也一直争议不断。你不妨耐下性子，听我为你讲述这一切的来龙去脉。

一、益生菌的发展简史

要搞清楚一个概念到底值不值得信任，最好的方法就是找出它的源头。益生菌这个概念来自诺贝尔奖获得者梅契尼科夫（Metchnikoff）。他获得诺奖是因为发现了巨噬细胞的吞噬作用，和益生菌没什么关系，但这并不妨碍梅契尼科夫提出有关益生菌的假说。

20 世纪初，梅契尼科夫观察到一个有意思的现象：欧洲某些农村的人，比如保加利亚的农民，平均寿命比周围地区的人要高。仔细调研后，他认为这可能与当地人的一种习惯有关。什么习惯呢？就是保加利亚的农民平时不怎么喝普通的牛奶，他们爱喝经过当地的乳酸菌发酵的酸奶。

于是，一个猜想就在他的脑海中萌芽了：这种乳酸菌发酵的酸奶是长寿的秘诀。为此，他不仅给当地的乳酸菌起了一个"保加利亚乳杆菌"的名字，还专门推测出一套机制假说来支撑自己的猜想。他认为，保加利亚乳杆菌的摄入可以降低肠道的 pH 值，从而抑制诸如蛋白水解菌这样的坏细菌的生长。他相信这对健康大有好处。

差不多同一时期，法国的一位儿科医生亨利·蒂西尔（Henry Tissier）正在研究一种"Y"字形细菌。他发现，在患有腹泻的儿童的粪便中，这种细菌的数量很少，而健康的儿童体内则有很多这种细菌。他据此建议，让腹泻的病人喝下这种"Y"字形细菌，帮助他们恢复健康的肠道菌群。[③] 这种"Y"字形细菌就是双歧杆菌的一种。

于是，"某些细菌有益健康，甚至能治疗肠道疾病"的说法不胫而走。世界各地的很多医生都会在相关处方中郑重其事地写上"酸奶"。不过，比医生更高兴的是商人。生产乳酸制品可比生产药品容易太多了。就这样，各种商业开发紧随其后。但是，不管是梅契尼科夫的假说，还是蒂西尔的假说，都缺少有力证据的支持。更令人遗憾的是，梅契尼科夫的"保加利亚乳杆菌"在1920年被证明吃下去后并不能在人类肠道中生存，在肠道中它们很快就会成为一堆细菌尸体。④

而大多数关于双歧杆菌的功能的研究，当时仅仅停留在趣闻逸事的水平，根本搬不上台面。所以，尽管益生菌的概念诞生得很早，但在此后的几十年里，人们对它的兴趣并不大，其商业价值也很有限。

作为一项科学探索活动，寻找吃下去后能够在肠道中存活的细菌，依然是生物学界重要的研究课题。要在消化道中存活并繁殖，就必须对酸性极强的胃液有抵抗力，并且能与可以消化脂质的胆汁一起共存。这样的细菌其实并不多，科学家们找来找去也只发现双歧杆菌和乳酸杆菌这两类菌能够做到。

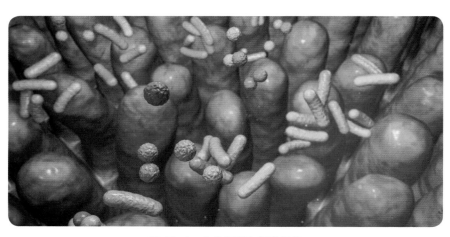

图15-1　人类肠道和肠道细菌

图片来源：Depositphotos

双歧杆菌和乳酸杆菌其实并不是单一细菌的名字，它们都是"属"名。也就是说，每一个"属"下面都还有好多的"种"。到 1989 年，益生菌的概念再次被一位科学家提了出来，他就是罗伊·富勒（Roy Fuller）。他给益生菌下了一个更加明确的定义：益生菌是一种活的微生物饲料补充剂，它通过改善宿主动物的肠道微生物平衡，从而有益地影响宿主动物。这个定义已经非常接近今天我们对益生菌的解释了。与此同时，几种所谓有益的肠道乳酸杆菌也被提了出来，包括鼠李糖乳杆菌、干酪乳杆菌和约氏乳杆菌。

1989 年至 2001 年这 12 年间，益生菌的概念突然就火了起来，生物医学领域相继发表了 6000 多篇相关论文。尤其在体外和动物实验中，科学家获得了一些初步成果。这些成果引起了世界卫生组织和联合国粮农组织的注意。2001 年 10 月，世界卫生组织正式将益生菌定义为"当给予足够的剂量时，会给宿主带来健康益处的活的微生物"。一旦有了官方的权威定义，那么凡是符合这个定义的东西就毫无疑问可以被称为益生菌了。⑤

根据这一定义，世界卫生组织和联合国粮农组织于 2002 年 5 月召集了一个工作组，发布了《食品益生菌评价指南》。⑥经过一番调研后，世界卫生组织和联合国粮农组织并没有否认益生菌可能会促进人体健康的作用。在结论处，他们写道：

　　专家们一致认为，有充分的科学证据表明，食用含有益生菌的食物可能对健康有益。然而，人们认为，需要更多的研究数据来证实这些益生菌对人类健康的一些益处，采用系统的方法，并遵循本报告建议的益生菌评估准则……益生菌对健康的益处包括改善胃肠道感染、某些肠道疾病、过敏和泌尿生殖道感染等。

没错，这确实是能代表科学共同体的权威机构在正式的书面报告中写下的，但我要提醒你，这是 20 多年前的报告。

这份报告出来后并没有得到广泛的认同，相反，它遭到了一些其他科学共同体的反对。

比如，欧洲食品安全局就对世界卫生组织的定义提出了质疑："活的微生物""给予足够的剂量"可以被测量，但"给宿主带来健康益处"则是一个无法测量的概念。没有明确的"健康"的指标，科学家就无法对具体的健康益处进行定量评估。不仅如此，科学家还需要研究在某项身体机能被改善的同时，益生菌会不会对别的身体机能产生不良影响，即有没有副作用。[7]

为此，欧洲食品安全局列出了在提出益生菌健康效应时必须明确的三条底线。

1. 益生菌产品的特异性

益生菌的生物效应是存在菌株特异性，即两种菌虽然归于同一个属，但它们之间的基因差异甚至比人和金鱼之间的基因差异还要大。所以，益生菌的效应不能类推。

2. 健康益处的实证

比如，提出益生菌有提高免疫力的功能时，必须明确它影响了哪个生物标志物，从而改善了免疫系统的整体功能，不能泛泛而谈，一概而论。（其实，这个标准对所有保健品都是适用的。）

3. 是否适用于一般健康人群

也就是说，原本健康的人群食用益生菌产品后是否能变得更健康？

美国食品药品监督管理局（FDA）和美国联邦贸易委员会（FTC）也开始发出警告信，对声称其产品能治疗疾病的益生菌制造商进行处罚。其中，力度最大的一次是在 2010 年。美国联邦贸易委员会在 39 个州政府的协调下，对重量级益生菌制造商达能公司进行了 2100 万美元的罚款。

罚款的理由是其发布欺骗性广告，夸大了酸奶和益生菌乳制品饮料对健康的益处。[⑧] 尽管如此，益生菌产品在美国的管理情况依旧很复杂，也很混乱。许多益生菌被作为膳食补充剂出售。只要不声称其补充剂可以降低患病的风险，在上市之前就不需要 FDA 的批准，FDA 也没有义务逐一审核。但是，如果一种益生菌要作为治疗疾病的药物上市，它就必须满足更严格的要求，即经过临床试验证明是安全有效的，且在出售前得到 FDA 的批准。然而，目前还没有任何一款益生菌产品得到过 FDA 的上市批准。[⑨]

2012 年以后，欧盟营养与健康声明管理规章（NHCR）禁止在产品包装上使用"益生菌"一词，因为这种标签会误导消费者，暗示产品对健康有益，但又缺乏科学证据证明其对健康的确切益处。[⑩] 截至 2019 年，欧洲食品安全局驳回了所有关于益生菌产品健康声明的申请，因为没有足够的证据证明益生菌产品与健康之间的因果机制，也没有确凿的益生菌产品对健康有益的有效证据。[⑪]

二、益生菌产品食用指南

聊了那么多国外的事情，我相信你最关心的还是中国的情况。在我国，益生菌又是如何被管理的呢？

2001 年，也就是世界卫生组织给益生菌下定义的那一年，我国卫健委（当时称卫生部）发布了《可用于保健食品的益生菌菌种名单》。按照我国的规定，有 10 种菌可以被叫作益生菌，其中有双歧杆菌属 5 种、乳杆菌属 4 种、链球菌属 1 种。⑫

可用于保健食品的益生菌菌种名单

《关于印发真菌类和益生菌类保健食品评审规定的通知》（卫法监发〔2001〕84 号）

	名称	拉丁学名
第一类	双歧杆菌属	*Bifidobacterium*
1	两歧双歧杆菌	*B. bifidum*
2	婴儿双歧杆菌	*B. infantis*
3	长双歧杆菌	*B. longum*
4	短双歧杆菌	*B. breve*
5	青春双歧杆菌	*B. adolescentis*
第二类	乳杆菌属	*Lactobacillus*
1	德氏乳杆菌保加利亚亚种	*L. bulgaricus subsp. bulgaricus*
2	嗜酸乳杆菌	*L. acidophilus*
3	干酪乳杆菌干酪亚种	*L. Casei subsp. casei*
4	罗伊氏乳杆菌	*L. reuteri*
第三类	链球菌属	*Streptococcus*
1	嗜热链球菌	*S. thermophilus*

2005 年，国家食品药品监督管理局组织制定了《益生菌类保健食品申报与审评规定（试行）》⑬，提出了一整套严密的评审标准。我相信，当时我国的决策机构积极地借鉴了世界卫生组织和联合国粮农组织 2001 年的报告。但是，这套评审标准已经是 20 多年前的东西了。

我国的《可用于保健食品的益生菌菌种名单》也已经有 20 多年没有更新了。

但是，这 20 多年来科学研究日新月异，已经出现了大量的反证。

2017 年 7 月，著名科普杂志《科学美国人》刊登了论文《益生菌真的有效吗？》。[14] 作者菲力斯·雅布拉（Ferris Jabr）提出，如果仔细研究所谓的益生菌疗效背后的科学基础，结论很可能是大多数益生菌广告中宣传的疗效都是纯粹的炒作。华盛顿大学胃肠病学家马修·切巴（Matthew Ciorba）认为，没有证据表明胃肠道正常的人可以从服用益生菌中受益，如果你没有遇到任何困扰，他不会推荐它们。

在这篇文章的最后，作者说，根据现有的科学研究，益生菌被认为对阻止抗生素的一些副作用是有效的。但遗憾的是，这仅有的一点儿可能的好处，也被最新的一项研究给推翻了。

2018 年 9 月 6 日，顶级科学期刊《细胞》杂志以封面文章的形式，同时发表了来自以色列魏茨曼科学研究所同一个团队的两篇关于益生菌的论文。[15] 这两篇文章很快就在国内医疗健康领域的诸多自媒体上引发了热议。

两篇论文中，一篇研究常用的益生菌补充剂到底能有多少留在人体肠道中，另一篇研究人在服用抗生素后，益生菌对于肠道菌群的重建是否有帮助。简单来说，结论是这样的：第一，益生菌很难在肠道中存活，而且人与人之间的差异很大；第二，如果你在进行抗生素治疗后食用益生菌，它会阻碍肠道内微生物的恢复，和"益生"的初衷背道而驰。

论文的作者、免疫学家伊兰·以利亚（Eran Elinav）认为，虽然很多人对益生菌和其周边产品抱有好感，但其实围绕益生菌的各种文献资料都存在很大争议。他们的实验就是想搞清楚益生菌究竟会对人产生怎样的影响。结果呢？研究人员发现，有些志愿者的身体会对益生菌产生排斥反应，益生菌无法真正停留在其胃肠道中。这至少表明，益生菌并非对每个人都有效。不过，他认为，如果根据每个人的需求定制益生菌，或许会有效果。

在第一项研究中，服用了益生菌的志愿者排出的粪便里都有益生菌，但真正重要的是，其胃肠道里是否还能留下一些益生菌，这才是它们该待的地方。根据实验结果，10个服用益生菌的志愿者里面，有4个人产生了排斥反应，剩余6个人吸收。那么，所有人都盲目地以为补充益生菌对胃肠道有益，就是错误的。⑯研究中还提到了"肠道微生物组"的概念，强调要根据个体的不同情况，在临床上给出不同的解决方案。

我想提醒你的是，尽管10个人里面有6个人吸收了益生菌，但这远远不能说明这些菌对健康有益。这就好比有人说囫囵吞枣有益健康，然后找了10个人来吞枣，发现有4个人把吞下去的枣又完整地拉出来了。那么，枣对这4个人肯定是没有什么益处的。即使还有6个人没把枣拉出来，也不能说明这些枣就有益健康。这就是第一篇论文的大致内容和结论。

第二篇论文是关于抗生素与益生菌的。使用抗生素后，会有一些人出现腹泻的情况，很多人认为，这时补充益生菌能帮助他们重建胃肠道菌群。于是，第二项研究将21名志愿者分成3组，先接受抗生素治疗，然后第一组的7人等待肠道自我修复，第二组的6人进行自体粪便细菌移植，第三组的8人服用第一项研究中使用的益生菌补充剂，之后静待4周看结果。

结果让人颇感意外。接受自体粪菌移植的志愿者几乎只用了一天的时间，肠道菌群就和原来的相差无几了；自然恢复组达到这个水平用了3周的时间；而服用益生菌的志愿者，直到28天的等候期过去，其肠道菌群仍没有恢复，甚至有人在5个月以后还处于菌群失调的状态。这就是所谓的"帮倒忙"吧。

你可能会觉得研究样本太少了，总共才 21 个人，还要分成 3 组。但因为结果的差异实在太显著，已经很能说明问题了。这就好像我们原本是要研究一种东西比另一种东西平均重多少克，结果称了几次后，发现第一种东西居然全都比另一种东西要轻很多。这个差异与预期实在相差太大，所以也就没必要继续增加研究样本了。

2020 年，一篇题为《全球益生菌临床试验分析》的论文发表。按照作者的统计，截至 2019 年 8 月 1 日，在世界卫生组织的国际临床试验注册平台上，总共可以查到 1000 多个有关益生菌的临床试验。然而，这些临床研究中的益生菌的使用信息，在许多情况下并不明确。具体的细菌种类，甚至使用的剂量，都有问题。如果按照细菌种类来评估，只有 49% 的研究给出了完整的菌株鉴定，其余的都是多个菌株的混合。如果按照剂量来评估，只有 42% 的研究论文报告了正确的试验剂量，其余的论文有的用"克"为单位，有的用"液滴数"为单位，其实根本不知道加了多少。有些试验剂量甚至比推荐剂量大 100 倍，不知道是不是为了证明有效而特意加大剂量的。[17]

那些合理的临床试验则会被考科蓝（Cochrane）这样的遵循循证医学的合作组织用来进行综合荟萃分析。2006 年至 2022 年，考科蓝分析了益生菌对 31 种疾病的影响。[18] 很遗憾，除了"在短期内可以缓解腹泻"有中等程度的证据外，其余的每一项分析都以证据不足或者证据有限而告终。而这个"中等程度的证据"，如果用通俗的话来说，就是"可能""似乎"是有效的，还需要进一步的研究。

前文针对的都是益生菌对身体健康方面的影响，但这不代表益生菌没有非健康方面的好处。制备发酵食物的时候，这些加进去的活细菌能给我们带来美味，那是毫无疑问的。就拿牛奶举例，虽然它是好东西，但是里面的乳糖会让乳糖不耐受的人腹胀甚至腹泻。加一点儿乳酸杆菌发酵，不仅能够保留牛奶中的所有营养物质，还能让乳糖转化为乳酸，大大降低一些人乳糖不耐受的风险。

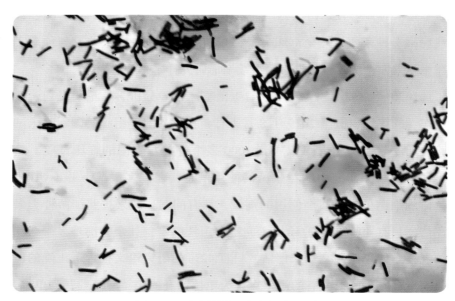

图 15-2　经过革兰氏染色的乳酸杆菌
图片来源：Dr Graham Beards

但是，这些益处都是乳酸杆菌的代谢产物带给我们的。说白了就是，对我们的身体产生有益影响的是这些细菌的代谢物，而不是乳酸杆菌本身。所以，这其实和益生菌的概念没什么关系。

现在网络上流行一句话：遇事不决，量子力学；机制难寻，肠道菌群。越是模棱两可的地方，就越是伪科学泛滥的地方。那些吃多了也没什么明显副作用的东西，最容易被炒作成保健品。反正疗效是否有争议可以先不管，只要吃不死，就有无限的发挥空间。

最后，我还要提醒你，有一个词长得和益生菌很像，叫"益生元"，希望你不要混淆两者。益生元和益生菌是完全不一样的东西。益生元指的是一类人体不可消化的食物成分，往往是一些多糖类物质。

人体虽然不能消化、吸收它们，但是它们对肠道里的菌群来说是必需的。我们在某宝上搜索"益生元"的时候，也能搜到很多保健产品，有些甚至都不区分益生元和益生菌。

益生元也完全不需要靠额外花钱买保健品来补充，因为益生元最大的食物来源是生姜、韭菜、大葱和洋葱等。这些都是中华美食的必备材料，美味又便宜。或者你每天吃两根香蕉，益生元的补充也足够了。[19]

参考文献

① 36氪的朋友们 . (2021, November 19). *又有主打益生菌概念的新消费品牌拿到融资，资本无惧"智商税"？* . 36kr. https://36kr.com/p/1491186845574787

② Grand View Research (2023, August). *Probiotics Market Size To Reach ¥220.14 Billion By 2030*. GVR. https://www.grandviewresearch.com/press−release/global−probiotics−market

③ FAO/WHO (n.d.). *Nutrition Division.FAO Food and Nutrition Paper*. https://www.fao.org/publications/card/fr/c/7c102d95−2fd5−5b22−8faf−f0b2e68dfbb6/

④ Probiotic. (2023). In *Wikipedia*. https://en.wikipedia.org/wiki/Probiotic

⑤ FAO/WHO (2001, October). *Health and Nutritional Properties of Probiotics in Food including Powder Milk with Live Lactic Acid Bacteria*. https://web.archive.org/web/20121022161702/http://www.who.int/foodsafety/publications/fs_management/en/probiotics.pdf

⑥ FAO/WHO (2002, May). *Guidelines for the Evaluation of Probiotics in Food*. https://web.archive.org/web/20171007055909/ftp://ftp.fao.org/es/esn/food/wgreport2.pdf

⑦ Rijkers, G. T., De Vos, W. M., & et al (2011). Marteau P. Health benefits and health claims of probiotics: Bridging science and marketing. *British Journal of Nutrition*, *106*(9), 1291−1296. https://doi.org/10.1017/S000711451100287X

⑧ Federal Trade Commission (2010, December 15). *Dannon Agrees to Drop Exaggerated Health Claims for Activia Yogurt and DanActive Dairy Drink*. FTC. https://www.ftc.gov/news-events/news/press-releases/2010/12/dannon-agrees-drop-exaggerated-health-claims-activia-yogurt-danactive-dairy-drink

⑨ NCCIH (n.d.). *Probiotics: What You Need To Know*. https://www.nccih.nih.gov/health/probiotics-what-you-need-to-know

⑩ YLFA (2012). *"Probiotic" as a general descriptor article 1(4) nutrition and health claims regulation*. https://web.archive.org/web/20141213035214/http://www.ylfa.org/images/file/Probiotics%20generic%20descriptors-2012.pdf

⑪ De Simone, C. (2019). The Unregulated Probiotic Market. *Clinical Gastroenterology and Hepatology*, *17*(5), 809-817. https://doi.org/10.1016/j.cgh.2018.01.018

⑫ 向雪松, & 陈潇 (2023, May 28). *共识解读：我国批准的益生菌菌种名单*. 中国科协科学传播专家团队. https://zhuanjia.kpcswa.org.cn/article/view.php?aid=46

⑬ 孙庆申, & 周丽楠 (2018). 益生菌类保健食品研究进展. *食品科学技术学报*, *36*(2), 21-26. https://doi.org/10.3969/j.issn.2095-6002.2018.02.003

⑭ Jabr, F. (2017, July 1). *Do Probiotics Really Work?* Scientific American. https://www.scientificamerican.com/article/do-probiotics-really-work/

⑮ Cell Press (2018, September 6). *Human gut study questions probiotic health benefits*. Science Daily. https://www.sciencedaily.com/releases/2018/09/180906141640.htm

⑯ Zmora, N., Zilberman-Schapira, G., et al (2018). Personalized Gut Mucosal Colonization Resistance to Empiric Probiotics Is Associated with Unique Host and Microbiome Features. *Cell*, *174*(6), 1388-1405. https://doi.org/10.1016/j.cell.2018.08.041

⑰ Dronkers, T. M. G., Ouwehand, A. C., & Rijkers, G. T. (2020). Global analysis of clinical trials with probiotics. *Heliyon*, *6*(7), E04467. https://doi.org/10.1016/j.heliyon.2020.e04467

⑱ Cochrane Library (n.d.). *Cochrane reviews*. https://www.cochranelibrary.com/

⑲ Prebiotic (nutrition). (2023, May 5). In *Wikipedia*. https://en.wikipedia.org/wiki/Prebiotic_(nutrition)

16　左旋肉碱：
说它能燃烧脂肪的都是大忽悠！

　　"左旋肉碱"这个词大多数人可能听着陌生，但热衷瘦身的朋友多半听过它的大名，因为它被广泛宣传能燃烧脂肪，有减肥效果。2010年，湖南卫视某黄金档脱口秀节目《百科全说》邀请过一位人称西木博士的嘉宾来介绍左旋肉碱。在这位西木博士的口中，左旋肉碱就是"脂肪燃烧弹"：

　　　　左旋肉碱是从瘦肉里面提取的，能把肥肉变成瘦肉，是一种脂肪酶，越胖的人含有得越少。而这是一种营养素，服用下去能够燃烧脂肪，并且绝对安全……如果吃了左旋肉碱，一个星期后，手脚就会发热，表明脂肪在尽情燃烧，包括睡觉的时候也在燃烧……28天之内，能够瘦7～15斤。[①]

　　这位西木博士是何许人也？我们现在还能在网上搜到关于他的介绍：

　　　　1994年在美国明尼苏达大学取得经济学博士学位，导师里奥尼德·赫维茨（Leonid Hurwicz）教授是迄今年龄最长的诺贝尔奖获得者。（虽然这个诺奖是2007年的诺贝尔经济学奖。[②]）

湖南卫视的带货很成功。虽然这之前几乎没人听说过左旋肉碱，但节目播出后它一下子就成了热词。自那时起，各种各样标称含有左旋肉碱的产品如雨后春笋般出现。那么左旋肉碱真的那么有效吗？

我先给你一个结论：左旋肉碱曾经被认为是维生素家族的一员，但是它并没能经受住科学共同体的考验。除了有特殊疾病的人需要额外补充，正常人群完全没有必要去吃。

让我从 20 世纪一位 42 岁的昆虫学教授 [③] 研究虫子的故事讲起。

一、维生素 BT 的发现

1943 年，任职于伦敦帝国理工学院的弗兰克尔（Gottfried S. Fraenkel）教授对虫子的营养需求有着极大的兴趣。他想知道对于维持虫子的生长发育来说，必不可少的营养素有哪些。他最初提出自己的想法时，身边的很多研究员都表示不理解，有人甚至认为这个教授是吃饱了没事干。要知道，在那个年代，人类的生长发育需要哪些具体的维生素都还没完全搞清楚呢！

不过，弗兰克尔教授却不这么认为。他觉得，研究昆虫需要吃什么，不仅仅是一个纯粹的科学问题，它对指导农民种地有着非常大的现实意义。毕竟对于农民来说，保护农作物免受虫害至关重要。假如能更好地掌握昆虫的生长习性，就有可能找到更好的驱虫和灭虫的办法。

于是，弗兰克尔和他的同事布莱维特（M. Blewett）就开始了这项工作。[④] 他们选择了生长在面粉中的 6 种常见害虫，包括 5 种粉甲虫和 1 种蛾类。这些虫子有一个共同的特点：它们只吃全麦面粉就能正常生长发育并且繁殖。要知道，全麦面粉中主要包括以下水溶性维生素：硫胺素（维生素 B_1）、核黄素（维生素 B_2）、烟酸（维生素 B_3）、生物素（维生素 B_7）和叶酸（维生素 B_9）等。所以，理论上来说，如果用纯净饮食（只含碳水、蛋白质和脂肪）和上述水溶性维生素的混合物代替全麦面粉去喂养虫子，它们应该也能活下来。

弗兰克尔教授的实验结果是，几乎所有的虫子都如预期般活下来了，除了一种叫黄粉虫的。黄粉虫不能正常生长，这就意味着这种虫子需要额外的物质才能存活。

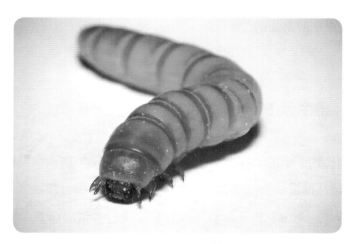

图 16-1 黄粉虫
图片来源：AJC1

为了找出这种额外的物质，弗兰克尔教授开始尝试在饲料中添加各种植物叶子的提取物，来进行喂养实验。这么做的原因是，大部分虫子只吃植物叶子就能存活。但是，令弗兰克尔教授意想不到的是，竟然没有一种植物叶子的提取物能够让黄粉虫活下来。

他又试了各种别的物质，最后发现，要想养活黄粉虫，必须在饲料中添加一种来自酵母菌的物质。为了获得这种物质，得先用50%浓度的丙酮溶液提取酵母，然后在酸性条件下用木炭进行过滤。这种"木炭滤液"对黄粉虫的生长有立竿见影的效果。根据弗兰克尔教授本人的描述，只需要在每克食物中加入 3 μg 的"木炭滤液"，就足以促进幼虫的生长。于是，弗兰克尔基于黄粉虫的英文名称，将这种"木炭滤液"临时起名为维生素 BT——维生素 B+ 黄粉虫（Tenebrio molitor）。

到此为止，维生素 BT 仅是属于黄粉虫的维生素，和我们人类没有一丁点儿关系。不过，弗兰克尔团队后续的研究表明，维生素 BT 可不只是虫子所必需的。

二、维生素 BT 可以治疗婴儿的营养不良

经过长达 8 年的研究，弗兰克尔教授在 1951 年确认，虽然维生素 BT 最初是从酵母中提取的，但在玉米和小麦胚芽中也能找到它。动物组织中的维生素 BT 最多，动物的肝脏、肺、血浆，以及牛奶中都能找到它。1952 年，弗兰克尔教授的学生卡特（H. E. Carter）[5] 在对维生素 BT 的结构进行详细分析后发现，维生素 BT 其实就是动物肉中一种叫作"肉碱"的氨基酸。[6] 肉碱广泛存在于各种动物的肌肉中，包括我们人类。而肉碱这种物质早在 20 世纪初就已经被科学家们从肉中提取出来了。

肉碱这种物质虽然发现得很早，但始终没有科学家能搞明白它在生理活动中具体起到什么作用。

为了弄清楚这个问题，弗兰克尔教授所在实验室的研究人员还是

打算从黄粉虫入手，看看能不能研究出一些名堂来。毕竟比起人体实验和典型的动物实验，拿虫子做实验成本低且周期短，是最高效的一种方法。于是，他们用含有极少量肉碱的合成饲料喂养黄粉虫。过了一段时间，他们开始发现在这种饥饿喂养的条件下，黄粉虫体内的蛋白质和碳水化合物几乎被消耗殆尽，唯有脂肪含量没有明显变化。这个结果说明，缺少肉碱后，黄粉虫将无法代谢脂肪。

后续研究又发现，肉碱可以在细胞中帮助脂肪酸穿梭到线粒体中进行氧化降解，这就是被后人写进生物化学教科书的"肉碱穿梭系统"。而且，和所有其他氨基酸一样，肉碱的分子结构也是有手性的。

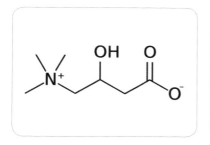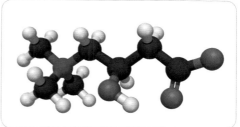

图 16-2　肉碱的结构简式与分子结构
左图作者：Ed（Edgar181）　右图作者：Manuel Almagro Rivas

这里出现了一个新的术语"手性"。什么是氨基酸分子结构的手性呢？

我们的左手和右手虽然长得一模一样，但它们只能镜像重合，不能正向重合。换句话说就是，假如有两只手套，我们不把其中一只手套翻个面的话，是不可能让两只手套完全重合的。像这样的结构，就被称为"手性"结构。

科学家们发现，上帝在用氨基酸制造生命的时候是一个左撇子，他似乎特别偏爱左手性的结构。肉碱也不例外，虽然有着几乎同样的分子结构，但只有那些左手性的肉碱分子才有生物学活性，因此这种肉碱就被称为"左旋肉碱"。这个发现对医学的贡献是巨大的，因为这意味着由某些基因缺陷导致的营养不良症从此有了"特效药"。

1958年，世界上首篇关于"利用左旋肉碱来治疗婴儿营养不良"的论文出炉了。法国儿科医生沙萨涅（P. Chassagne）和杰罗姆（H. Jerome）[7]在接诊时遇到了一位浑身水肿、呼吸异常急促的婴儿患者。一般来说，这种症状最有可能是微生物感染引起的。不过，经过一番诊断后，沙萨涅和杰罗姆医生很快就排除了这种可能性。同时，考虑到该婴儿平时虽然胃口小，但是不挑食，吃的东西也很均衡，他们又排除了营养素缺乏的可能性。

然而，检查报告显示，婴儿血液中的左旋肉碱的含量极低。这引起了两位医生的注意。当时，他们还在使用维生素BT这个词来指代左旋肉碱。于是，他们立刻给患病婴儿开了一点儿维生素BT，效果立竿见影。从此，许多医生发现，用肉碱治疗肌肉无力、水肿、呼吸困难等婴儿营养不良的症状，有时确实能起到作用。

至此，左旋肉碱基本上已经被认定是一种新的维生素了。凡是传统维生素治疗不了的营养不良，医生们就会尝试用维生素BT来治疗。

1985年，美国食品药品监督管理局正式批准将左旋肉碱作为一种治疗婴儿营养不良的药物。[8]这种营养不良也有了一个专业的名字——先天性肉碱缺乏症（也称卡尼丁缺乏症，卡尼丁为肉碱Carnitine的音译）。

到这儿，你可能会疑惑：现在食品科学中的维生素B族里根本没有维生素BT这个名字，它去哪里了呢？其实，这样的情况在历史上一点儿都不罕见。曾有大量像维生素BT这样的物质一度被认定是一种新的维生素，但后来又被除名了。

这是因为随着研究的深入，科学家们很快就发现，左旋肉碱虽然重要，却远远配不上维生素的称号。因为，必须靠补充左旋肉碱才能活下去的人群的比例实在是太低了，大约只有十万分之一。[9] 大多数人并不需要刻意补充左旋肉碱，因为它是一种人体自身能够合成的物质。而且，自身合成的左旋肉碱就足以维持我们的新陈代谢了。这不得不让人怀疑，那些需要靠补充左旋肉碱才能活下去的人，是不是本身就存在一定程度的基因缺陷？

三、反转：维生素 BT 跌落神坛

后来的研究证明，这个猜想是正确的。1992 年 7 月，《新英格兰医学杂志》上的论文《线粒体内膜缺乏肉碱－酰基肉碱转位酶》[10] 阐明了为什么有些人会因为缺乏左旋肉碱而发病。患肉碱缺乏症的人自身不能合成足够的左旋肉碱来维持健康，自然是需要补充的。但是，对于我们普通人来说，真没有必要补充左旋肉碱。对此，美国国立卫生研究院（NIH）的观点是[11]：

> 健康的儿童和成年人不需要从食物或补充剂中摄取左旋肉碱，因为肝脏和肾脏从赖氨酸和甲硫氨酸中已经可以生成足够多的肉碱，来满足日常需要。美国国家学院的食品和营养委员会（FNB）在 1989 年回顾了关于肉碱功能的研究，并得出结论，肉碱不是一种必需营养素。

四、左旋肉碱与减肥

有一种观点认为，因为左旋肉碱和脂肪的分解、代谢密切相关，所以即便平时不需要额外补充，但在运动健身时多补充些还是有好处的，毕竟左旋肉碱有助于脂肪燃烧，增加肌肉密度。

这一观点的理论依据来自前文提到的"肉碱穿梭系统"。在肉碱穿梭系统中，左旋肉碱的作用就是帮助脂肪酸通过线粒体内膜，移动到线粒体基质中，在那里脂肪酸会"燃烧"产生能量。如果我们把脂肪想象成一个想过河的游客，过了河它就能被燃烧代谢掉，那么左旋肉碱就是那个摆渡人。因此，左旋肉碱的功能就是帮助脂肪代谢。所以，补充它来帮助"燃烧脂肪"，听上去似乎挺有道理。

然而，实验结果是令人失望的。

2004 年 8 月，福建省疾病预防控制中心开展了一项针对左旋肉碱减肥效果的研究。他们招募了 110 名成年志愿者，然后将其随机分为两组，每组 55 人。两组志愿者分别服用左旋肉碱胶囊和安慰剂胶囊，剂量都是每日 2 次，每次 3 粒，为期 35 天。该实验中的左旋肉碱的服用量，与那位西木博士提到的剂量差不多。研究人员定期对志愿者的各项指标进行追踪检测，以确保所有人处于健康状态。35 天后，研究人员发现，服用左旋肉碱的志愿者的体重平均下降了 0.7 kg（1.4 斤）。这个数据与西木博士提到的 28 天瘦 7～15 斤相比，差距太大了。这一点儿体重差异几乎没有什么实际意义。这项研究成果发表在 2007 年 1 月的《预防医学论坛》期刊上，标题是《左旋肉碱对肥胖人员减肥作用的效果观察》。⑫

此外，美国国立卫生研究院在提及左旋肉碱的效用时，包含了学术界认为其可能存在但尚未被完全证实的功能。但有意思的是，唯独减肥功能，连提都没被提到。

其实，早在 2010 年，中国政府网就已发文章驳斥过左旋肉碱能减肥的谣言。[13]时任中国农业大学食品营养与营养工程系主任何计国说：

虽然左旋肉碱能提高脂肪分解速度，但决定脂肪分解速度的是限速酶。脂肪代谢是一个连续过程，其中有几个步骤是由限速酶发挥作用。最简单的例子就是我们平时吃饭时，吃了脂肪多的食物就不容易饿，那就是限速酶限制了物质的分解速度。而这个催化过程和肉碱无关。产生的脂肪酸还需进一步分解，这时左旋肉碱才发挥作用，这时仍需限速酶的催化，肉碱只是结合的原料。

如果有人在服用含左旋肉碱的减肥产品后发现其很有效，那就要当心了。因为这意味着不法商家很可能在左旋肉碱中混入了违禁的减肥药，其中最臭名昭著的就是西布曲明。

西布曲明[14][15]于 1997 年由美国雅培制药公司首先在墨西哥上市，后销售至全球。它能作用于中枢神经系统，通过控制食欲达到减肥的目的。但是，上市后不久，研究人员就发现了它的各种严重副作用。

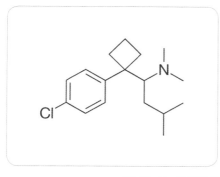 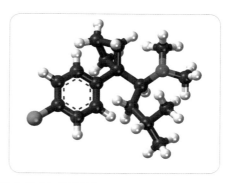

图 16-3　西布曲明的化学式与分子结构

左图作者：Fvasconcellos　右图作者：Vaccinationist

有部分人在使用西布曲明后出现了高血压及脉搏跳动加快的症状，导致他们患心脏病的风险增加；还有相对较少的一部分人会出现心律不齐、皮肤感觉异常、情绪化（如过度兴奋、迷失、伤心、激动）等症状；极少数人甚至会出现自杀的念头。这些严重的副作用往往只有在大规模服用西布曲明时才会被发现。2010 年，包括我国在内的全世界主要国家都已宣布废止该药品的许可证，已上市的必须召回。[16]

可是，西布曲明却为无良商家打开了一扇非法牟取暴利的大门。新华网 2018 年曾发布过一篇相关报道：朱女士购买了一款名为"左旋肉碱咖啡王"的网红减肥药，"喝着咖啡就能减肥"是这款药的销售噱头。打着"懒人减肥"的旗号，该药很快走红。没想到，朱女士服用后出现全身无力、头晕、心慌、呕吐等症状。但是淮安食品药品监督管理部门的检测结果显示，该减肥药中非法添加了盐酸西布曲明等违禁成分。当地警方于是捣毁了这条生产、销售假减肥药的地下产业链，现场查获假减肥药约 8 吨。另外，据查证，约有 10 吨已售出。[17]

五、左旋肉碱与运动

我在查阅资料时发现，很多人还持有这样一种观点：左旋肉碱可以提高体能，尤其是运动员在运动之前吃可以改善身体状态，取得更好的成绩。证据就是，左旋肉碱有时也会被加到能量饮料中。

对于这一观点，我也不得不泼一盆冷水。

首先，还是先看美国国立卫生研究院提供的结论：一些运动员试图通过服用肉碱来提高运动成绩，然而长达 20 年的研究显示，没有一致的证据表明，肉碱补充剂可以改善健康受试者的运动或身体表现。他们的实验剂量为每天 2～6 g 不等，每次实验持续 1～28 天不等。[18]

其次，与吃多了也没什么危害的另外两种能量饮料配方牛磺酸和精氨酸相比，左旋肉碱的过量摄入反而会对健康造成危害。

在大约每天 3 g 的剂量下，肉碱补充剂已被确认可以导致恶心、呕吐、腹部绞痛、腹泻和"鱼腥味"体味。此外，过量摄入还会产生一些较为罕见的副作用，包括尿毒症患者的肌肉无力和癫痫发作。

退一万步说，假如有人真的想补充左旋肉碱，那最好的方法就是多吃点儿肉。

六、最新研究

我再介绍一些关于左旋肉碱的最新研究，这些研究是最前沿的，有些可能处在萌芽的状态，有些则可能会在几年后被证伪。

2021 年 12 月 23 日，《自然》期刊的子刊《自然·微生物学》刊登了一项来自美国克利夫兰医学中心的研究成果。该研究发现，血液中左旋肉碱的水平与患心血管疾病的风险呈显著正相关。研究人员认为，左旋肉碱在被肠道微生物消化时会产生氧化三甲胺，这种物质会显著增加心脏病和中风的患病风险。[19]

这个观点还真不是一家之言。2013 年，《自然》期刊的另一子刊《自然·医学》发表过一篇基于临床研究的论文，认为左旋肉碱经肠道微生物群代谢会加快动脉粥样硬化。[20]

换句话说，左旋肉碱不仅没有我们通常认为的减肥功效，往往还会帮倒忙，甚至会引起心血管疾病。当然，对于这种说法，也有人质疑和反对。比如，2014 年发表在《营养、代谢与心血管疾病》期刊上

的一篇综述论文就否定了左旋肉碱的这种危害。[21] 有意思的是，2016
年另一篇发表在《动脉粥样硬化》期刊上的论文认为，左旋肉碱可以
帮助人类减缓动脉粥样硬化，但是论文的相关研究是由制造和销售左
旋肉碱补充剂的瑞士龙沙公司（Lonza，Inc.）赞助的。[22][23]

　　总之，左旋肉碱的危害到底如何，未来还会有很多变数。但可以
肯定的是，左旋肉碱肯定没有所谓的燃烧脂肪和减肥的效果。如果你
以减肥为目的去购买它，那毫无疑问是在交智商税。

参考文献

① 科技日报 (2010, September 16). *科学生活：左旋肉碱减肥方法靠不住*. 中央政府门户网站. https://www.gov.cn/govweb/fwxx/kp/2010-09/16/content_1703651.htm

② Nobel Prize Outreach AB (n.d.). *The Sveriges Riksbank Prize in Economic Sciences in Memory of Alfred Nobel 2007*. NobelPrize.org. https://www.nobelprize.org/prizes/economic-sciences/2007/summary/

③ University of Illinois Archives (2017). *Fraenkel, Gottfried Samuel (1901–1984)*. https://archon.library.illinois.edu/archives/index.php?p=creators/creator&id=1087

④ Fraenkel, G., & Blewett, M. (1943). The sterol requirements of several insects. *Biochemical Journal*, *37*(6), 692–695. https://doi.org/10.1042/bj0370692

⑤ Carter, H. E., Bhattacharyya, P. K., Weidman, K. R., & Fraenkel, G. (1952). Chemical studies on vitamin BT. Isolation and characterization as carnitine. *Archives of Biochemistry and Biophysics*, *38*(1), 405–416. https://doi.org/10.1016/0003-9861(52)90047-7

⑥ George, W. (2006). The Discovery of a Vitamin Role for Carnitine: The First 50 Years. *The Journal of Nutrition*, *136*(8), 2131–2134. https://doi.org/10.1093/jn/136.8.2131

⑦ Chassagne, P., & Jerome, H. (1958). Traitement des hypotrophies du nourrisson et de l'enfant par un complexe carnitinique de synth è se [Treatment of nutritional deficiencies in infants and children by a synthetic complex of carnitine]. *Therapie*, *13*(3), 400–407.

⑧ Buist, N. R. M. (2016). Historical Perspective on Clinical Trials of Carnitine in Children and Adults. *Annals of Nutrition and Metabolism*, *68*(Suppl. 3), 1–4. https://doi.org/10.1159/000448320

⑨ MedlinePlus (2023, November 27). *Primary carnitine deficiency*. https://medlineplus.gov/genetics/condition/primary-carnitine-deficiency/

⑩ Charles, A., Stanley, M. D., et al (1992). A Deficiency of Carnitine-Acylcarnitine Translocase in the Inner Mitochondrial Membrane. *New England Journal of Medicine*, *327*(1), 19–23. https://doi.org/10.1056/NEJM199207023270104

⑪ Office of Dietary Supplements (2023, April 17). *Carnitine / Fact sheet for Health Professionals*. NIH. https://ods.od.nih.gov/factsheets/Carnitine-HealthProfessional/

⑫ 黄宗锈，林健，& 林春芳 (2007). *左旋肉碱对肥胖人员减肥作用的效果观察*. 预防医学论坛, *2007*(1), 6–8. CNKI:SUN:YXWX.0.2007-01-002

⑬ 科技日报 (2010, September 16). *科学生活：左旋肉碱减肥方法靠不住*. 中央政府门户网站. https://www.gov.cn/govweb/fwxx/kp/2010-09/16/content_1703651.htm

⑭ Arterburn, D. E., Crane, P. K., & Veenstra, D. L. (2004). The Efficacy and Safety of Sibutramine for Weight Loss: A Systematic Review. *Archives of Internal Medicine*,

164(9), 994−1003. https://doi.org/10.1001/archinte.164.9.994

⑮ MedicineNet (2022, November 4). *Sibutramine (Meridia): Weight Loss，Side Effects & Dosage*. https://www.medicinenet.com/sibutramine/article.htm

⑯ 食品药品监管局 (2010, February 26). *食品药品监管局密切关注西布曲明的安全性信息*. 中央政府门户网站. http://www.gov.cn/gzdt/2010−02/26/content_1542629.htm

⑰ 朱国亮，朱筱，& 邱冰清 (2018, June 6). *食品药品监管局密切关注西布曲明的安全性信息*. 新华网. http://www.xinhuanet.com/politics/2018−06/06/c_129888407.htm

⑱ Office of Dietary Supplements (2023, April 17). *Carnitine | Fact sheet for Health Professionals*. NIH. https://ods.od.nih.gov/factsheets/Carnitine−HealthProfessional/

⑲ Buffa, J. A., et al (2021). The microbial gbu gene cluster links cardiovascular disease risk associated with red meat consumption to microbiota L−carnitine catabolism. *Nature Microbiology*, *7*(1), 73−86. https://doi.org/10.1038/s41564−021−01010−x

⑳ Koeth, R. A., Wang, Z., et al (2013). Intestinal microbiota metabolism of L−carnitine, a nutrient in red meat, promotes atherosclerosis. *Nature Medicine*, *19*(5), 576−585. https://doi.org/10.1038/nm.3145

㉑ Johri, A. M., Heyland, D. K., Hétu, M. F., Crawford, B., & Spence, J. D. (2014). Carnitine therapy for the treatment of metabolic syndrome and cardiovascular disease: Evidence and controversies. *Nutrition，Metabolism and Cardiovascular Diseases*, *24*(8), 808−814. https://doi.org/10.1016/j.numecd.2014.03.007

㉒ Collins, H. L., et al (2016). L−Carnitine intake and high trimethylamine N−oxide plasma levels correlate with low aortic lesions in ApoE−/− transgenic mice expressing CETP. *Atherosclerosis*, *244*, 29−37. https://doi.org/10.1016/j.atherosclerosis.2015.10.108

㉓ Lonza (2015, March 18). *Lonza Celebrates 30th Anniversary of Carnipure? L−Carnitine: Highlights Continued Scientific Support for Ingredient Success*. https://www.lonza.com/news/150318−carnipure−anniversary

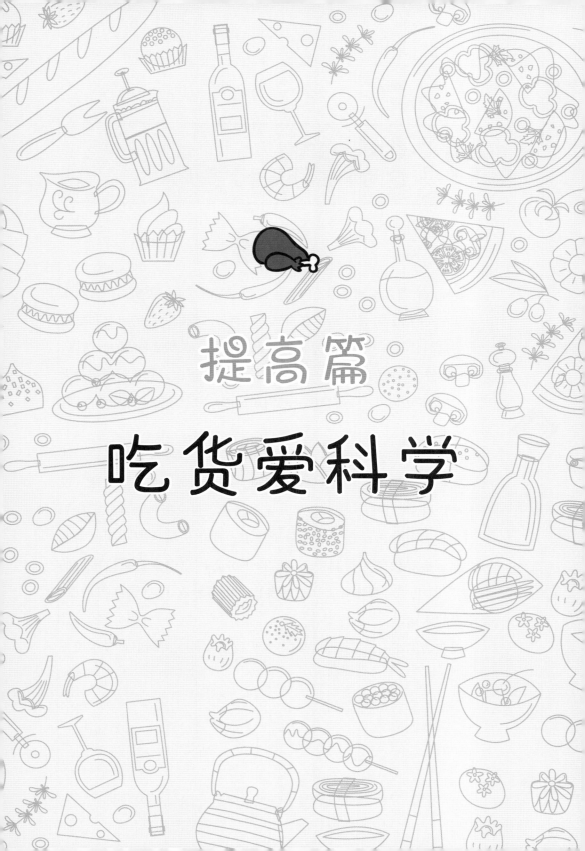

提高篇

吃货爱科学

17 红肉、白肉：
这两个名词误导了多少人？

我周围有很多人都号称是肉食主义者，无肉不欢。说实话，喜欢吃肉是写在人的基因中的本能。我自然也不例外。吃肉上瘾的机制和吃糖上瘾的机制其实差不多。如果不有意识地节制，吃多是必然的。所以，要想吃得健康，我们必须懂一点儿吃肉的知识。过去，我爸妈经常会提醒我："要多吃鸡肉，少吃猪肉。鸡肉是白肉，对身体好。猪肉是红肉，对身体不好。"

你可能也听过关于红肉、白肉的说法，这个说法流传得极广。那么它到底有没有道理，是不是伪科学呢？我先给你一句结论：这一说法不算伪科学，它有出处，也有一定的道理，但又极具误导性。如果我们不理解红、白颜色背后的分子原理，简单机械地按照颜色来区分，那就会导致弊大于利了。同时，不分青红皂白地直接给所谓的"红肉"打上"对身体有害"的标签，就更不可取了。"谈红肉色变"是错误的认知。

现在请你花一点儿时间，耐心地听我把人类吃肉的前世今生给你讲清楚。

一、红肉、白肉之说的历史渊源

260万～250万年前，地球逐渐变得更热、更干燥。这次气候变化使得非洲大陆的水源开始干涸，茂密的森林逐渐萎缩成草原。在此之前，人类的祖先主要依靠植物为生。随着绿色植物变得越来越稀少，环境压力迫使人类的祖先开始寻找新的能量来源。

于是，人类的祖先逐渐学会了打猎，学会了吃肉。因为肉类的能量密度远远超过植物，所以从这时候开始，人类的肠道开始萎缩，消化吸收肉类食物的能力越来越强，而消化吸收植物的能力则在逐渐减弱。根据考古学的证据，大约200万年前，肉已经成为古人类菜单中的食物之一。

现代医学发现，如果我们吃太多肉，会引发心脏病、糖尿病和某些癌症。你可能有点儿想不通，为什么经过200多万年的演化，人类居然变得吃多了肉会得病？那为什么我们又那么爱吃肉呢？其实这个问题很好解释。就跟糖一样，人类可以想吃多少肉就吃多少不过是最近几十年的事情。别说人类的祖先了，就连我们的爷爷奶奶辈都没这种好命。仅仅是在100多年前，人类平均都还活不到容易患上慢性病的岁数。而人类祖先的生活目标则更简单：能活到第二天就是胜利。在这种生存压力下，当然是越喜欢吃肉的人越容易存活下来。

人类喜欢吃肉不仅仅是我们自己的感受，也有数据佐证。西方发达国家平均每人每年大约吃200斤肉，而最贫穷的非洲国家平均每人每年的吃肉量不到20斤。[1] 这个数据说明，只要肉的供应充足，我们就会不停地吃掉它们。

肉的种类十分繁多，就我们常见的肉类来说，畜类肉有羊肉、牛肉、猪肉等，禽类肉有鸡肉、鸭肉、鹅肉等，还有水产类的鱼、虾、蟹肉等。为了比较这些肉类孰优孰劣，科学家们创造了一系列的专业术语，其中传播最广的就是"红肉"和"白肉"这两个词。

我考据了一下，"红肉"（red meat）这个词源自1906年美国的《联邦肉类检验法》。这部法律首次使用了"红肉"一词，用来描述肉类生产商所提供的牛、猪、羊、马肉是新鲜而健康的。因为这些肉新鲜时往往会呈现红色，存放时间过长就会变成暗淡的棕色。换句话说，红肉最早是一个评估畜类肉质量的术语，用于表示它们是健康和新鲜的，跟现在大多数人的理解刚好相反。

随着时间的推移，以家禽、鱼类为主的其他肉类也越来越受欢迎，针对这些肉类的质量监控也被纳入了检验条例。但是，在如何描述它们的新鲜度问题上，科学家们犯了难，因为它们不像畜类肉，可以靠颜色来判断新鲜度。1957年，美国农业部在相关法规中明确禽类肉和鱼肉不能用"红肉"一词来描述，于是就产生了与之对应的"白肉"（white meat）一词。

同时代的英国剑桥大学的约翰·肯德鲁（John Kendrew）教授对肉为什么会呈现出红色产生了好奇。他觉得，这些肉呈现出红色是因为它们和血液一样，含有一种红色的色素。1949年，肯德鲁从抹香鲸的肌肉中分离、纯化出了这种色素。为了解释它为什么会呈现出红色，肯德鲁的团队又花了11年时间夜以继日地工作，最终利用X射线晶体学技术成功解开了这种色素的结构。

说来也巧，差不多同一年，肯德鲁的同事马克斯·佩鲁茨（Max Perutz）也成功地从马的血液里提取出一种红色的色素，并且用同样的技术解开了它的结构。②

将两个人的结果放在一起对比，相信你会会心一笑。马血中的色素和抹香鲸肌肉中的色素在结构上几乎一模一样，它们都是一种蛋白质。唯一的差别就是，马血中的色素的分子结构（决定了分子的体积和质量）更大一些，差不多是抹香鲸肌肉中的色素的 4 倍。于是，"有些肉为什么会是红色的"这个问题的答案就找到了。肯德鲁和佩鲁茨将让肌肉变红的蛋白质命名为"肌红蛋白"，将让血液变红的蛋白质命名为"血红蛋白"。两人的论文一同发表在 1960 年的《自然》杂志上。③④ 两年后，两人因此项成就共享了 1962 年的诺贝尔化学奖。

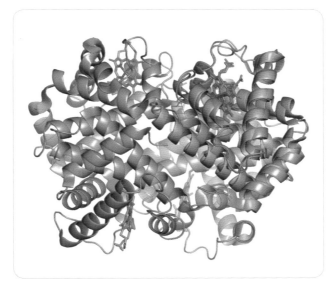

图 17-1　血红蛋白（灰）和肌红蛋白（橙）的比较
陆鹏 绘制

　　肌红蛋白是一种蛋白质。与在血液中不断循环的血红蛋白不同，肌红蛋白是固定在肌组织细胞中的。它的作用是保存血液中的氧气，在需要时及时供应给细胞。科学家们也找到了红色的肉放一段时间会变色的原因。原来，肌红蛋白本身是紫色的，当它与氧气混合后，就会被氧化成氧合肌红蛋白，并呈现鲜红色。但是，氧合肌红蛋白那种理想的鲜红色并不稳定，长时间暴露在空气中过度氧化，它就会转化为棕色的高铁肌红蛋白。

如果想让肉保持明亮的鲜红色，也不是没有办法，用亚硝酸盐腌制一下就可以了。亚硝酸盐与肌红蛋白结合可以生成亚硝基肌红蛋白，同样可以呈现出鲜红色。烹饪之后，亚硝基肌红蛋白会进一步转化为十分稳定的亚硝基血色原。亚硝基血色原的稳定结构甚至可以使火腿和培根这类加工肉经过加热依旧保持鲜红。

我觉得科学的魅力真的很大。生活中的这些现象，经过科学家们的刨根问底，总能被解释得清清楚楚。

其实，即便是那些看上去不怎么红的禽类肉，也不是完全不含肌红蛋白，只是含量较少。生的鸡肉、鸭肉也呈现红色。因为禽类身体的某个部位如果经常活动，这部分肌肉就会需要更多的氧气，得到充分锻炼后就会含有更多的肌红蛋白。比如鸡经常站立，它们的腿肉就会呈现红色；鸽子经常飞行，它们的翅膀和胸肉就会呈现红色。

于是，有人提议把禽类肉中呈现红色的肉叫作"深色肉"。这种一定要用颜色来区分肉类的方式，在我看来意义不大。哪怕是鱼肉，也会有红色的三文鱼，且三文鱼肉呈现红色的原因依然是含有肌红蛋白。

二、"红肉不健康"是怎么来的？

一直以来，红肉和白肉的差别无非就是颜色不同。但是，2015年，世界卫生组织下面的国际癌症研究机构（IARC）发表了报告《癌症：食用红肉和加工肉类的致癌性》[5]，这就让红肉和白肉的分类不仅限于颜色，还和癌症挂上了钩。

在 IARC 的这份报告中，红肉被列为 2A 类致癌物，即对人致癌的数据虽然有限，但是对动物会致癌，建议少吃。

不过，这里需要注意一点，这份报告中的红肉指的是哺乳动物的肌肉，比如牛肉、猪肉、羊肉、马肉等，并不是特指颜色是红色的肉。⑥

就是从这时开始，社会上开始广泛流传"红肉不健康"的说法。但是，不知道你有没有发现一个问题：正如我在前文讲过的，红肉之所以呈现红色，是因为里面有较多的肌红蛋白，难道是这些肌红蛋白致癌吗？这显然也是不可能的，因为人的肌肉中也有大量的肌红蛋白。如果肌红蛋白是致癌因子，那人类早就因为癌症而灭绝了。

这个问题困扰着我。

三、红肉威胁健康的原因

于是，我秉持着科学精神仔细阅读了 IARC 报告的信源，也就是报告中提到的"证据"，即国际癌症研究机构开展的研究和发表的原始论文。⑦ 其中一篇发表于 2005 年的论文的依据是一项追踪研究。论文由 46 名作者联合发表。研究人员追踪观察了来自欧洲 10 个国家的 47.8 万多人，平均每人被追踪观察了 4.8 年。他们发现，红肉的摄入量与大肠癌的发病率有主要的关联。不过，仔细阅读可以发现，他们并没有区分被研究者吃的是加工后的红肉还是未加工的红肉。

所以，存在这样一种可能：是各种肉类的加工技术，而不是肉本身，导致了患癌风险的增加。

此外，我还检索了其他研究机构发表的关于红肉与健康的论文，

找到了多吃红肉会增加心血管疾病以及癌症（包括结肠癌、乳腺癌等）死亡率的论文。[8][9][10]

但这些研究都是追踪研究。换句话说，这类研究只能证明相关性，即两个变量相关，并不能证明因果性。追踪研究的主要问题之一，就是它们的观察值往往会受到各种混杂因素的干扰。比如，有可能红肉吃得多的人，往往更缺乏健康意识，更容易吸烟，更容易饮酒，更容易过度饮食等，这些都是伴随性特征。历史上，国际癌症研究机构曾一度把咖啡列为致癌物，也是因为同样的原因，后来又给咖啡平反了。当然，我们需要明白，虽然相关性不代表因果性，但它依然是因果性的一个旁证。

追踪研究还存在一个问题：研究人员通常以问卷调查的形式让被研究者回忆自己过去吃了哪些东西。这也是一个非常大的不确定因素。

这些不确定因素决定了根据追踪研究得出的结论往往彼此之间相差很大，甚至完全相反。

在医学论文库 PubMed 中，也可以检索到很多与"多吃红肉增加健康风险"这个结论相反的论文。比如，2010 年有一篇论文对涉及120 多万人的 20 项相关研究进行了综合荟萃分析，没有发现未加工的红肉与心脏病和糖尿病有关联。[11] 2013 年，《肉类消费与死亡率——欧洲癌症和营养前瞻性调查结果》表明，未加工的红肉并不会增加死亡风险。该研究的样本有 40 多万人，具有一定的参考价值。[12] 也有研究表明，红肉与直肠癌并没有很高的相关性。[13] 还有研究表明，红肉会略微增加男性患直肠癌的风险，但是不会增加女性的患病风险。[14] 如果仔细找，一定还能找到很多这类论文，只是限于精力和时间，无法穷尽。

前文我提及的都是追踪研究的局限性。比追踪研究更值得参考的是随机对照实验。研究人员如采用随机对照实验进行研究，就会将研究对象随机分组，一组的饮食计划为 A，另一组为 B，然后观察哪种饮食更可能导致特定的结果。随机对照实验不会像追踪研究那样，只是发问卷让被调查者回忆自己吃了什么。我也找到了一些与红肉相关的随机对照实验的结论：

1. 2012 年发表在《临床脂质学杂志》上的一篇综合荟萃分析论文在分析了 124 个随机对照实验后得出结论：与家禽肉或鱼肉相比，食用未加工的红肉（瘦牛肉）对人体的血脂不会造成显著变化。[15]

2. 2014 年发表在《美国临床营养学杂志》上的一项针对老年女性的研究表明，若每周有 6 天坚持每天吃 160 g 红肉，可促进运动后的肌肉生长。[16]

3. 2017 年发表在《美国临床营养学杂志》上的一篇论文指出，每天吃 35 g 甚至更多的红肉，并不会增加心血管疾病的发病风险。[17]

这些研究都表明，未经加工的红肉不会对健康产生不利影响，甚至还可能产生有益影响。不过，需要指出的是，上述研究中所使用的红肉都是脂肪含量不高的红肉，比如猪里脊肉、牛肉和羊肉等。迄今为止，我还没有查到研究脂肪含量高的红肉对健康的影响的随机对照实验，比如猪的五花肉、肋骨肉等，这些肉的脂肪含量约为 30%，需要控制摄入量。[18]

如果你认真地看了前几章，应该会发现，各国的膳食指南都建议我们饮食结构要尽可能丰富。不管是畜类肉、禽类肉，还是水产类肉，都是膳食指南中推荐的食物。因此，真正重要的并不是区分红肉与白肉，而是要吃得有节制，吃得过量带来的危害要远远大于吃什么肉类。

四、吃肉的建议

既然颜色不能决定肉类是否健康，那么什么才是判断肉类健康与否的标准呢？很遗憾，没有具体的标准，只能根据实际物质的含量，具体情况具体分析。我给你列几种需要引起注意的物质作为参考。

首先，选择亚硝酸盐含量低的肉类。这是毫无疑问的。无论什么肉类，尽量选择没有经过过度加工处理的肉。腌制产品（比如咸鱼、盐水鸡、酱鸭、培根、香肠等）和癌症的因果关系已经有充分证据。当然，也不是说一点儿都不能吃，适当吃一些也没有那么可怕，我偶尔也会吃。

其次，尽量选择脂肪含量低的肉类。我之前提过，动物肉中含有的几乎都是饱和脂肪酸，甚至还有反式脂肪酸，需要控制摄入量。从脂肪含量来看，碎羊肉最高（19.7%），往下依次是鸡块（18.8%）、普通猪肉（16%）、碎牛肉（14.4%）、碎火鸡肉（13.1%）、三文鱼肉（12.3%）、猪里脊肉（3.5%）、鸡胸肉（3.6%）。[19] 而反式脂肪酸的含量按从高至低排序为牛肉（2.8%～9.5%）、羊肉（4.3%～9.2%）、猪肉（0.2%～2.2%）和鸡肉（0.2%～1.7%）。[20]

再次，氧化三甲胺最近也开始被认为是导致心血管疾病的原因之一。[21] 传统红肉和白肉中的肉碱，以及鱼肉中存在的三甲胺，都会在人体内经由肠道微生物的发酵生成氧化三甲胺，从而引发心血管疾病。[22] 孰优孰劣，还真的很难判断。

看完了肉类中可能对身体有害的物质，我们来看看对身体有益的物质吧。

铁元素应该是和肌红蛋白关系最密切的物质了。要生成给肌红蛋白提供红色的血红素，少不了铁的参与。所以，往往颜色越红的肉，含铁量越高。以每 100 g 肉类为单位计算，猪肉大约含有 5.9 mg 铁，瘦牛肉含 3.0 mg，猪里脊肉含 1.2 mg，鸡肉含 1.3 mg。[23]

此外，补充优质蛋白质才是我们需要吃肉的最大原因之一。蛋白质也是有好坏之分的。按照联合国粮农组织的打分标准，牛肉、猪肉得分最高，其次是鱼肉、鸡胸肉。[24]

看到这里，我觉得你应该对肉有一个比较全面的了解了。绝对地说"红肉一定比白肉好"是站不住脚的。每种肉各有千秋，摄入量不均衡最后都会出现问题。那么，道理说了一大堆，到底怎么吃肉才是最健康的呢？

比起简单地认为红肉比白肉好，更为科学的说法应该是，肉类的烹饪方式对健康的影响更大。不少科学研究都证明了这个观点。[25][26] 比如，肉在高温下烹饪时会形成杂环胺（HCAs）、多环芳烃（PAHs）和糖化终产物（AGEs）[27][28][29]。这些物质的化学结构太复杂了，你只需要知道，这些物质与人的患癌风险之间有确切的因果关系。虽然这些物质是因人们对红肉的不当加工而生成的，最后的黑锅却往往由红肉来背。我综合所有查阅到的资料后，总结出 4 条烹饪肉类的简单原则：[30][31]

1. 尽量使用温和的烹饪方法。例如，用炖和蒸来代替烧烤和油炸。

2. 尽量减少高温烹饪时长，避免让肉类直接接触火焰。如果必须在高温下烹饪，要经常翻转。

3. 不要吃烧焦和熏制的肉类。如果肉被烧焦了，最好切掉烧焦的部位。

4. 烹饪时可以使用大蒜、红酒、柠檬汁或橄榄油，这些辅料能抑制杂环胺的形成。

掌握了正确的烹饪方式之后，我们再来看看吃多少肉才是合理的。

《中国居民膳食指南（2022）》的建议是：

> 目前我国多数居民摄入畜肉较多，鱼等水产类较少，需要调整比例。建议成年人每天摄入总量为120～200 g，每周至少吃鱼2次，每周畜肉类摄入不超过500g。

膳食指南提出这样的建议，是建立在我国居民畸形的吃肉比例上的。根据《2015—2017年中国居民营养与健康状况监测报告》，我国居民平均每人每天的肉类总摄入量为109.3 g，其中鱼虾类为24.3 g，畜肉为72.0 g（猪肉约64.3 g），禽肉为13.0 g。换句话说，中国人最喜欢吃猪肉，猪肉占了肉类摄取量的一半以上。站在这个角度，如果有人推荐你少吃猪肉，多吃点儿鸡肉和鱼肉，我是完全赞同的。但这并不能归因于白肉比红肉更健康。

要做到定量吃肉还是比较困难的，毕竟和肉有关的美味实在是太令人欲罢不能了。如果你很难控制自己的食量，不妨尝试一下按50 g左右一份把肉分成小份，每天吃4份就可以了。但是，一定要记住，各种类型的肉都要吃一点儿，不要只盯着自己喜欢的那种肉猛吃。

其实，查找信息的过程比找到一个简单的结论更重要。当我们浏览到类似"红肉致癌"或者"白肉比红肉好"这些直觉上令人费解的结论时，应该有意识地去挑战一下这类说法，通过文献检索来寻找多方证据。不能因为某一篇文章的观点，或者某个专家的说法，就轻易地相信一个结论。最好能从正反两方面有意识地查找证据，然后做出自己的理性判断。

参考文献

① ROOS, D. (2023, August 24). *The Juicy History of Humans Eating Meat*. History. https://www.history.com/news/why−humans−eat−meat

② Nobel Prize Outreach AB (n.d.). *The Nobel Prize in Chemistry 1962: Max F. Perutz − Facts*. NobelPrize.org. https://www.nobelprize.org/prizes/chemistry/1962/perutz/facts/

③ Perutz, M. F., Rossmann, M. G., Cullis, A. F., & et al (1960). Structure of Hæmoglobin: A Three−Dimensional Fourier Synthesis at 5.5−Å. Resolution, Obtained by X−Ray Analysis. *Nature, 185*(4711), 416−422. https://doi.org/10.1038/185416a0

④ Kendrew, J. C., Dickerson, R. E., Strandberg, B. E., et al (1960). Structure of Myoglobin: A Three−Dimensional Fourier Synthesis at 2 Å. Resolution. *Nature, 185*(4711), 422−427. https://doi.org/10.1038/185422a0

⑤ World Health Organization International Agency for Research on Cancer (2015, October 26). *IARC Monographs evaluate consumption of red meat and processed meat*. WHO. https://www.iarc.who.int/wp−content/uploads/2018/07/pr240_E.pdf

⑥ World Health Organization (2015, October 26). *Cancer: Carcinogenicity of the consumption of red meat and processed meat*. WHO. https://www.who.int/news−room/questions−and−answers/item/cancer−carcinogenicity−of−the−consumption−of−red−meat−and−processed−meat

⑦ Norat, T., Bingham, S., et al (2005). Meat, Fish, and Colorectal Cancer Risk: The European Prospective Investigation into Cancer and Nutrition. *Journal of the National Cancer Institute, 97*(12), 906−916. https://doi.org/10.1093/jnci/dji164

⑧ Giovannucci, E., Rimm, E. B.,et al (1994). Intake of fat, meat, and fiber in relation to risk of colon cancer in men. *Cancer Research, 54*(9), 2390−2397. PMID: 8162586

⑨ Cho, E., Chen, W. Y., et al (2006). Red Meat Intake and Risk of Breast Cancer Among Premenopausal Women. *Archives of Internal Medicine, 166*(20), 2253−2259. https://doi.org/10.1001/archinte.166.20.2253

⑩ Wang, X., Lin, X., Ouyang, Y. Y., et al (2015). Red and processed meat consumption and mortality: Dose−response meta−analysis of prospective cohort studies. *Public Health Nutrition, 19*(5), 893−905. https://doi.org/10.1017/S1368980015002062

⑪ Micha, R., Wallace, S. K., & Mozaffarian, D. (2010). Red and Processed Meat Consumption and Risk of Incident Coronary Heart Disease, Stroke, and Diabetes Mellitus: A Systematic Review and Meta−Analysis. *Circulation, 121*(21), 2271−2283. https://doi.org/10.1161/CIRCULATIONAHA.109.924977

⑫ Rohrmann, S., Overvad, K., et al (2013). Meat consumption and mortality − results from the European Prospective Investigation into Cancer and Nutrition. *BMC Medicine, 11,*

63. https://doi.org/10.1186/1741−7015−11−63

⑬ Alexander, D. D., Weed, D. L., et al (2010). Meta−analysis of prospective studies of red meat consumption and colorectal cancer. *European Journal of Cancer Prevention*, *20*(4), 293−307. https://doi.org/10.1097/CEJ.0b013e328345f985

⑭ Alexander, D. D., & Cushing, C. A. (2011). Red meat and colorectal cancer: A critical summary of prospective epidemiologic studies. *Obesity Reviews*, *12*(5), e472−e493. https://doi.org/10.1111/j.1467−789X.2010.00785.x

⑮ Maki, K. C., Van Elswyk, M. E., et al (2012). A meta−analysis of randomized controlled trials that compare the lipid effects of beef versus poultry and/or fish consumption. *Journal of Clinical Lipidology*, *6*(4), 352−361. https://doi.org/10.1016/j.jacl.2012.01.001

⑯ Daly, R. M., Connell, S. L., et al (2014). Protein−enriched diet, with the use of lean red meat, combined with progressive resistance training enhances lean tissue mass and muscle strength and reduces circulating IL−6 concentrations in elderly women: A cluster randomized controlled trial. *The American Journal of Clinical Nutrition*, *99*(4), 899−910. https://doi.org/10.3945/ajcn.113.064154

⑰ O'Connor, L. E., Kim, J. E., & Campbell, W. W. (2017). Total red meat intake of ≥ 0.5 servings/d does not negatively influence cardiovascular disease risk factors: A systemically searched meta−analysis of randomized controlled trials. *The American Journal of Clinical Nutrition*, *105*(1), 57−69. https://doi.org/10.3945/ajcn.116.142521

⑱ 杨月欣 (2019). *中国食物成分表（标准版，第 6 版第 2 册）*. 北京：北京大学医学出版社.

⑲ Keeton, J. T., & Dikeman, M. E. (2017). 'Red' and 'white' meats—Terms that lead to confusion. *Animal Frontiers*, *7*(4), 29−33. https://doi.org/10.2527/af.2017.0440

⑳ Aro, A., Antoine, J. M., et al (1998). TransFatty Acids in Dairy and Meat Products from 14 European Countries: The TRANSFAIR Study. *Journal of Food Composition and Analysis*, *11*(2), 150−160. https://doi.org/10.1006/jfca.1998.0570

㉑ Buffa, J. A., Romano, K. A., et al (2021). The microbial gbu gene cluster links cardiovascular disease risk associated with red meat consumption to microbiota L−carnitine catabolism. *Nature Microbiology*, *7*(1), 73−86. https://doi.org/10.1038/s41564−021−01010−x

㉒ Trimethylamine N−oxide. (2023, April 30). In *Wikipedia*. https://en.wikipedia.org/wiki/Trimethylamine_N−oxide

㉓ Spring Valley Pediatrics (2017). *Iron rich foods*. https://springvalleypediatrics.net/wp−content/uploads/2017/04/Iron−Rich−Foods.pdf

㉔ Mathai, J. K., Liu, Y., & Stein, H. H. (2017). Values for digestible indispensable amino acid scores (DIAAS) for some dairy and plant proteins may better describe protein quality than values calculated using the concept for protein digestibility−corrected amino acid scores (PDCAAS). *British Journal of Nutrition*, *117*(4), 490−499. https://doi.org/10.1017/S0007114517000125

㉕ National Cancer Institute (2017, July 11). *Chemicals in Meat Cooked at High Temperatures and Cancer Risk*. NIH. https://www.cancer.gov/about−cancer/causes−prevention/risk/diet/cooked−meats−fact−sheet

㉖ Joshi, A. D., Kim, A., et al (2015). Meat intake, cooking methods, dietary carcinogens, and colorectal cancer risk: Findings from the Colorectal Cancer Family Registry. *Cancer Medicine*, *4*(6), 936–952. https://doi.org/10.1002/cam4.461

㉗ Sugimura, T., Wakabayashi, K., Nakagama, H., & Nagao, M. (2005). Heterocyclic amines: Mutagens/carcinogens produced during cooking of meat and fish. *Cancer Science*, *95*(4), 290–299. https://doi.org/10.1111/j.1349−7006.2004.tb03205.x

㉘ Uribarri, J., Woodruff, S., et al (2010). Advanced Glycation End Products in Foods and a Practical Guide to Their Reduction in the Diet. *Journal of the American Dietetic Association*, *110*(6), 911−916. https://doi.org/10.1016/j.jada.2010.03.018

㉙ Jägerstad, M., & Skog, K. (2005). Genotoxicity of heat−processed foods. *Mutation Research/Fundamental and Molecular Mechanisms of Mutagenesis*, *574*(1−2), 156−172. https://doi.org/10.1016/j.mrfmmm.2005.01.030

㉚ Healthline (2023, April 26). *Does Red Meat Have Health Benefits? A Look at the Science*. https://www.healthline.com/nutrition/is−red−meat−bad−for−you−or−good

㉛ Healthline (2021, November 5). *A Meaty Debate: Can Meat Fit into a Healthy Diet?* https://www.healthline.com/nutrition/meat−good−or−bad#TOC_TIT

18　脂肪：我们到底该不该恐惧？

聚餐的时候，在餐桌上总会遇到一些对肥肉特别恐惧的人。他们往往一听到脂肪、油、肥肉就唯恐避之不及，吃红烧肉必须把肥肉去除得干干净净，吃鸡腿一定要去鸡皮……给人的感觉就是，哪怕多吃一口肥肉，对他们的身体都是不利的。

但是，我必须负责任地告诉你，科学研究表明，人如果不摄入一定量的脂肪，别说健康了，连活着都会出问题。食物中有两种非常重要的脂肪，它们的地位和维生素一样，对维持人体机能至关重要。

可能这个观点会出乎有些人的意料，因为在很多人的印象中，脂肪一定是吃得越少越好。当然，这种印象是在最近 10 多年我们的生活条件越来越好后才出现的，放到三四十年前的中国，恐怕没人会害怕脂肪。

对于脂肪的研究，也是营养学最热门的课题之一。人类对脂肪的研究，可没少经历各种反转和惊奇之事。本章我将把与脂肪有关的问题给你讲透，让我们先回到大约 100 年前，从一个 28 岁的小伙子讲起。

一、脂肪研究史

1924 年，一个名叫乔治·伯尔（George Burr）的小伙子刚刚获得

了美国明尼苏达大学的生物
化学博士学位，正式步入科
研界，成为一名独立研究者。
而在这之前，乔治干的活儿
和科学研究相差甚远。他当
过高中校长，当过电工，服
过兵役，挖过石油，还做过
化学质检员。熟人对他的评
价几乎清一色全是"具有冒
险精神"。但是，现在乔治一
心只想前往伯克利，加入加
利福尼亚大学赫伯特·埃文
斯（Herbert Evans）的研究团
队攻读博士后。

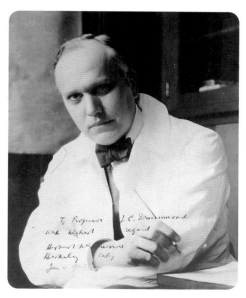

图 18-1　维生素 E 的发现者赫伯特·埃文斯
图片来源：Wellcome Imges

　　该团队的一把手埃文斯是一位解剖学家和生理学家。他和凯瑟
琳·毕晓普（Katherine Bishop）之前发现了一种对人体的生育能力至
关重要的物质，因此名声大噪。这种物质最早被称为抗不育因子，后
来又被称为生育酚。但它还有一个你更加熟悉的名字，就是维生素 E。
当时的埃文斯团队，放在今天，就是食品科学界的网红团队。他们的
科研经费相当充足，又正巧需要一个生物化学家来进一步分离和鉴定
刚发现的抗不育因子。而乔治具备必要的专业知识，正好能够胜任这
份工作。[①]

　　一个资金充足的大型实验室加上一个热点课题，乔治所幻想的未
来可以说是肉眼可见的一片光明。可是，现实狠狠地扇了乔治一记耳
光。参与维生素 E 的研究后，乔治很快就遇到了第一个问题——实验

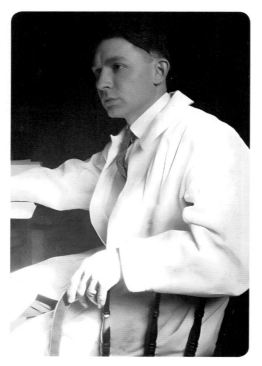

图 18-2　乔治·伯尔
图片来源：Smithsonian Institution
Archives

的可重复性。

　　实验室的同事们用小鼠验证维生素 E 的功能时，必须安排不含维生素 E 的饮食作为对照。乔治的任务就是把食物中的维生素 E 去除干净。刚开始，他按照实验室一直流传的方法，认真、谨慎地除去食物中的维生素 E。维生素 E 是脂溶性的，不溶于水，却能够在油中溶解。当时的去除方法是用油将维生素 E 提取出来。可是，当乔治把处理完的食物交给同事们做实验后，得到的却是同事们的抱怨。按道理，除去了维生素 E 的饮食会导致小鼠们不孕不育。可乔治的同事们发现，实验中的小鼠有时候会不孕不育，有时候却安然无事。矛头一下子就指向了乔治。大家普遍怀疑乔治并没有把维生素 E 去除干净。

　　可乔治觉得很冤枉，他认为自己的实验态度和操作都没有问题。但为什么会出现这种情况呢？为了自证清白，他就像得了洁癖症似的，一遍又一遍地用各种物理、化学方法去除脂肪。他把包括酒精处理、重结晶、超滤和重沉淀等在内的所有办法都用了个遍，然后再用那些食物去喂养小鼠，结果小鼠终于出现了营养不良的症状。不过，乔治却高兴不起来，因为小鼠们患的不是缺乏维生素 E 导致的不孕不育，而是得了一种皮肤变得像鱼鳞一般的皮肤病。

为什么会这样？科研工作者的直觉提醒他，会不会是脂肪中含有一种新的维生素呢？于是，他把这种可以让小鼠免于得皮肤怪病的物质命名为"维生素 F"，并发表了论文。[2] 不过，因为研究证据不够充分，这篇论文没有引起太大的反响，但乔治并未放弃对"维生素 F"的研究。

两年的博士后生涯一晃而过，其间，乔治找到了自己的伴侣米尔德里德（Mildred）。她是一位专门负责鼠群喂养工作的实验助理。关于怎么喂养小白鼠，乔治在米尔德里德面前就像是一只小白鼠。可以说，没有米尔德里德的帮助，乔治绝对发现不了"维生素 F"的真面目。

就这样，夫妻俩开启了对脂溶性"维生素 F"的深入研究。乔治意识到，要想取得进展，就必须严格地将脂肪排除在饮食之外，并且通过定量的方式来描述这种新的营养缺乏症，这样才能测量一系列添加剂的相对疗效和价值。1929 年，夫妻俩发表了他们的第一篇论文。[3] 这篇论文更加详细地描述了脱脂饮食的纯化过程。结果表明，用脱脂饮食喂养的老鼠，即使饮食中添加了市面上所有的维生素，其皮肤长鳞片的症状也没有消失。但是，只要添加一点点猪油，哪怕只是几滴，老鼠的症状就会缓解。

夫妻俩这时候意识到，这种能够维持生命的生长和预防疾病的成分很有可能就是脂肪本身，而不是什么"维生素 F"。一年后，他们发表了第二篇论文。[4] 在这篇论文中，乔治充分发挥了他在有机化学方面的才能，针对从脂肪中分离出来的不同种类的脂肪酸一一进行了添加实验，致力于找到那个起作用的成分。结果证明，他成功了。并不是所有的脂肪都是有用的，起作用的可能只有一小部分拥有特殊结构的脂肪。

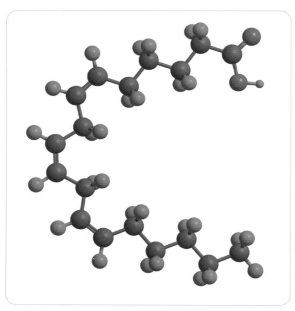

图 18-3　亚油酸的结构式

图片来源：Depositphotos

　　他在论文中写到，他们得出的结论是，饮食中不可缺少的脂肪是亚油酸，这是一种不饱和脂肪酸，研究表明，亚油酸是一种必需脂肪酸。于是，"必需脂肪酸"这个词就在 1930 年诞生了。至于什么是乔治提到的"不饱和脂肪酸"，我后面重点讲到的时候再解释。

　　然而，令夫妻二人意想不到的是，他们宣布的这项研究成果不但没有给他们带来赞美与表扬，反而引发了铺天盖地的质疑和嘲讽。

　　当时许多营养专家坚持认为，在完整饮食中，脂肪是不必要的。持这一观点的科学家中就有 20 世纪早期最杰出的两位生物化学家——托马斯·奥斯本（Thomas Osborne）和拉法耶特·门德尔（Lafayette Mendel）。

　　乔治发表论文时还只是个助理教授，而奥斯本和门德尔却已声名显赫。两人分别担任过美国生物化学家协会的第四任和第五任主席，而且门德尔还是美国营养学会的第一任主席。奥斯本和门德尔第一次看到乔治的研究成果时，只是一笑了事，因为类似的实验他们10年前就做过了。他们早就给老鼠单独喂食过无脂肪食物，而老鼠能够正常生长，并没有什么不良反应。

不过，奥斯本和门德尔毕竟是科学家，他们和乔治一样，都知道科学是重证据而非权威的。所以，他们抱着否定乔治的结论的目的，不惜花时间又做了一遍小鼠喂养实验。结果，这一次他们竟然复现了乔治的实验。但是，他们在论文的讨论部分却提出了与乔治不同的观点。比如，他们写道："添加少量的脂肪之所以有明显的疾病预防作用，是由其中的维生素 A 或其他维生素引起的。脂肪只作为脂溶性维生素的载体存在，脂肪本身是否必需，还没有得到确切的证明。"这篇论文在 8 天内就被《生物化学杂志》接受了。要知道，乔治的两篇论文也是在《生物化学杂志》上发表的。从这里，我们能够看出当时的期刊编辑带有一定的倾向性。

对于自己的新观点会遭受批评，乔治是有一定心理准备的，但他没想到批评会来得这么猛烈。夫妻俩依然坚信自己的实验是没问题的。科学有自己强大的纠错能力。正所谓假的真不了，真的假不了。为争一口气，他们投入了更多的精力研究脂肪。证据是捍卫科学的最佳武器。

不久之后，乔治发表了自己的第二篇论文，提出了更进一步的观点，即"亚油酸对老鼠的生长来说是不可缺少的"。这篇论文发表后引起了世界各地其他同行的兴趣。伦敦的两位科学家休姆（E. M. Hume）和史密斯（H. H. Smith）重复了乔治的实验，他们清楚地观察到以无脂肪饮食喂养的老鼠长出了鳞片状的尾巴，并且他们通过在老鼠的饮食中添加亚油酸治愈了这种疾病。⑤

有趣的是，乔治的博士后导师埃文斯原本是抱着否定其结论的目的做实验的，但经过一番验证之后，反而证明了乔治的结论是对的。⑥⑦

　　不过，老鼠毕竟只是老鼠，并不是人。适用于老鼠的情况，是否也适用于人呢？直到 1937 年，亚油酸对人体的重要性才被乔治的学生阿里尔德·汉森（Arild Hansen）证明。他观察到，健康成年男性在接受几乎无脂肪的饮食 6 个月后血清亚油酸含量下降了 40%，体重也逐渐下降，与老鼠产生的症状相似。更令人信服的人体证据出现在 1958 年。当时，在用低脂肪饮食喂养的婴儿中，人们观察到了皮肤异常现象；而且，添加饱和脂肪酸没有一丁点儿帮助，但当添加 2% 的亚油酸后，皮肤的异常症状就逐渐消失了。⑧

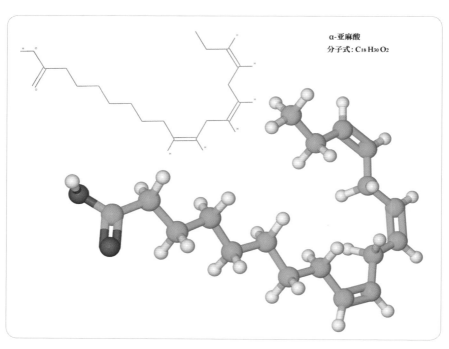

图 18-4　α- 亚麻酸的结构式

图片来源：Depositphotos

其实，乔治还预言了另一种人体必需脂肪酸——亚麻酸。它有一个更加严谨的叫法，叫作 α - 亚麻酸。方便起见，后文我就用"亚麻酸"来称呼它。"亚麻酸也是一种必需营养素"的证据，一直到 DHA（二十二碳六烯酸）的功能被发现才开始变得令人信服。DHA 这个名词，我相信很多人都是在婴幼儿奶粉的广告中听到的。它存在于大脑分离出的膜结合细胞器中，与人的智力和记忆力有着重要的关系。它无法通过人体自身合成，必须由食物中的亚麻酸转化而来。1982 年，美国生物化学家拉尔夫·霍尔曼（Ralph Holman）首次找到了亚麻酸对人体健康的重要性的证据。

也是在这一年，诺贝尔生理学或医学奖被颁给了 3 位科学家：苏尼·伯格斯特伦（Sune Bergström）、本格特·萨米尔松（Bengt Samue-lsson）与约翰·韦恩（John Vane）。他们接过了乔治的接力棒，发现了人体必需脂肪酸能够参与前列腺素的合成。⑨

二、我们该如何摄入脂肪

从 1930 年到 1982 年，从"必需脂肪酸"的提出，到两种必需脂肪酸——亚油酸和亚麻酸被科学共同体认可，前后经历了半个多世纪。科学研究的成果往往都要经历这样严苛的考验后，真相才会逐渐浮现。从 1982 年至今，又过了将近半个世纪。今天，科学家们对亚油酸和亚麻酸的理解已更加深刻了。

在日常生活中，我们经常会用"油脂"这个词来替代"脂肪"。我们不妨从科学的角度来重新理解一下这两个词。油脂是油和脂肪的统称。室温下呈现为液态的被称为"油"，呈现为固态或半固态的被称为

"脂"，它们都由脂肪酸和甘油组成。

我在前文中提到的饱和脂肪酸和不饱和脂肪酸，其实是根据其脂肪酸的化学性质分类的。不饱和脂肪酸中有一个"双键"结构，而饱和脂肪酸中没有。化学结构方面的知识过于专业，我就不展开了。有无"双键"结构的最直观区别是，不饱和脂肪酸会和碘溶液发生反应，让原本是黄棕色的碘溶液变成无色透明的，而饱和脂肪酸就做不到这一点。

在联合国粮农组织 2008 年发布的《脂肪和脂肪酸在人类营养中的作用》中，推荐的最佳脂肪摄入量被控制在摄入总能量的 20%～35%，其中包含亚油酸、亚麻酸在内的不饱和脂肪酸的含量必须占总能量的 6%～11%，而饱和脂肪酸的占比最好在 10% 以下。[⑩] 虽然已经过去了

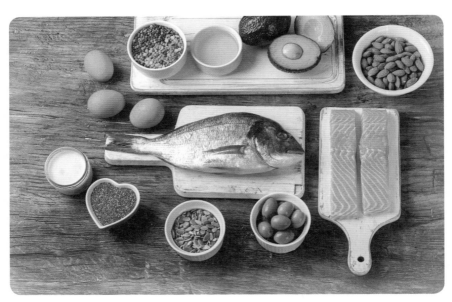

图 18-5　富含不饱和脂肪酸的食物

图片来源：Depositphotos

10多年，但这份指南并未过时，依旧在世界各国被广泛使用。不过，中国是用油大国，吃着中华料理长大的我们自然不会缺乏脂肪的摄入，问题在于具体应该怎么做判断。

对于普通人来说，理解脂肪可能并不难，只要是有油的食物就都含有脂肪，而查一查成分表就能大概知道其脂肪含量了。但是，要想辨识不饱和脂肪酸就比较麻烦了。这个词听着也比较专业，不是那么直观。在日常生活中，我们常见的不饱和脂肪酸含量高的食物有哪些呢？

对于蛋白质来说，动物蛋白往往好于植物蛋白。但是，到了脂肪这里刚好反过来，植物脂肪要好于动物脂肪，因为不饱和脂肪酸主要存在于植物中。比如，橄榄油、花生油和菜籽油等植物油，杏仁、榛子和山核桃等坚果，南瓜子和芝麻等种子，都富含不饱和脂肪酸。

另外，植物脂肪的必需脂肪酸含量也高于动物脂肪。比如，大豆油含有 51.7% 的亚油酸和 6.7% 的亚麻酸，但是猪油中的亚油酸含量只有 8.9%，而亚麻酸则少到几乎检测不出来。[11]

动物脂肪主要以饱和脂肪酸为主，但是鱼肉为动物脂肪扳回了一局。除了亚油酸和亚麻酸等绝对必需的脂肪酸，部分存在于鱼肉中的脂肪酸也被普遍认为对人体有益。举几个我们经常听到的例子：

花生四烯酸：它是组成细胞膜的重要成分，控制着细胞的流动性。它对大脑的发育和脑内的信号传递有着重要作用。花生四烯酸可经人体自行合成；不够的时候，也可从食物中摄取。鱼类和蛋类食物中，它的含量最为丰富。

二十二碳六烯酸（DHA）：DHA是大脑及视网膜中含量最高的一种不饱和脂肪酸。它能阻止血小板在血管壁上的沉积，能预防并减轻动脉粥样硬化和冠心病。

二十碳五烯酸（EPA）：目前EPA已被证实能够治疗发炎症状，

对一些精神疾病也有一定的疗效。

人体虽然可以将亚麻酸转化为 DHA 和 EPA，但是转化效率极低，不如从食物中直接摄取来得划算。DHA 和 EPA 主要存在于海洋中的浮游生物中，而这些浮游生物被鱼吃下后，它们便会进入鱼体内。鱼体内 DHA 含量最高的部分是眼窝附近的脂肪，其次是鱼油。

一个体重为 50 kg 的成年人，每天通过三餐摄入的总热量约为 1800～2700 千卡。其实，只要做到每天尽量使用植物油做菜，总用油量控制在 25 g 以内，就足以满足人体对不饱和脂肪酸的需求了。⑫这些油如果转换成能量，大概会占据我们每天通过膳食摄入的总能量的 10%。上文说过，联合国粮农组织推荐的最佳脂肪摄入量为总能量的 20%～35%，剩下的 10%～25% 正好可以通过吃一些肉类来补充——鱼肉最佳，平均每天食用 120～200 g 就够了。

看到这里，细心的你可能已经发现了，脂肪的摄入和碳水化合物一样，既有下限也有上限。按照膳食指南推荐的比例摄入脂肪，可以降低癌症和心血管疾病的患病风险。反之，如果摄入的脂肪过量或者不足，则都可能引发疾病。⑬

2017 年发表于著名医学期刊《柳叶刀》上的一篇论文印证了这一观点。⑭研究者在该论文中发表了一项大型前瞻性流行病学研究的结论。所谓"大型"，即该研究涵盖了世界五大洲的 18 个国家，共招募了超过 13.5 万名志愿者，基本覆盖了全球高、中、低不同收入水平的地区。在统计了志愿者的饮食习惯和食谱的营养组成后，研究者在此后的 5～9 年中持续追踪他们的死亡率和心血管疾病的发病情况。

这项研究当年一经发表就在中国的自媒体平台上"刷屏"了。原因在于其中的一个主要结论有点儿颠覆人性。这个结论为：脂肪摄入量为总能量的 35.3% 的人和脂肪摄入量为总能量的 10.6% 的人相比，死亡风险低23%。很多自媒体一看到这个结论，立刻就将其引申为"多吃脂肪活得长"甚至"多吃肥肉活得长"这样简单、粗暴的论断。

这种过度引申、断章取义当然是不对的，千万别被其误导。要知道，一个人的脂肪摄入量小于总能量的10.6%，相当于每天只吃一个鸡蛋，剩下的全部吃素。这已经远远低于膳食指南推荐的标准。这样的饮食当然是极其不健康的。其实，《柳叶刀》上的这篇论文的结论，用通俗但基本准确的话来说就是：长期不碰油腥的素食主义者的死亡风险要大于饮食习惯正常的人。

事实上，论文中死亡率最低的一组实验对象的脂肪摄入量占比并非35.3%，而是26.5%。这个比例正好处于膳食指南的推荐范围之内，足以证明大量摄入脂肪和严格限制脂肪其实对健康同样有害。

在很多人的固有印象中，脂肪一直都是垃圾食品的代名词。我想说的是，这个观点并非完全错误。因为有一种脂肪，它确确实实是应该尽可能避免的"坏脂肪"。

它就是"反式脂肪酸"。它由植物油和氢加工得来，初衷是让液态的油变成固态，从而更加稳定，以增加植物油的保存时间，也使植物油可以反复加热而不分解。这个加工过程有一个专业名词，叫作氢化。但人们发现，氢化植物油最大的优点不是容易保存，而是特别美味。它一诞生就成了食品加工业的宠儿。

不过，它却是心脏和血管的杀手。在哈佛大学陈曾熙公共卫生学院的官网上，有一段关于反式脂肪酸的健康风险的定量描述，大意即每天摄入的反式脂肪酸每增加2%，人患冠状动脉疾病的风险就会增加23%。调研的时候，我在网上看到过一些为反式脂肪酸"洗地"的所谓科普文，那些文章其实都不值一驳，你不要上当。

人工制造的氢化油并不是我们饮食中的反式脂肪酸的唯一来源，

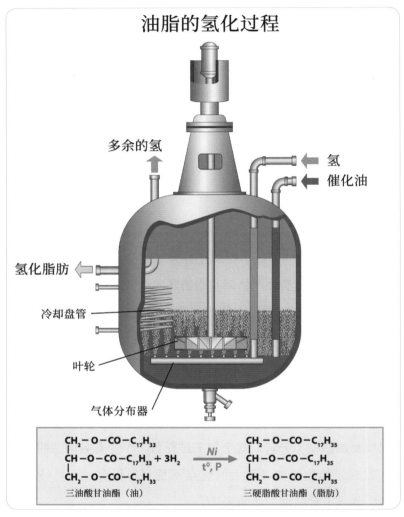

油脂的氢化过程

多余的氢

氢

催化油

氢化脂肪

冷却盘管

叶轮

气体分布器

$$\begin{array}{l} CH_2-O-CO-C_{17}H_{33} \\ | \\ CH-O-CO-C_{17}H_{33} + 3H_2 \\ | \\ CH_2-O-CO-C_{17}H_{33} \end{array} \xrightarrow[t^0, P]{Ni} \begin{array}{l} CH_2-O-CO-C_{17}H_{35} \\ | \\ CH-O-CO-C_{17}H_{35} \\ | \\ CH_2-O-CO-C_{17}H_{35} \end{array}$$

三油酸甘油酯（油）　　　　　　　　三硬脂酸甘油酯（脂肪）

图 18-6　氢化的过程
图片来源：Depositphotos

牛肉脂肪和乳制品脂肪中也有少量的天然反式脂肪酸。[15] 根据《中国居民膳食指南（2022）》的建议，反式脂肪酸的每日总摄入量最好控制在 2 g 以内。换算成常见食物的话，大概相当于 200 g 牛肉或者 100 g 黄油中所含的反式脂肪酸的量。可见，吃牛肉和黄油也需要有节制。

不过，在反式脂肪酸的各种来源中，王者当数"起酥油"。为什么饭店里的很多油炸食品比我们在家里做的更加酥脆呢？秘诀就是添加了这种人造起酥油。它的零售价是每千克 50 多元，而每 100 g 起酥油中就含有 10～33 g 反式脂肪酸。所以，那些在加工过程中用到起酥油的包装食品，你需要留意一下其包装说明中的反式脂肪酸含量。这种食品吃起来一不小心就会超标，所以你需要特别谨慎。而那些现炸现卖的酥脆香嫩的油炸食品，很可能也添加了不少起酥油，能克制得住就尽量少吃一些吧。

美味与健康是一对永恒的矛盾。但说句心里话，人生也不能缺少美食。偶尔吃一点儿，用一点儿健康风险换人生体验的丰富度，也是一种自由。仁者见仁，智者见智，我只告诉你事实，选择权在你自己手里。

作为快餐大国的美国，反式脂肪酸的每日人均摄入量为 7.6 g，超出标准很多。而相对落后的印度，反式脂肪酸的每日人均摄入量也达 2.04 g。这个数据在中国是多少呢？目前我国的膳食指南虽然提及了这个话题，但都没有给出明确数值。不过，2020 年的一篇论文显示，从 1991 年到 2011 年，中国人的平均反式脂肪酸摄入量从每天 0.25 g 上升到了 0.53 g。[16] 现在又过去了 10 多年，我想怎么着也该又上升了一倍吧。

加工食物的配方表中一般会标出反式脂肪酸的含量，你在购买的时候不妨留意一下，计算下你将它都吃下去会摄入多少克反式脂肪酸。

① Burr, G. O., & Burr, M. M. (1930). On the nature and role of the fatty acids essential in nutrition. *Journal of Biological Chemistry*, *86*(2), 587−621. https://doi.org/10.1016/s0021−9258(20)78929−5

② Evans, H. M., & Burr, G. O. (1928). A New Dietary Deficiency With Highly Purified Diets. III. The Beneficial Effect of Fat in the Diet. *Experimental Biology and Medicine*, *25*(5), 390−397. https://doi.org/10.3181/00379727−25−38

③ Burr, G. O., & Burr, M. M. (1929). A new deficiency disease produced by the rigid exclusion of fat from the diet. *Journal of Biological Chemistry*, *82*(2), 345−367. https://doi.org/10.1016/s0021−9258(20)78281−5

④ Burr, G. O., & Burr, M. M. (1930). On the nature and role of the fatty acids essential in nutrition. *Journal of Biological Chemistry*, *86*(2), 587−621. https://doi.org/10.1016/s0021−9258(20)78929−5

⑤ Hume, E. M., et al (1938). Studies of the essential unsaturated fatty acids in their relation to the fat−deficiency disease of rats. *Biochemical Journal*, *32*(12), 2162−2177. https://doi.org/10.1042/bj0322162

⑥ Evans, H. M., & Lepkovsky, S. (1932). Vital need of the body for certain unsaturated fatty acids: iii. Inability of the rat organism to synthesize the essential unsaturated fatty acids. *Journal of Biological Chemistry*, *99*(1), 231−234. https://doi.org/10.1016/S0021−9258(18)76085−7

⑦ Evans, H. M., Lepkovsky, S., & Murphy, E. A. (1934). Vital need of the body for certain unsaturated fatty acids: Iv. Reproduction and lactation upon fat−free diets. *Journal of Biological Chemistry*, *106*(2), 431−440. https://doi.org/10.1016/S0021−9258(18)75419−7

⑧ Spector, A. A., & Kim, H. Y. (2014). Discovery of essential fatty acids. *Journal of Lipid Research*, *56*(1), 11−21. https://doi.org/10.1194/jlr.R055095

⑨ Nobel Prize Outreach AB (n.d.). *The Nobel Prize in Physiology or Medicine 1982*. NobelPrize.org. https://www.nobelprize.org/prizes/medicine/1982/summary/

⑩ Food and Agriculture Organization (2010). *Fats and fatty acids in human nutrition: Report of an expert consultation : 10−14 November 2008, Geneva*. FAO Food and Nutrition Papers. https://www.fao.org/3/i1953e/I1953E.pdf

⑪ 中国就业培训技术指导中心 (2012). *公共营养师：基础知识（第 2 版）*. 中国劳动社会保障出版社.

⑫ 乔业琼, & 孙博洋 (2020, September 12). *动物油植物油哪个好？10 点建议助您健康吃油*. 人民网. http://health.people.com.cn/n1/2020/0912/c14739−31858842.html

⑬ Food and Agriculture Organization (2010). *Fats and fatty acids in human nutrition:*

Report of an expert consultation : 10—14 November 2008, Geneva. FAO Food and Nutrition Papers. https://www.fao.org/3/i1953e/I1953E.pdf

⑭ Dehghan, M., Mente, A., Zhang, X., et al (2017). Associations of fats and carbohydrate intake with cardiovascular disease and mortality in 18 countries from five continents (PURE): A prospective cohort study. *The Lancet, 390*(10107), 2050—2062. https://doi.org/10.1016/S0140—6736(17)32252—3

⑮ Harvard T.H. Chan School of Public Health (n.d.). *The Nutrition Source—Types of Fat.* https://www.hsph.harvard.edu/nutritionsource/what—should—you—eat/fats—and—cholesterol/types—of—fat/

⑯ Jiang, L., Shen, J., et al (2020). Trans fatty acid intake among Chinese population: A longitudinal study from 1991 to 2011. *Lipids in Health and Disease, 19*(1). https://doi.org/10.1186/s12944—020—01247—1

19　面筋：吃多了真的会变笨吗？

　　樊登读书会的创始人樊登老师有一段视频在网上流传得很广，他在视频中这样说："长期吃谷物，吃面吃得太多，人会变笨，这就是北方人普遍做生意做不过南方人的原因。因为北方人吃太多面，要改吃米，这会变得聪明一点儿……阿尔茨海默病、慢性头痛、癫痫、抑郁、焦虑、注意缺陷和多动障碍，以及很多可怕的脑部疾病，都和我们所吃的食物有关，而这里边最重要的一个危害我们的东西叫作麸质……一定要减少麸质的摄入，就是那些什么粗麦全麦这样的东西。"他的建议是别吃麸质，最好一点儿都别吃，作为调剂也不需要，因为它对我们没有任何帮助，反而会严重地损伤我们的大脑，然后让我们得各种各样的疾病。

　　听着是不是觉得特别颠覆？北方人做生意做不过南方人，居然是北方人爱吃面导致的。为什么说吃面会导致人变笨呢？因为面里面含有一种叫"麸质"的物质。这个词你听着可能有点儿陌生，其实它就是我们平常所说的"面筋"。说实话，其实江浙沪一带的人也喜欢吃"油面筋"的。

　　樊登说的这些，并不是他自己的观点，而是来自一本叫《谷物大脑》的书。这本书的作者是美国神经学家大卫·珀尔马特（David Perlmutter）。该书 2013 年出版了英文版，2015 年被我国引进，出版了中文版。这本书有句宣传语是这样说的"揭开小麦、碳水化合物和糖的惊人真相——你的大脑的沉默杀手",听着特别像"标题党"。这本书出版后,在亚马逊的健康类图书排行榜上连续 80 周排名第一,在《纽约时报》的畅销书排行榜上也曾几度夺魁。

然而,我想告诉你的是,一本书是否畅销,与它的结论是否有科学依据并没有必然联系。《谷物大脑》这本书已经成了继《水知道答案》后又一本知名的伪科学书籍,在科学界遭到了广泛的批评。

比如,国内知名的营养学科普人云无心博士就在腾讯较真平台上撰文指出《谷物大脑》是伪科学。[①] 而知名的外媒沃克斯(Vox)对该书的评价是:唯一的作用就是让人变成科学文盲。[②]

当然,科学精神要求我们不能迷信权威,既不能迷信《谷物大脑》的作者,也不能迷信某个批评者。我们还是需要对麸质(面筋)食品有一个深入而全面的了解,才能得出满意的答案。这一章,我们就来深入了解一下到底什么是麸质,以及它对我们的健康到底有没有危害。让我带你回到 18 世纪,从一个人用水冲洗小麦粉的故事讲起。

一、谷蛋白的发现与流行

一般来说,我们平常所食用的"谷物"指的是粮食作物的种子。但是作为植物,粮食作物种子的形成,可不是为了被人类吃掉的,而是为了繁衍更多的后代。所以,种子都会包含它独立发芽的生长期所需的所有生长物质,其中也包括一系列蛋白质。只不过在前期,这些蛋白质的功能并没有被激活,一直处于被储存的状态,所以也被称为"储藏蛋白"。

大约 300 年前，意大利化学家雅可布·巴尔托洛梅奥贝卡利（Jacopo Bartolomeo Beccari）对谷物中的储藏蛋白产生了兴趣。他用水去冲洗各种谷物种子磨成的粉，比如大米粉和玉米粉，试图提取里面的储藏蛋白。但他发现，这些粉都会随着冲洗次数的增加而不断被稀释、流失，最后几乎什么也留不下来。但是在洗小麦粉的时候，他发现经过水冲后剩下的东西会黏成一坨，无论再怎么加水，其体积和质量都不会明显减少。它们就像胶水一样互相牢牢地黏住了对方，还十分具有弹性。

如果你是一个面食烹饪爱好者的话，你肯定知道"用水洗面团能得到面筋"的厨房小常识。

正因为简单易行，"小麦中存在着像胶水一样的东西"的结论没多久就被人们普遍接受了。而这种"像胶水一样的东西"也有了一个名字——gluten，词源正是英语的胶水"glue"。Gluten 翻译成中文就是面筋。

面筋虽然被发现了，可是大家似乎都不怎么待见它。人们都觉得这种东西黏糊糊的，给人的感觉非常不舒服。那个时候，人们热衷于把面筋从面粉中分离出来。这可不是为了吃面筋，而是为了让小麦粉变得更软。当时有很多工厂专门干这种洗面的活儿，洗下来的面筋要么拿去喂猪，要么扔掉。

不过，世界各地的一些糕点师却逐渐发现了面筋的妙用。

20 世纪 30 年代，新西兰惠灵顿的一位名叫哈里·马尔特伍德威廉姆斯（Harry Maltwood Williams）的糕点师正在琢磨怎么才能用同样的原料把蛋糕做得更大一点儿。为什么要做大？很简单，因为顾客挑选蛋糕的时候总是倾向于挑选个头儿大的。这是人之常情。我进了面包店，同样价格的面包，我也会挑个头儿大的。

有一天，威廉姆斯在公园里散步时看到两个小孩儿在吹气球，这给他带来了灵感:"如果能够在蛋糕里面吹气球,那么蛋糕的体积不也能变大吗?不过前提条件是,蛋糕不能被吹破。如果能够在蛋糕中加入类似气球胶皮那样有弹性的东西就好了。"想着想着,威廉姆斯很快就意识到,一直被人们丢弃的小麦面筋不就是一种黏不拉几又富有弹性的东西吗?把这东西加到蛋糕中,说不定就能把蛋糕"吹得"更大。

他想到就试,结果也相当不错,烘焙过程中产生的热气将面筋吹成了一个个小气球。由于面筋自身的弹性,蛋糕并没有因为整体体积的变大而出现破裂或变形。而且,添加面筋后,蛋糕不但没有变难吃,还变得更有嚼劲儿了,吃起来更有味道了。很快,添加面筋后蛋糕那特殊的 Q 弹口感就受到了顾客们的欢迎。威廉姆斯的这项制作工艺也获得了全球专利。在新西兰推广后,这项工艺迅速火遍全球。

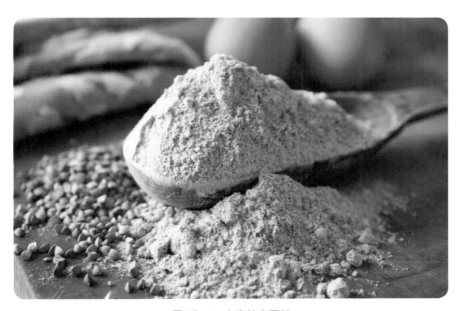

图 19-1　小麦麸皮面粉

图片来源:Depositphotos

自那以后，面筋在食品行业几乎被捧上了天。它不仅被用作各种面包的添加剂，还被添加到肉类、面条和宠物食品中以增加其弹性。用面筋制作的素肉制品，更是让素食主义者过了一把"吃肉"的瘾。^③

但随后事情开始出现反转。在食品科学领域，类似的反转事件特别多。

二、谷蛋白过敏和无谷饮食的提出

1936 年，年仅 31 岁的荷兰儿科医生威廉·迪克（Willem Dicke）正致力于寻找小孩腹腔疾病的发病原因。他就职的医院位于荷兰海牙。对，就是那个海牙国际法庭所在的海牙。他在工作中经常遇到生长发育不正常的儿童。那些儿童普遍都有肠胃问题，如慢性腹泻、腹胀、吸收不良、食欲缺乏等。当时，这类疾病被统称为"吉赫特病"，但这个名称现在已经不再使用了。它是以 1905 年首次报道这类疾病的医生的名字命名的。这种疾病的病因到底是什么呢？无数医学家相继提出了自己的假说，从微生物感染到营养不良，各种可能性都存在。但遗憾的是，几十年来，没有人可以拿出确凿的证据来证明某个假说。

那时候，最有效的治疗方案就是让患病的孩子们多休息，少运动，千万不能累着。除此之外，没有什么更好的方法了。有一天，当迪克医生给一个患病的小男孩进行诊断的时候，发现他和几周前相比，状态改善了很多。一开始迪克医生以为这是因为小男孩休息得足够多，但是听了小男孩母亲的一句话后，他对"吉赫特病"的病因有了一个全新的假设。小男孩的母亲告诉迪克医生："我这几天都没有给他吃面包。"

难道是面包导致了这种疾病？这个假设非常大胆，因为面包是再

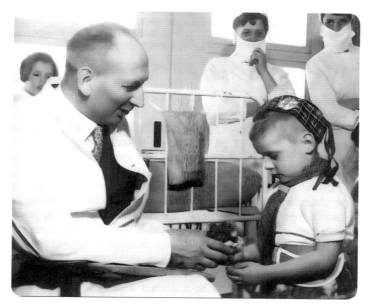

图 19-2　迪克医生在给孩子看病

普通不过的食物了，很难想象这种人人都吃的食物会有什么问题。但迪克医生是那种敢于"大胆假设，小心求证"的医生，他开始着手设计实验。可惜的是，正当他准备在医院开展临床实验的时候，二战爆发了，整个实验进度随之被耽搁。不过，二战后期发生的一系列事情，已经足以证明迪克医生的猜想是对的。

　　二战期间，食物变得异常短缺。即便是在迪克医生身处的医院，想买到面包这样的精致主食也几乎不太可能。医院里的孩子们只能吃一些奇奇怪怪的东西充饥，比如郁金香的球茎。但是，神奇的事居然发生了。吃不到面包的孩子们的"吉赫特病"症状居然全都消失了。这个现象使得迪克医生更加坚定了自己的想法。他在 1941 年发表的论文中说："针对吉赫特病，现在我叫它乳糜泻，有人说吃香蕉能治好，也有人说吃水果和蔬菜能治好。我想说，我们现在处于二战期间，根

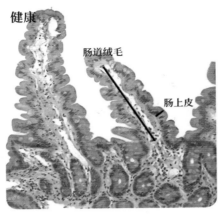
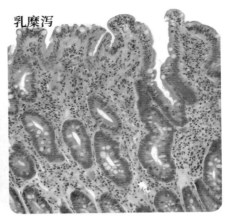

图 19-3 乳糜泻导致肠道绒毛萎缩的组织病理学

图片来源：GeneFood

本吃不到新鲜的水果和蔬菜，但是他们的病也都不治而愈了。针对这种疾病，我给出一个更加简单的治疗方案——不要吃任何与小麦相关的食物，尤其是面包。"

二战结束后，迪克医生更加深入地调查了小麦中究竟是哪一种物质引起了乳糜泻。最后发现，这一切都是小麦中的面筋在作祟。面筋在学术界又被称为谷蛋白，因此迪克医生那篇发表于 1941 年的论文被认为是"无谷饮食"的起源。④

不过那时无谷饮食并没有引起人们的注意，毕竟在正常人群中乳糜泻的患病率只有 1% 左右。⑤ 然而，随着时间的推移，除了乳糜泻，科学家们又发现了一系列与吃面筋有关的自身免疫性疾病，比如经常与乳糜泻共存的"疱疹样皮炎"（dermatitis herpetiformis）、由于摄入面筋而产生抗体导致小脑损伤的"面筋共济失调"（gluten ataxia），以及由面筋过敏引起的"非腹腔麸质敏感性"（non-coeliac gluten sensitivity）。

疱疹样皮炎的自然患病率为 0.0753%（万分之七左右），可以说非

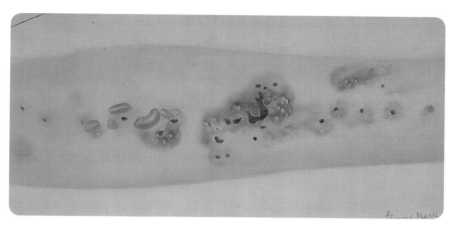

图 19-4　腿上的疱疹样皮炎

图片来源：Wellcome Images

常罕见。可是面筋共济失调和非腹腔麸质敏感性的患病率远比我们想象的要高，分别为 5% 左右和 1%～13%。平均下来，每 20 个人中就可能有一个患者。⑥⑦⑧

三、如何判断麸质过敏？

你可能从来没有想过，吃面筋还会过敏。这些由麸质不耐受导致的疾病名，很多人更是第一次看到。我想说的是，麸质过敏的患病率并不低，可惜的是，目前我国大多数医院的常规体检项目中并没有设置麸质过敏疾病的筛查。我国的麸质过敏人群比例一直没有一个较为准确的数据。

如果你怀疑自己对麸质过敏，我建议不妨先做一下自我筛查，判断下自己是不是麸质不耐受体质。

你可以购买一些面包或者油面筋做早餐，然后连续吃上三四天。吃完之后，首先要观察自己的精神状态，看有没有出现严重的疲惫感、易怒情绪或者头痛；然后观察自己的手脚会不会出现关节痛、四肢发麻或者刺痛等症状；最后可以留意一下自己是否出现了消化不良的症状，比如腹胀、腹痛、放屁、拉肚子、恶心、便秘或者大便恶臭等。

如果你吃完麸质后没有什么不舒服的感觉，那么你完全不用担心任何有关麸质过敏的问题。

如果每次吃完麸质，你都会有明显的上述不适症状，那么我建议你去医院做一下麸质过敏的检查，不过一般只有大型三甲医院具备这种检验能力。至于具体信息，你可以咨询当地医院。这项检查的名称就叫作"麸质过敏检查"或"小麦过敏检查"。

如果确诊对麸质过敏，那么我只能遗憾地告诉你，到目前为止，对于麸质过敏症状，仍没有很好的治愈手段。不过，幸运的是，只要不吃含有谷蛋白的食物，它就不会发作。下面列举的这些含麦子的食物，你最好都别吃：馒头、包子、面包、饼干、松饼、蛋糕、意大利面、披萨、啤酒等。

正因为麸质不耐受人群的比例不低，无谷饮食有了一定的事实基础。最近这几年，无谷饮食在国外十分流行。

四、无谷饮食该被追捧吗？

一些调查数据显示，无谷饮食的流行程度足以用令人吃惊来形容。比如，2018 年的一篇综述文献指出，有 33% 的加拿大人和 26% 的美国人认为无谷产品更健康。⑨⑩ 在澳大利亚，这个比例是

30%。在另一项面向美国佛罗里达州大学生的调查中，31% 的参与者认为避免谷蛋白对健康有利，而 37% 的人认为无谷食品比传统食品更健康。⑪ 2015 年，一项相关研究对全球 60 个国家约 3 万名成年人进行了调查，得出结论：21% 的人更喜欢购买无谷食品，这种饮食在年轻人中最为流行。⑫

很遗憾，我没有查到我国在这方面的数据。但我国是个面食大国，无数美食都离不开面，因此我个人推测，无谷饮食在我国的流行程度多半不会像欧美国家那么高。反正我个人是很喜欢吃面食的。我最爱的早餐搭配是烧饼、油条加小馄饨，全部都含有麸质。好在我对麸质完全不过敏，耐受程度很好。

但是，现在的情况是，大量跟我一样对麸质完全不过敏的人也热衷于购买无谷食品。这些人既没有乳糜泻症状，也没有其他麸质不耐受症状，却在没有向医生咨询的情况下直接自作主张，跟风开始了无谷饮食。促成这一趋势的原因之一，就是几本畅销书的出版。这些书妖魔化麸质，并毫无科学依据地指出麸质是导致一系列疾病的原因，包括 2 型糖尿病、肥胖症、抑郁症、焦虑症和孤独症等。

其中，最具有影响力的就是本章开篇提到的《谷物大脑》，该书直接把吃面筋和痴呆联系在了一起。另一本很有影响力的书，是 2011 年由心脏病学家威廉·戴维斯（William Davis）撰写的《小麦肚：减掉小麦，减掉体重，找回健康之路》。看书名，仿佛无谷饮食才是减肥的必经之路。这本书受到了美国许多名人包括职业运动员的吹捧，出版后不到一个月就成了《纽约时报》的畅销书。

但是，这本畅销书出版后第二年，它的结论就遭到了科学界的广泛质疑。根本没有公开发表的实验证据支持"无谷饮食有助于减肥"这一说法。相反，倒是有无谷饮食导致人体 BMI 指数升高的报道。⑬

《谷物大脑》中提及，麸质（面筋）导致阿尔茨海默病的原因是它会促使血糖升高。这更加是无稽之谈。退一万步讲，就算血糖升高是导致阿尔茨海默病的直接原因，引起血糖升高的也不是小麦里的面筋，而是提供碳水化合物的所有主食。如果你担心患糖尿病，该控制的就不仅仅是小麦了，而是所有的碳水化合物。至于是不是无谷饮食，关系真的不大。

下面，我来帮你扒一扒无谷饮食的真相。

五、长期坚持无谷饮食的潜在危害和注意点

我们先来看一下市面上常见的无谷食品的主要成分。其典型的原材料配方是这样的：玉米、大米、大豆、木薯和土豆。这些成分取代了常规食品中含有谷蛋白的谷物，如小麦、黑麦和大麦。虽然不同产品的组成成分有所差异，但总体来说，无谷食品的脂肪、糖和钠含量均比普通食品高。为了做到与一般面包有同样的口感，无谷面包的总脂肪含量就必须调整为原来的 2 倍左右。与普通食品相比，许多意大利无谷面食有着显著较高的碳水化合物和钠含量。有临床研究发现，遵循无麸质饮食的人（包括患有乳糜泻的人）有体重增加和肥胖的趋势。[14] 因此，先不说有没有麸质的问题，是无谷食品中的钠、糖和其他添加剂，就足以给我们造成更大的健康隐患。

与此同时，无谷食品含有的蛋白质和膳食纤维通常相对较少。此外，它的叶酸（维生素 B_9）、铁、烟酸（维生素 B_3）、硫胺素（维生素 B_1）和核黄素（维生素 B_2）的含量也比较低。这些物质随着面筋的去除而一起流失了。而无谷食品因为多了这道工序，价格是正常食品的

2～5倍。所以，如果你没有麸质（面筋）引起的自身免疫缺陷症，我完全不建议你花更多的钱去吃更不健康且营养价值更低的无谷食品，因为这明显是得不偿失的。当然，如果你仅仅是因为个人口味偏好而喜欢无谷饮食，那我是不会拦你的。相比于可乐、炸鸡这类食品，无谷饮食就显得健康多了。

如果你有相关的过敏症状，我的建议是，尽量食用新鲜的土豆、大米、玉米、大豆、亚麻和荞麦，而不是加工后的无谷食品。注意，荞麦虽然名字里有"麦"字，它却不属于小麦所在的禾木科。这些原料都可以用来做煎饼、粥和其他面食，味道也不会差到哪里去。

六、正常人吃麸质真的会变笨吗？

确实有一些证据表明，麸质严重不耐受的人，例如患有乳糜泻的人，食用麸质后其体内会产生大量的谷蛋白抗体。这些抗体不仅会在肠道里发生免疫反应，还会进入大脑，攻击大脑中的神经蛋白。[15]这样一来，吃麸质的后果就不仅仅是肠道疾病了。他们的大脑也会因为麸质的摄入而变得迟钝，出现认知障碍。[16]这是樊登老师在讲《谷物大脑》时提到的"面筋吃多了会变笨"这个结论唯一能打上擦边球的科学证据。

但是，你需要知道，这种认知障碍并不会发生在正常人身上。我们更不能直接反过来说，避免吃麸质会使正常人的头脑变得更敏锐。这就显得很没有逻辑了。任何推论都需要证据的支撑。我这里有一项正常人吃麸质并不会导致大脑迟钝的证据。

2021年5月，著名的《美国医学会杂志》（JAMA）刊登了一篇论文，公布了一项大型队列研究的结论。^⑰ 研究人员对 13494 名没有乳糜泻症状的中年女性进行了 28 年的随访，以观察麸质摄入量与心智、能力之间的潜在联系。其结论是：麸质摄入量最高和最低的女性相比，认知（反应时间、注意力、记忆力等）评分没有统计学差异。

所以，科学界的结论是明确的：没有先天免疫缺陷的正常人，吃不吃麸质和会不会变笨毫无关系。《谷物大脑》这本书是基于某一种特殊情况而把麸质的危害无限放大了。我们选择什么样的饮食，需要根据科学证据来决定，而不是那些通俗易懂、朗朗上口的传言，更不能轻信某本畅销书或者某位名人的背书。

怎么吃，是一门严肃的科学。

参考文献

① 云无心 (2019, October 11). *小麦中的麸质对身体健康有害? 别被收割 "智商税".* 腾讯较真. https://page.om.qq.com/page/OC7KvLUc5xO_UUKc6Smd3mjw0

② Belluz, J. (2015, April 23). *The real side effect of a gluten−free diet: Scientific illiteracy.* Vox. https://www.vox.com/2015/4/23/8474125/the−real−side−effect−of−a−gluten−free−diet−scientific−illiteracy

③ Day, L., Augustin, M. A., Batey, I. L., & Wrigley, C. W. (2006). Wheat−gluten uses and industry needs. *Trends in Food Science & Technology*, *17*(2), 82−90. https://doi.org/10.1016/j.tifs.2005.10.003

④ Van Berge−Henegouwen, G. P., & Mulder, C. J. (1993). Pioneer in the gluten free diet: Willem−Karel Dicke 1905−1962, over 50 years of gluten free diet. *Gut*, *34*(11), 1473−1475. https://doi.org/10.1136/gut.34.11.1473

⑤ El Khoury, D., Balfour−Ducharme, S., & Joye, I. J. (2018). A Review on the Gluten−Free Diet: Technological and Nutritional Challenges. *Nutrients*, *10*(10), 1410. https://doi.org/10.3390/nu10101410

⑥ Shields, B. E., Gelfand, J. M., Allen−Taylor, L., & Rosenbach, M. (2020). Prevalence of Dermatitis Herpetiformis Within the iCureCeliac Patient−Powered Research Network—Patient Characteristics and Dietary Counseling. *JAMA Dermatology*, *156*(12), 1374−1376. https://doi.org/10.1001/jamadermatol.2020.3431

⑦ Hadjivassiliou, M., Grünewald, R., et al (2003). Gluten ataxia in perspective: Epidemiology, genetic susceptibility and clinical characteristics. *Brain*, *126*(3), 685−691. https://doi.org/10.1093/brain/awg050

⑧ Dr. Schär Institute (n.d.). *Prevalence.* https://www.drschaer.com/uk/institute/a/prevalence−ncgs

⑨ El Khoury, D., Balfour−Ducharme, S., & Joye, I. J. (2018). A Review on the Gluten−Free Diet: Technological and Nutritional Challenges. *Nutrients*, *10*(10), 1410. https://doi.org/10.3390/nu10101410

⑩ The Hartman Group (2015). *Americans seeking gluten free.2016.* https://s3.us−west−2.amazonaws.com/storage.www.hartman−group.com/infographics/fullsize/gluten−free−2015−09−03.pdf

⑪ Dunn, C., House, L., & Shelnutt, K. P. (2014). Consumer Perceptions of Gluten−Free Products and the Healthfulness of Gluten−Free Diets. *Journal of Nutrition Education and Behavior*, *46*(4), S184−S185. https://doi.org/10.1016/j.jneb.2014.04.280

⑫ Gluten−free diet. (2023, May 21). In *Wikipedia*. https://en.wikipedia.org/wiki/Gluten−free_diet

⑬ Gaesser, G. A., & Angadi, S. S. (2011). Gluten−Free Diet: Imprudent Dietary Advice for the General Population? *Journal of the Academy of Nutrition and Dietetics*, *112*(9), 1330−1333. https://doi.org/10.1016/j.jand.2012.06.009

⑭ Tortora, R., Capone, P., et al (2014). Metabolic syndrome in patients with coeliac disease on a gluten−free diet. *Alimentary Pharmacology & Therapeutics*, *41*(4), 352−359. https://doi.org/10.1111/apt.13062

⑮ Bushara, K. O., Nance, M., & Gomez, C. M. (2004). Antigliadin antibodies in Huntington's disease. *Neurology*, *62*(1), 132−133. https://pubmed.ncbi.nlm.nih.gov/14718716/

⑯ Carter, C. (2010). Evidence for gliadin antibodies as causative agents in schizophrenia. *Nature Precedings*. https://doi.org/10.1038/npre.2010.5351.1

⑰ Wang, Y., Lebwohl, B., et al (2021). Long−term Intake of Gluten and Cognitive Function Among US Women. *JAMA Network Open*, *4*(5), e2113020. https://doi.org/10.1001/jamanetworkopen.2021.13020

20 嫩肉粉：
不要怕，这不是魔术，是科学

本书一直在试图告诉你这样一个道理：在医学和营养学领域，千万不能迷信有各种头衔的专家，尤其是年龄偏大的专家。这有两方面原因：其一，有一类所谓的专家，听着头衔像是专家，其实专业根本不对口，他们的认知水平并不比任何一个普通人更高；其二，这两个学科"太年轻"，知识更新迭代得非常快，即使是专业对口的学者，只要几年不学习新知，就会跟不上学科的最新发展。比头衔更重要的，永远是证据。

这里我讲一个例子。一位头衔是北京中医药大学中医诊断学博士，原任北京电视台《养生堂》节目主编，曾在央视《百家讲坛》栏目主讲《大国医》《名医是这样成名的》系列讲座的专家——头衔是不是特别"高大上"？——曾公开说过这样的话：

> 我吃素不是因为宗教，而是从医学角度做出的选择……有一次，他（一个饭店老板）推心置腹地对我说："我现在自从开饭店，自己都不敢吃烤牛肉烤羊肉串了。因为这些肉都是用嫩肉粉做的……"这个老板说得对，嫩肉粉里面加入了一些溶解肉类蛋白纤维的物质，这些东西，对人的消化道同样是起作用的，我们的胃整天被其腐蚀，后果可想而知啊。①

说实话，这位专家的营养学基础知识可谓一塌糊涂，但是他很懂得怎么忽悠老百姓，用接地气的语言传播他那套歪理。

他所谓的嫩肉粉能溶解肉类蛋白纤维，所以也会腐蚀人的消化道的道理，背后的逻辑和我小时候爸妈不让我吞西瓜籽儿时讲的道理差不多："西瓜籽儿在土里会生根发芽，你吃到肚子里，万一也生根发芽了怎么办？"

小孩子信这个逻辑也就算了，成人要是也信就太天真了。这就跟相信乳酸菌能让牛奶发酵，被我们吃到肚子里后，也能让我们消化道中的蛋白质发酵一样可笑。

可以说，这位专家对嫩肉粉的评价从头到尾都是错误的。嫩肉粉不是魔术，而是科学。它是被写进权威食品教科书的非常安全的食品添加剂。② 我们不仅不需要害怕它，还要感谢食品科学家的努力，为我们现代人带来了更美味和更健康的食物，让牙齿和消化能力不好的老年人也能享受到吃肉的快乐。

要彻底搞清楚其中的道理，我需要先给你讲一讲肉为什么会变嫩，又为什么会变老，以及其中的生物学原理是什么。

一、嫩肉的历史

自人类学会吃肉以来，我们便凭经验发现：越是年幼的动物，屠宰后肉吃起来就越嫩，反之则越有嚼劲儿。但是，光凭这点儿经验还不足以解开肉变嫩和变老的原理。

但是，厨师们的进一步发现为这个问题提供了新线索。什么发现呢？说起来很暴力，就是不停地拍打和锤肉可以让肉变嫩。现在我们

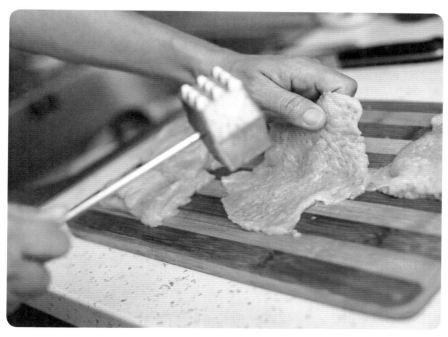

图 20-1　嫩肉锤

图片来源：Depositphotos

很容易在餐馆的厨房中看到这一现象。有一种厨房工具叫"嫩肉锤"，或许你家也有一把。像这样物理嫩化肉类的方法还包括搅拌、切碎、针刺、翻滚等。

此外，还有电刺激法和低温垂吊法。具体是怎么做的，我就不多描述了，因为场面还是非常血腥和暴力的。如果感兴趣的话，你可以去网上搜一下。但是我要先给你打下预防针，以免你被吓到。

为了让牲畜的肉变得更嫩一点儿，人类可以说是无所不用其极。但上面所说的这些物理方法，都只能算是"事后诸葛亮"。

更有意思的做法则是，在动物活着的时候就设法让它们的肉变得更嫩。怎么做呢？就是在屠宰前让待宰的动物充分休息，这样屠宰后肉会变得更嫩。这还真的不是传说，确实是有科学道理的，因为让动物充分休息后再屠宰，肉里面的乳酸含量会显著升高。正是这些乳酸让肉的保质期变得更长，科学家们才得以窥探到肉类嫩化背后的化学反应。

其中最有意思的发现是，牲畜的肉和大多数食物不一样，并不是越新鲜越好吃。很多牲畜肉品质最好的时候是冷藏放置两天之后。注意，不能在室温环境下放置，更不能冷冻。

这背后的原因是，动物在刚被杀死的几个小时内，其肌肉纤维会本能地收缩，肉的韧性也会增加，此时动物的整个身体处于僵硬的状态。这个时候的肉也是十分僵硬的。但是，冷藏一段时间后，肌肉中的天然蛋白水解酶（比如肌动蛋白酶、钙蛋白酶）就开始起作用了。它们会慢慢地破坏肌肉纤维之间的结缔组织，分解一系列比较硬的肌肉纤维蛋白，包括肌球蛋白、肌动蛋白、肌原蛋白和弹性蛋白等。这些被称为硬蛋白的蛋白质，在肉里面占蛋白质总量的40%～60%。如果它们被分解掉，肉就会变得十分柔软。这一过程至少要两天才能完成，而传统的屠宰方法无法使肉产生足够的乳酸，肉撑不到两天就变质了。所以，让动物们充分休息后再宰杀，肉的嫩化才会逐渐体现出来。

原来肉和很多水果一样，需要充分放置才会逐渐软化变嫩。但是肉毕竟是肉，它抵御细菌的能力可不像水果那样强大。即便是利用乳酸，其能力也是有限的。通过长时间放置从而达到嫩化的效果，这里面的时间成本和变质风险都太大了，并不是所有生产商都能承受的。

于是，科学家希望能找到一种物质，可以模仿肉中的天然蛋白水解酶，把肉中那些较硬的肌肉纤维和结缔组织给分解掉，达到让肉嫩化的效果。

早在1873年，助理外科医生戈帕尔·琼德·罗伊（Gopal Chunder

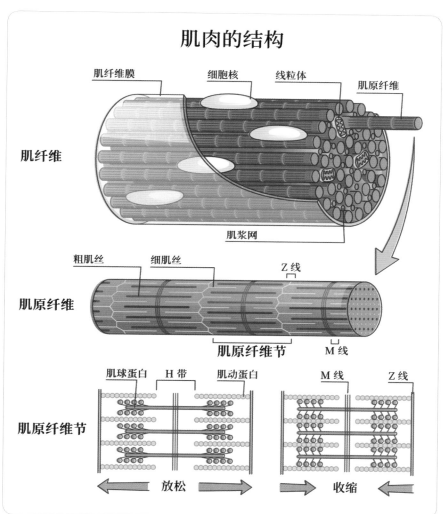

肌肉的结构

肌纤维膜 **细胞核** **线粒体** **肌原纤维**

肌纤维

肌浆网

肌原纤维

粗肌丝 **细肌丝** **Z 线**

肌原纤维节 **M 线**

肌原纤维节

肌球蛋白 **H 带** **肌动蛋白** **M 线** **Z 线**

← **放松** →   → **收缩** ←

图 20-2　肌肉结构图
图片来源：Depositphotos

Roy）就注意到，南美洲的原住民印第安人有一种非常特殊的烹饪习惯。③ 那就是，他们在烹饪肉的时候会事先往肉上浇些木瓜汁。④ 进一步了解后他发现，这种习惯好像已经流传了数千年。于是，罗伊自己尝试了几次。他感觉加了木瓜汁以后，肉似乎真的会变嫩很多。证据就是，罗伊的牙缝比较大，本来每次吃鸡腿肉或者其他瘦肉时，总会有那么一两根嚼不动的肉丝卡在牙缝中，但用了印第安人的方法后再也没有发生过这样的事。

这一发现激发了罗伊的好奇心。他迫不及待地把木瓜汁加到了别的食物中，比如鸡蛋清和小麦面筋等，想看一看会发生什么。结果，他发现，用木瓜汁处理过的鸡蛋清没有之前那么黏稠了，而本来不溶于水的小麦面筋则被溶解得干干净净。这些实验现在看来都是小儿科，不过在那个年代，正是这个发现为人工嫩肉打开了一扇新的大门。

于是，来自植物的天然蛋白水解酶就成了科学家们的下一个研究对象。20世纪50年代后，蛋白质的纯化和分离技术得到了很大的改进。1873年，罗伊预言的木瓜蛋白酶被科学家从木瓜汁中分离了出来，

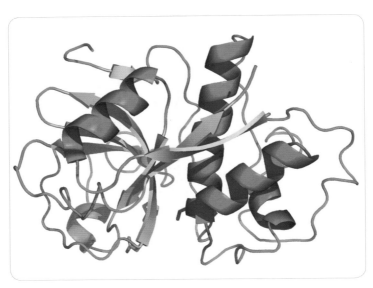

图 20-3　木瓜蛋白酶

图片来源：en:User:Roadnottaken

并且达到了前所未有的高纯度。1968年，它的三维结构被科学家们用X射线晶体衍射技术解析了出来。⑤

科学界有一条广为流传的铁律："物质的结构决定功能。"通过研究木瓜蛋白酶的空间结构，科学家们发现它具有相当广泛的水解特性，这使得它同时具有内肽酶、酰胺酶和酯酶的功能。这也就意味着它可以水解各种各样不同来源的蛋白质，起到嫩化肉的作用。

自然界的超级蛋白水解酶并非只有木瓜蛋白酶。科学家们随后发现，来自别的物种的蛋白酶也有类似的作用，比如菠萝蛋白酶、无花果蛋白酶、米曲菌蛋白酶和枯草杆菌蛋白酶（后被炒作成纳豆激酶）。这些蛋白酶已经被美国农业部批准用于肉类的嫩化，属于安全无害的食品添加剂。而以这些蛋白酶为原料生产出来的粉，就是我们能在超市买到的嫩肉粉。最常见的嫩肉粉的功能性成分就是木瓜蛋白酶。因此，嫩肉粉是纯天然植物的提取物，并不是什么化学合成品。我这这样说并不是要用纯天然提取物一说来证明嫩肉粉是安全的，而是因为很多人听到嫩肉粉不是化学合成品会更加放心。严谨地说，食材是不是安全与其是不是纯天然的，其实没有必然联系。

二、嫩肉粉不伤胃

我在本章一开始提到的那位所谓的专家说，嫩肉粉被吃到肚子里面会腐蚀我们的胃肠道，这是绝对不可能的。

首先，我们并非生吃嫩肉粉。食物经过高温烹饪后，所有的酶和蛋白质都会变性，不可能存在任何生物活性。

其次，即便我们生吃嫩肉粉，它也不会腐蚀我们的胃。因为嫩肉粉的生物特性决定了它在 pH 值高于 5 时才会正常工作，而我们的胃会分泌胃酸，胃中的环境 pH 值是 0.9～1.5。在这种环境中，嫩肉粉是完全失活的。

我们的胃不仅分泌胃酸，还会分泌胃蛋白酶。还没等嫩肉粉反应过来，胃蛋白酶就已经把它全部分解成没有任何活性的多肽链和氨基酸了。从理论上来说，抹了嫩肉粉，甚至可以提高肉类的蛋白质转化率及利用率，增加其营养价值。

三、是否需要担心嫩肉粉中的亚硝酸盐？

在查阅有关嫩肉粉的资料时，我发现国内有一种流传挺广泛的说法：嫩肉粉中含有亚硝酸盐，而亚硝酸盐是致癌物质，因此食用嫩肉粉会致癌。我们来溯源一下，同时分析一下它是否有道理。

这个说法的主要出处是 2010 年《北京晚报》上的报道《嫩肉粉腌肉料查出亚硝酸盐　餐馆使用很普遍》。[⑥] 这篇报道说，时任中国农业大学食品科学与营养工程学院副教授的范志红和她所在实验室的学生们对北京市场上 10 种嫩肉粉和腌肉料进行鉴定时，居然发现其中全部含有亚硝酸盐。

之后，范教授对济南市的餐饮企业及市售的 24 种嫩肉粉和腌肉料进行了亚硝酸盐含量检测，结论以论文的形式发表在 2012 年的《中国食物与营养》杂志上。[⑦]

范教授的团队通过两种渠道对嫩肉粉和腌肉料进行了抽样，一种是直接到餐馆后厨的腌制料中取样，另一种是从市场上购买，然后拿回实验室进行亚硝酸盐含量的测定。

从餐馆后厨抽取的 10 份样品中，大多数的亚硝酸盐含量是 5.4 mg/kg~ 26.2 mg/kg，但其中有两份样品的该数值居然分别超过 3000 mg/kg 和 6000 mg/kg。插句题外话，这两份亚硝酸盐含量严重超标的样品，我怀疑是餐馆自制的腌肉料，或者样品受到了污染，不具有代表性。

另外 14 份市售的样品，亚硝酸盐的含量为 0.15 mg/kg~ 0.91 mg/kg。

在这篇论文的结尾，作者呼吁我国尽快制定嫩肉粉的相关规范。

说实话，对食品科学不了解的普通人看到这样的报道或者论文，很容易产生这样的印象：嫩肉粉中含有致癌物亚硝酸盐，要尽可能避免使用。

但如果我们对亚硝酸盐有一些基本的了解，看到范教授测出的这些数据，反而会更加放心地使用嫩肉粉。

为什么这么说呢？我们先简单了解一下什么是亚硝酸盐。

亚硝酸盐是一类无机化合物的总称，最常见的就是亚硝酸钠、亚硝酸钾。它们广泛存在于环境中，是自然界最为普遍的含氮化合物。可以说，任何食物，不管是荤的还是素的，或多或少都会含有亚硝酸盐。它的确是一种致癌物，但又是我们每个人都绝对不可能完全避开的物质。它就像空气中的铅元素，对人体有害，但没人能躲得掉。

国家强制性标准《食品安全国家标准 食品添加剂使用标准》规定，腌熏肉等制品的亚硝酸盐残留量上限为 30 mg/kg，熏制火腿的残留量上限为 70 mg/kg。[8] 对于非有意添加、自然生成的亚硝酸盐，《食品安全国家标准 食品中污染物限量》规定的一般限量为 3 mg/kg~5 mg/kg。

总之，用一句话总结就是，每千克食物中含有几毫克到几十毫克的亚硝酸盐，几乎是不可避免的。

那么，我们每天摄入的亚硝酸盐在什么限量下是安全的呢？世卫组织给出的建议是，每日每千克体重的摄入量在 0.06 mg 以内是安全的。[9] 换句话说，一个体重为 70 kg 的人，每天摄入的亚硝酸盐不超过 4.2 mg 就无须担心。

有了这些剂量的基本概念，我们再来看一下嫩肉粉的正常用量是多少。

一般来说，嫩肉粉的用量是食物重量的 2% 左右。也就是说，嫩化 1 kg（2 斤）肉，只要撒上 20 g 嫩肉粉就够了。按照范教授团队测出的市售嫩肉粉的亚硝酸盐平均含量 0.3 mg/kg 计算，这 20 g 嫩肉粉中含有的亚硝酸盐的量是 0.006 mg，远远低于世卫组织建议的安全线，完全不用担心。说直白点儿就是，你在 1 kg 肉上面撒上 20 g 食盐，食盐里含有的亚硝酸盐也很可能比这个多。或者说，这 1 kg 肉里本身含有的亚硝酸盐都比嫩肉粉中的亚硝酸盐含量高。

其实，范教授的团队说在所有市售的嫩肉粉中都检测出了亚硝酸盐，在我看来这实在太好理解了。因为我调研了一下，发现所有市售的嫩肉粉的配方表中都含有食盐。因此，检测出亚硝酸盐是必然的，因为食盐中不可避免地会含有亚硝酸盐。

诚恳地说，在写这章前，尽管知道嫩肉粉并不是什么可怕的化学品，但我对嫩肉粉仍存有天然的排斥心理。不过，认真写完本章后，我马上就下单买了一包嫩肉粉，从排斥变为愉快地接受了。

我买的那包嫩肉粉的配方表上是这样写的：食盐、食用葡萄糖、淀粉、木瓜蛋白酶。看到这个配方表，我很放心，因为这四样物质都是可以放心食用的食品添加剂。

以后我给家里人做菜，再也不怕肉太老了。我爸妈年纪大，牙齿都不好了，总是嫌肉太老；而我的牙缝很大，吃肉总是塞牙。嫩肉粉是我们的福音啊。

四、正确使用嫩肉粉

这里我给你一些正确使用嫩肉粉的建议：

1. 嫩肉粉的用量一般是原料重量的 0.5%～2%，包装上会写建议用量，按照建议的用量来添加即可。

2. 嫩肉粉的主要成分属于蛋白质，必须先在水中溶解才会有活性。因此，使用嫩肉粉时，应先将其溶于适量的清水或者酱油等调料中，再放入肉中。切记不要把嫩肉粉直接撒在肉上，那样不仅拌不均匀，也会减弱嫩肉粉的活性。

3. 嫩肉粉中的蛋白酶的活性与温度有关。以木瓜蛋白酶为例，它的最佳水解温度约为 60 ℃。所以，在溶解嫩肉粉时可以适当加热，以获得最佳效果。但是温度也不要太高，如果温度超过 90 ℃，蛋白酶便会基本失去活性。

4. 嫩肉粉里的蛋白酶的活性也与 pH 值有关。以木瓜蛋白酶为例，能使它保持最佳活性的环境 pH 值为 7～7.5。嫩肉粉在过酸或者过碱的环境中都难以发挥作用，所以使用了嫩肉粉，就不要添加小苏打和醋之类的配料了。

5. 嫩肉粉的起效需要一定时间，一般需要静置 10～30 分钟。若时间过长，可能会使肉过度水解从而失去弹性；若时间过短，则起不到嫩化的效果。

6. 肉切得越细越小，所需嫩肉粉的用量越少。

有些美食类的文章会建议用木瓜汁来自制嫩肉剂，因为这样似乎更接近绿色原生态，更健康、安全。在了解了嫩肉粉的历史和原理后，我觉得大可不必这么麻烦。一盘肉丝只要用上几克嫩肉粉就够了，何必大费周章，又是切木瓜又是打浆的，还容易让食物串味儿。我觉得我们还是抛开顾虑，放心享受现代食品科学的成果吧。

不过，使用嫩肉粉也有一个问题需要注意，那就是过敏问题。

五、注意过敏体质

如果说木瓜蛋白酶等嫩肉粉有什么安全隐患的话，那就是潜在的过敏问题。[⑩] 就拿木瓜蛋白酶来说，早在 1985 年它便被证明是一种过敏原。科学家曾以 1 mg/ml 的浓度通过点刺皮肤试验的方式对 500 名志愿者进行检测，结果有 1% 的受试者对木瓜蛋白酶敏感。[⑪]

2016 年，据《过敏性哮喘和免疫学研究》杂志报道，一位在香肠加工厂工作的工人，工作不久后就由于接触肉类嫩化剂木瓜蛋白酶出现了胸闷、呼吸困难和喘息等严重的过敏症状。[⑫] 这种食物过敏虽然是小概率事件，但也确实存在，需要引起我们的注意。

我们国家从相关部门到公众，对食物致敏问题的关注度都很低。如果你对木瓜过敏，那确实需要远离嫩肉粉。如果你对自己的过敏原不清楚，我强烈建议你去医院做一次点刺皮肤试验，了解一下自己的过敏原。我以前就做过，大概几十分钟就完事了。也是因为那次测试，我才知道除了尘螨，自己没有什么特殊的过敏原。

参考文献

① 素食 (2018, November 3). *CCTV《百家讲坛》中医专家罗大伦：我吃素不是因为宗教，而是从医学角度做出的选择。*. SOHU. https://www.sohu.com/a/273085431_164597

② Potter, N. N., & Hotchkiss, J. H. (2012). *Food science* (5th ed.). Springer Science & Business Media.

③ The Old Foodie (2014, October 7). *More Ways to Make Meat Tender.* http://www.theoldfoodie.com/2014/10/more-ways-to-make-meat-tender.html

④ (1871). The Solvent Action of the Papaya Juice on the Nitrogenous Articles of Food. *Ind Med Gaz, 8*(7), 192. PMID: 28997083

⑤ Bond, J. S. (2019). Proteases: History, discovery, and roles in health and disease. *The Journal of Biological Chemistry, 294*(5), 1643−1651. https://doi.org/10.1074/jbc.TM118.004156

⑥ 北京晚报 (2010, April 7). *嫩肉粉腌肉料查出亚硝酸盐 餐馆使用很普遍*. 中国经济网. http://www.ce.cn/cysc/sp/info/201004/07/t20100407_20361436.shtml

⑦ 陈然, 阮光锋, & 范志红 (2012). *济南市含亚硝酸盐餐饮配料使用和认知的调查*. 中国食物与营养, *2012*(3), 16−20. https://doi.org/10.3969/j.issn.1006-9577.2012.03.005

⑧ 国家卫生和计划生育委员会 (2014, December 24). *中华人民共和国国家标准：食品安全国家标准 食品添加剂使用标准*. https://www.cirs-reach.com/Uploads/file/20180428/1524879613_22618.pdf

⑨ Speijers, G. J. A. (n.d.). *Nitrite (and potential endogenous formation of N−nitroso compounds)*. Internationally Peer Reviewed Chemical Safety Information. https://inchem.org/documents/jecfa/jecmono/v35je13.htm

⑩ Pawankar, R., Canonica, G. W., Holgate, S. T., & Lockey, R. F. (2011). *World Allergy Organization (WAO) White Book on Allergy*. WAO. https://www.immunomix.com/pdf/WAO-White-Book-on-Allergy.pdf

⑪ Mansfield, L. E., Ting, S., Haverly, R. W., & Yoo, T. J. (1985). The incidence and clinical implications of hypersensitivity to papain in an allergic population, confirmed by blinded oral challenge. *Annals of Allergy, 55*(4), 541−543. PMID: 4051260

⑫ Jiang, N., Yin, J., & Wen, L. (2016). Papain Induced Occupational Asthma with Kiwi and Fig Allergy. *Allergy, Asthma & Immunology Research, 8*(2), 170−173. https://doi.org/10.4168/aair.2016.8.2.170

21 防腐剂：
被名称所累的好东西

众所周知，新鲜的食物随着时间的流逝会慢慢变质。一般来说，温度越高，食物变质的速度越快。变质其实有两种情况：一种是微生物的滋生导致食物腐败，比如面包发霉和牛奶变酸等；还有一种是食物成分的氧化变性，比如脂肪的酸败和切开的苹果肉会变为褐色等。

为了对抗食物的变质，人类很早就发明了防腐剂。但由于"防腐剂"这个词很容易让人产生与尸体有关的联想，所以很多人潜意识中觉得它肯定不是什么好东西。假如把防腐剂改名为"保鲜剂"，人们的感受就会好很多。其实，现在市场上销售的所谓保鲜剂，有很多就是防腐剂。两者之间并没有明确的界限，也没有本质的差别。

基于现有的最佳科学证据，只要是市面上按规定添加防腐剂的食品，都是安全的。相反，打着"不含防腐剂"的旗号却能长期保存的食品，我们则要留一个心眼儿，看看它是不是存在造假问题或者健康风险。

本章我们就来好好聊一聊防腐剂的利与弊。

一、防腐剂简史

早在公元前 5000 年，古埃及人把谷物晾干后，就会把它们放在密封的容器里保存。古希腊人和古罗马人则会把鱼和肉浸在盐中保存，这样可以保存好几个月而不坏。^①古代人虽然不懂相关原理，但世界各地的人凭借经验找到了各种长期保存食物的方法。不过，看似五花八门的技术，概括起来基本上就是两种：干燥和用盐腌制。这两项防腐技术至今仍在沿用。

小时候，逢年过节，大人们都会忙着制作腌大白菜、腊肠和酱肉等，这些正是我们的祖辈流传下来的食物防腐技术。这些技术虽然管用，但是也有一个很大的弊端：食物原本的口感和营养在很大程度上被破坏了。

当然，也有人就喜欢腌腊的味道。确实，那也是一种独特的风味。但从营养学的角度来看，传统的防腐措施确确实实破坏了食物原本的味道，并且降低了食物的营养价值。这种防腐处理有点儿像杀敌一千自损八百，并不算是什么好方法。

人们希望能找到一种既能让食物长久保存，又可以保持食物的口感和营养的安全方法。在科学诞生前，这是一种奢望。当化学和食品科学结合后，我们的愿望成真了。但是，回顾历史，我们会发现，为了找到安全可靠的防腐剂，人类走过太多弯路。

19世纪末，美国人口快速增长。对于偏远地区的居民来说，食物的保质是刚需。因此，食品贸易公司的核心竞争力就体现在谁家的产品能更加持久地保存而不变质。那时，不管是剧毒物质还是强腐蚀性物质，只要能起到防腐作用，生产商就敢往食品里加。比如在牛奶中加甲醛，在肉类中加硫酸，在黄油中加硼砂，这类神奇的操作在当时可谓司空见惯，毕竟只有先吃饱肚子活下来才能谈别的。

这种疯狂添加化学试剂的情况随着时间的推移愈演愈烈，几乎到了丧心病狂的程度。1905年美国纪实小说《屠场》就曾描写过芝加哥肉类生产厂的真实景象：

总会有一批挂着红标签的死猪，这些猪都死于结核病菌。在充满蒸汽的装罐车间里，这些肉从上面扔进来后从下面出来就被制成了腊肠。工人们有时也会失足掉落到这些大罐中，万一掉入，这些疯狂的防腐剂会腐蚀人的身体，有时甚至只剩下一把骨头。

美国农业部终于忍无可忍，决心好好整治一下食品安全问题。他们首先需要搞清楚的是：食品中到底能不能添加防腐剂？哪些防腐剂有毒？哪些是安全的？为了彻底弄清楚这些问题，他们采用的方法是什么呢？你的第一反应大概是做动物实验。但是在 100 多年前，美国农业部首先想到的方法是找人试吃。

是的，美国农业部绕开了体外实验和动物实验，直接开展了人体实验。这个项目的牵头人是农业部化学局主任哈维·华盛顿·威利（Harvey W. Wiley）博士。② 他从单位招募了 12 名年轻又勇敢的研究员，和他一起完成这项风险极大的任务。当时的媒体称他们为"试毒小队"。③ 在今天看来，这就是敢死队。

这 13 位勇士起初计划把各种防腐剂磨碎，然后混到黄油、牛奶和咖啡中吃下去。一开始，他们试吃的防腐剂有 5 种，分别是硼砂、水杨酸、硫酸、苯甲酸钠和甲醛。但开始试吃以后，勇士们纷纷表示，除了苯甲酸钠，其余的根本难以下咽。并不是他们不敢吃，而是那些防腐剂的气味实在太冲，让人恶心。

于是，研究人员只好把防腐剂制成药丸，让他们就着饭菜吞下去。随着研究的进行，防腐剂的种类和剂量慢慢增多，恶心、呕吐、胃痛、头痛等症状已经成为勇士们的家常便饭，时不时就会有人病倒。

不过，一位勇士倒下了，又会有新的勇士顶上来。当时的食品科学家们为了追求真相，真的是什么都敢做。或许你会以为这是重赏之下必有勇夫，但根据资料记载，当时所有的志愿者都没有收取任何报酬，唯一的福利是三餐免费。这是真的在为科学献身。

这项研究最终使硼砂、水杨酸、甲醛和硫酸铜被永久从可用防腐剂名单中除名，而苯甲酸钠则在众多牛鬼蛇神中脱颖而出。只需要添加微量苯甲酸钠就能起到防腐作用，而且研究人员没有发现它有什么健康危害。更加令人高兴的是，苯甲酸钠无色无味。它简直是完美的防腐剂。

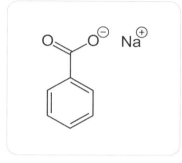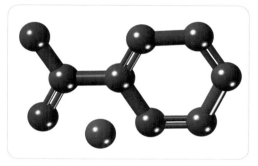

图 21-1　苯甲酸钠的结构简式与分子结构
左图作者：Jü　右图作者：Kamil9243

凭借"试毒小队"的成功，威利博士获得了媒体和民众的支持。他于是趁热打铁对农业部施加压力。1906 年 6 月 30 日，美国国会通过了《纯净食物及药物法案》，也被称为"威利法案"，旨在管制包括食品添加剂在内的各种食品安全问题。而威利博士所领导的"试毒小队"则成了美国食品药品监督管理局（FDA）的前身。④

二、防腐剂的基础知识

我经常听到有人这样抱怨：这东西吃起来怎么有一股防腐剂的味

道？实际上，所有合格的防腐剂都是无色无味的。如果是按照正规标准添加的防腐剂，是不可能吃出或者闻出味道的。如果你确信自己在某种食物中吃出了所谓的防腐剂的异味，那么不是食物变质了，就是食物中添加了其他不明物质。保险起见，我建议你遇到这种情况就别吃了，扔掉吧。

随着食品科学的发展，到 20 世纪 70 年代，经过 60 年左右的发展，化学防腐剂的种类已经变得极其繁多。根据美国 FDA 数据库的记录，目前被批准用作化学防腐剂的物质已超过 70 种。

实际上，如果你对 FDA 严苛的审批流程有所了解，就应该知道，那些被 FDA 批准添加的防腐剂相当于通过了全世界最严苛的考试。

被我国市场监督管理总局批准使用的防腐剂，目前共有 30 种左右。⑤ 由于篇幅有限，我在此只列举一些最常见的防腐剂。

防腐剂分为两大类，一类是抑制微生物的，另一类是抗氧化的。我先带大家认识一些常见的抑制微生物的防腐剂。

苯甲酸是最早被批准使用也是最经典的防腐剂。它天然存在于蔓越莓、洋李、丁香等植物中，如今已被广泛地添加到各种食物中。它的缺点是，只有在酸性环境下（pH 值为 2.5～4.0）它才有抑制微生物的作用。在 pH 值为 3 的环境下，它的抑菌作用最强。若 pH 值超过 5.5，它对很多霉菌和酵母菌就没有什么作用了。因此，它最适合被添加到碳酸饮料、果汁、果酒、腌菜和酸泡菜等食品中。它的每日最大摄入量是每千克体重 5 mg。在防腐剂问题上，那句广为流传的话很适用："脱离剂量谈毒性就是耍流氓。"我国最新的《食品安全国家标准食品添加剂使用标准》详细规定了每种防腐剂的最大添加量。⑥

和苯甲酸齐名的要数山梨酸。它是科学家们 1859 年从花楸树的果实中分离出来的。它的防腐效果也会随着 pH 值的升高而降低，但是有效范围远大于苯甲酸。在 pH 值升高到 6.5 时，它仍然有效。它是一种不饱和脂肪酸，在机体内会正常地参与氧化代谢，最终生成二氧化碳和水。世界卫生组织和联合国粮农组织的专家委员会已经确定，山梨酸的每日最大允许摄入量为每千克体重 25 mg。

有些人可能会担心自己摄入防腐剂过量危害健康。在我看来，这种担心是没必要的。比如，果酱是山梨酸含量占比最高的食品之一，但如果你想通过吃果酱把山梨酸吃超标，那你得一天吃 2.5 斤果酱才行。

商家其实也没有动力在食品中添加超量的防腐剂，因为防腐剂并不是添加得越多效果越好，每种防腐剂都有一个最适宜的添加量。

丙酸和醋酸等有机酸则会被用于烘焙产品的防腐，所以我们平时吃饺子时蘸的醋其实也是一种防腐剂。真的不用太害怕防腐剂，它其实无处不在。

除了抑制微生物的防腐剂，还有抗氧化类防腐剂。植酸就是一种常见的抗氧化剂。它是一种新型的天然抗氧化剂，在防止海鲜罐头变黑方面特别有效。在小白鼠实验中，其口服半数致死量是 4.2 g/kg。如果参考这个数据来计算人的半数致死剂量，那么体重为 50 kg 的成年人摄入 200 g 左右植酸就会有 50% 的概率死亡。不过，你知道吃 200 g 植酸是什么概念吗？在国标中它的最大使用量为 0.2‰。换句话说就是，要一口气吃一吨添加了植酸的食物，才有可能死亡。那在被毒死之前，肯定先被撑死了。

还有一些常见的人工合成抗氧化剂，比如丁基羟基茴香醚、二丁基羟基甲苯、没食子酸丙酯和特丁基对苯二酚等。国标中也规定了它们的最大使用量，约为 0.2‰。只要是符合规范的食品添加剂，我们就没有必要过度担心。

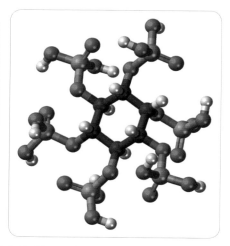

图 21-2　植酸的结构简式与分子结构

左图作者：Harbinary　右图作者：Jynto

三、如何看待防腐剂?

看到这里，你可能还会担心，毕竟再安全的食品添加剂也是会有副作用的。比如酒里面的亚硫酸盐，它一般是无害的，但可能会引起一些人的过敏症状。[7] 还有，亚硝酸盐虽是被批准用于加工肉类的防腐剂，却还是有研究表明食用过多会明显增加患癌症和心脏病的风险。[8]

哪怕是已经被 FDA 批准使用的 70 多种防腐剂，只要你仔细去搜索，就一定能搜到关于这些物质对健康有害的学术论文。这些论文也都是基于实打实的实验数据，经过同行评议以后发表的。

但是，我们必须清楚的是，作为普通老百姓，在阅读某篇有关防腐剂的论文时，我们可能无法准确地判断其结论想说明的是明显有害，还是有潜在风险，又或者是证据不足。这个时候，选择相信当下科学共同体的观点，往往是风险最低的。因为他们往往会综合分析大量的文献，结合最新的科研成果，给出一个相对安全、保险的结论。

对于每一种防腐剂，美国 FDA 的标准和我国的国标都会附加上安全使用剂量。这个安全剂量正是科学共同体告诉我们的最终结论，也正是我们最应该关心的。完全没有风险的饮食是不存在的，只要保证自己的摄入量低于该防腐剂的安全使用剂量就行了。

我国相关部门对防腐剂的审批也越来越严格，规则也越来越细。一种化学防腐剂要想被批准使用，需要经过层层筛选和严苛考验。根据我国《食品安全国家标准　食品添加剂使用标准》[9] 的规定，某一种防腐剂要想在无数种有防腐效果的物质中脱颖而出，成为被批准使用的"法定防腐剂"，必须具备四个特征：

1. 性质稳定，在较长时间内有效；

2. 使用过程中或分解后无毒，不阻碍胃肠道酶类正常发挥作用，也不影响肠道正常菌群的活动；

3. 只要加一点点就有抑菌（或杀菌）和抗氧化的作用；

4. 本身无刺激性气味和异味等。

到这儿，有些人还是会担心："食物本来是天然存在的，加了这种人工合成的化学试剂，我就是不放心。虽说现在看似安全，谁知道几十年后会不会有什么危害呢？"

这其实是很多人的一个认知误区。天然的并不代表无毒，人工合成的也不一定就是有害的。一种物质是否对健康有害，与其是天然的还是合成的并没有直接关系。天然的有毒植物自然界比比皆是，而人工合成的防腐剂中，有很多本身则是天然存在的。就以上文提及的苯甲酸为例，它本身就存在于天然植物中，尤其在蓝莓、蔓越莓中大量存在。与之类似的山梨酸也广泛存在于莓类水果中。科学家们选择人工合成它们，只是出于节约成本的考虑，它们的分子结构和天然的并没有任何区别。

至于"现在看似安全，谁知道几十年后会不会有什么危害呢？"，这种想法本身在逻辑上并没有错。但对于我们老百姓来说，假如对任何食物都有这样的担心，那日子就没法儿过了。从逻辑上说，你吃进去的任何东西都无法避免这种可能性。我们应该相信科学共同体当下的最新结论，这种做法是风险最低的。目前，科学共同体对于防腐剂的态度是，只要是按安全使用剂量添加的，就不必担心其安全性问题。

"不含防腐剂"不应该成为你优先购买某种产品的理由。购买产品时，还是要科学对待、理性辨识，不要迷信所谓的"零添加"。

如今，我们还是能看到很多商家把"不含防腐剂""零添加"作为关键卖点来宣传。如果没有添加符合标准的防腐剂，食品还能保存很长时间，你仔细想想，这是不是更加恐怖呢？

如果你依旧觉得防腐剂是不好的东西，我也可以理解。毕竟顿顿都能吃到新鲜食物的话，没有人会刻意去吃添加了防腐剂的食物。但是，我们或多或少还是得面对食品储存的问题。如果你对防腐剂有洁癖，又想尽可能长时间地储存食物，那么请记住三点：低温、避光、真空。其中，低温分为冷藏和冷冻。冷藏一般在 4 ℃左右，这个温度可以减缓大部分细菌的生长；冷冻一般是零下 18 ℃，这个温度下细菌的生长几乎处于停滞状态，只有一些蛋白酶还保留了极低的活性。避光主要是为了防止脂质的过氧化反应，即脂质的酸败。如果有条件买真空密封器，把食物放进真空环境保存，则既可以抗氧化，也可以抑制微生物。

四、保质期的概念

说到食品的储存与变质，大部分人最先想到的是"保质期"一词。从超市买回来的东西若一不小心放过期了，我们就会开始纠结到底是吃还是不吃。其实，保质期是一个法律上的概念，比如《食品安全国家标准　预包装食品标签通则》就把保质期定义为"预包装食品在标签指明的贮存条件下，保持品质的期限"。[10]

如果按照这个定义，在我国，食品超过保质期后，生产厂家就不敢保证其安全性了。但这并不意味着它一定就不安全了，更不是说过了保质期的食品，吃了就会生病。一般来说，过了保质期的食品，在贮存条件达标、包装完好、色香味没有发生明显变化的前提下，是不用担心吃了会生病的，只是其味道可能会变差。换句话说就是，保质期指的更多的是保持口味不变的时间，而不是保证吃了无害的时间。但是，也有两点需要特别注意：

1. 某些容易滋生细菌发生霉变的食物，如鱼、奶、蛋类、糕点类，尤其是油、糖含量较高的食物，如果过了保质期，建议不要再食用；

2. 要严格遵守贮存条件的要求，比如零下 18 ℃下能保存 12 个月，不等于室温 25 ℃下也可以放那么久。如果没满足贮存条件，就不能再迷信包装上的保质期了，要通过其他手段来判断食品是否还能食用。

如何保存食物，确实是小到每个家庭、大到每个国家都关心的事情。联合国粮农组织在 2013 年就曾发布过相关研究报告：如果我们能够适当地储存和保存粮食，而不是任其浪费，世界上生产的粮食可能已经足以养活不断增长的人口。[11]

事实却是，目前全球依旧有超过 1/3 的食物（约 13 亿吨）因为变质而被浪费掉。生活在粮食无保障的欠发达国家的居民，是最大的受害者。在现代防腐剂出现前，全世界因为腐败变质而浪费的食物约占总量的 50%。^⑫ 没有防腐剂，就意味着我们必须承受更多的食物浪费所带来的饥荒风险，我们的食物生产力也得翻好几番才能养活所有人。^⑬

　　除了食物浪费外，如果没有防腐剂，很多商品甚至没有办法出现在货架上，有些商品则会变得非常贵。那些需要添加防腐剂的食品，如果没有防腐剂，不仅"寿命"会缩短，其危险程度还会增加。

　　总之，防腐剂就是一种被名称所累的好东西。

参考文献

① The University of Georgia (n.d.). *National Center for Home Food Preservation*. https://nchfp.uga.edu/publications/nchfp/factsheets/food_pres_hist.html

② U.S. Food and Drug Administration (2020, February 24). *Harvey Washington Wiley*. https://www.fda.gov/about-fda/fda-leadership-1907-today/harvey-wiley

③ American Experience (2020, January 28). *The Poison Squad*. PBS. https://www.pbs.org/wgbh/americanexperience/films/poison-squad/

④ TABS 创新实验室 (2017, December 13). *你知道防腐剂是什么味道吗？*. TABS 知识库. http://www.tabs-lab.com/blog/052eb45649c

⑤ 陈敏 (2008). *食品化学*. 北京：中国林业出版社.

⑥ 国家卫生计生委 (2014, December 31). *关于发布《食品安全国家标准 食品添加剂使用标准》（GB2760-2014）等 37 项食品安全国家标准的公告*. 食品安全标准与监测评估司. http://www.nhc.gov.cn/sps/s3593/201412/d9a9f04bc35f42ecac0600e0360f8c89.shtml

⑦ Theodorakis, A. (2019, January 11). *Are any food preservatives safe?* YourLifeChoices. https://www.yourlifechoices.com.au/health/are-any-food-preservatives-safe/

⑧ World Health Organization (2015, October 26). *Cancer: Carcinogenicity of the consumption of red meat and processed meat*. WHO. https://www.who.int/news-room/questions-and-answers/item/cancer-carcinogenicity-of-the-consumption-of-red-meat-and-processed-meat

⑨ 储呈慧 (2015). *《食品安全国家标准－食品添加剂使用标准》解读*. 食品安全导刊, *2015*(24), 28. https://doi.org/10.16043/j.cnki.cfs.2015.24.008

⑩ 中华人民共和国国家卫生健康委员会 (2014, February 26). *《食品安全国家标准 预包装食品标签通则》（GB7718-2011）问答(修订版)*. 食品安全标准与监测评估司. http://www.nhc.gov.cn/sps/s3594/201402/544c0539b95d4d35b99ffbc105579071.shtml

⑪ Food and Agriculture Organization of the United Nations (2013, June). *SAVE FOOD: Global Initiative on Food Loss and Waste Reduction*. FAO. https://www.fao.org/save-food/news-and-multimedia/newsletter/archive/2013/newsletter06/en/

⑫ Sun Sentinel (2013, December 22). *Food preservatives: How much is too much?* https://www.sun-sentinel.com/2013/10/22/food-preservatives-how-much-is-too-much/

⑬ Casabona, L. (2013, July 9). *Preserve Food to Solve World Hunger*. Borgen. https://www.borgenmagazine.com/preserve-food-to-solve-world-hunger/

22　味精：
被冤枉得最深、最惨的食品添加剂

　　我不知道你家做菜放不放味精，我们家经历过从放味精到不放味精，又到放味精的三个阶段。当然，最后一个阶段的操作是因为我的建议。

　　或许很多人家里也有类似的经历。味精刚出现在厨房时，很多人都觉得它是个好东西，绝对是厨房必备调料。但不知道从什么时候开始，关于味精的各种不好的说法开始流行，于是，很多人又以烧菜不放味精为健康的象征。

　　很多餐厅也开始用"不添加味精"作为噱头招揽顾客。它们的宣传往往都打着"无味精餐厅"的名号。比如，我在网上就找到了一家叫作"顺记餐饮"的餐厅，它2019年的广告语大致是这样的："说一千道一万，我们无法向所有人证实味精究竟有害与否。但是，顺记餐饮作为一个餐饮企业，首先要满足顾客受欢迎、被重视、享受舒适、被理解的四个基本需求。既然大部分人都不喜欢使用味精，那么我们也就不用。在此，顺记餐饮仙居东方店郑重承诺：倡导绿色健康饮食新概念，绝不使用味精，我们势在必行！"①

　　餐饮企业处处为消费者着想确实是一件好事。但是，作为一名职业科普人，我有责任告诉你，餐饮界坚持无味精的"势在必行"，其实大可不必！味精确实是多年来被冤枉得最深、最惨的食品添加剂。

要把这个问题讲清楚，我得从 1908 年初夏的一个傍晚讲起。

一、味精简史

1908 年初夏的一个傍晚，忙碌了一整天的东京大学教授池田菊苗坐在餐桌旁享受妻子为他精心准备的美食。不知道是因为他今天特别饿，还是别的什么原因，池田教授觉得今天的柴鱼黄瓜汤的味道有些特别。汤熬得很浓，他拿起汤勺在锅里搅了搅，想看看汤里有什么特别的食材。

坐在对面的妻子奇怪地问他："池田君，你在找什么？"

池田教授觉得自己有点儿失礼，赶紧放下汤勺，笑着回答："今天的汤太好喝了，我想知道，你在汤里放了什么。"

妻子拿起勺子，边帮池田教授盛汤边说："喜欢你就多喝点儿吧，我突发奇想，放了些海带进去。我知道平日里你不吃海带，刚才还怕你不喜欢呢。"

池田教授确实很少吃海带。今天他第一次体验到海带的鲜味，几乎立即对海带产生了兴趣。如果这件事情发生在普通人身上，最可能的结果就是吃更多的海带。但是，池田教授可不一样，他是一位化学家。这样难以形容的鲜美，对于化学家来说，有着不同寻常的特殊意义。他敏感地察觉到，这种鲜味的背后很可能隐藏着一些人们尚未了解的特殊物质。他觉得，很有必要把海带中藏着的鲜味物质分离出来。

第二天，池田教授把家里剩下的海带全部带回了实验室，开始了他的研究。分离海带中的鲜味物质，这是件听起来容易、做起来却非常困难的事情。即便在今天，要弄清楚一种天然食材中的某种香味是什么物质在起作用，都存在很大的运气成分，更何况是 100 多年前呢。

池田教授采用的是一种很笨的办法。他把海带中可以提取出来的物质分别分离出来，然后亲自一一品尝。半年之后的一天，当他把一种白色晶体轻轻放进嘴里的时候，强烈的味道告诉他，他成功了。池田教授真的非常幸运，毕竟味觉体验是一种相当主观的感受。如果海带中的鲜味来自几种物质的组合，恐怕这个问题就不是半年的实验能解决的了。

池田教授用日语中的"鲜美"一词给这种味道命了名，而能让食物变得鲜美的白色物质则被命名为味素。这种物质的化学名称叫作谷氨酸钠，它还有一个我们更熟悉的名字：味精。

从此以后，人类已知的味道从酸、甜、苦、咸四种增加到了五种。对于我们的味觉系统来说，鲜味是蛋白质存在的信号。如果我们体内缺乏蛋白质，就会对鲜味格外敏感。谷氨酸钠的发现者池田教授不仅对蛋白质的信号很敏感，对潜藏着的商业信号更是敏感。他知道，如果把谷氨酸钠提取出来用作家庭烹饪的佐料，一定能大受欢迎。池田教授成功了，他不仅拿出了研究成果，还申请了以小麦和牛奶为原料——准确地说是以小麦中的麸质（面筋）和牛奶中的酪蛋白为原料——进行大规模生产的专利技术。②

1909 年，企业家铃木三郎助将其研究成果商品化，取名为"味之素"，并开始销售。这就是最原始的味精，而味之素公司发展至今已成为一家著名的食品企业。

这种能提供极强鲜味的物质传入中国后，与中国的餐饮环境惊人地契合，瞬间征服了中国人的味蕾，成为家家必备的日常调味品，盛极一时。

二、关于味精的谣言

20世纪五六十年代，西餐是基本不放味精的，而中餐则普遍会放味精调味。1968年的某一天，一位美国医生在旧金山的一家中餐馆吃完饭后觉得身体不是很舒服。他感觉自己的面部逐渐发热，双手同时开始颤抖。他觉得，他吃的那些中餐都有非常浓郁的鲜味，由此推测厨师在做菜时加了很多味精。最后，他把自己身体不舒服的原因归结为味精食用过量。几天之后，他把这一经历撰写成文，发表在了著名的国际医学期刊《新英格兰医学杂志》上。③ 不仅如此，他还带有种族歧视色彩地把相关症状命名为"中餐馆综合征"。④ 文章的作者署名为罗伯特·何文国（Robert Ho Man Kwok）。从名字的英文拼写看，作者像是一位华人，但这整个故事和那篇成功发表的文章其实都是整形外科医生霍华德·斯蒂尔（Howard Steel）的恶作剧，目的是向朋友证明他可以在顶级医学期刊上发文。⑤

由于当时两国复杂的国情和一系列的历史原因，"中餐馆综合征"一词迅速在美国流行起来。著名的韦氏大词典还收录了这个词，用它描述食用"味精浓重的中餐"后出现的头晕和心悸等症状。这个词现在还能查到，只不过加了这么一段话：

注意："中餐馆综合征"这个术语是在20世纪60年代后期流传起来的，当时有报道称人们对中餐馆里用味精调味的食物产生了不良反应。此后数年的研究未能确定这些不良反应与味精消费之间的明确联系，"中餐馆综合征"这一术语一直被批评为具有误导性和潜在的冒犯性。在医学文献中已被味精综合征（MSG Symptom Complex）所取代。

而如果我们去查"味精综合征"这个词条，会发现它描述的是因进食含大量味精的食物而引起的一系列症状，包括面部潮红、心悸、头痛、出汗、口内或口周麻木或灼烧。不过，词条最后也加了这么一句话：

> 注意：虽然有许多关于味精综合征的逸事报道，科学研究却未能在食用味精和不良反应之间建立明确的联系。

直到今天，有关味精综合征的谣言仍然根深蒂固地存在于美国人的意识中。为此，美国有线电视新闻网（CNN）在 2020 年发表了一篇报道，称："中国食品中的味精并不是不健康的，中餐馆综合征不仅在科学上是错误的，更是对亚洲食品和文化的一种偏见和排斥。"⑥

西方国家对味精的排斥源于 20 世纪六七十年代，这个我已经溯源出来了。那么，中国人又是从什么时候开始排斥味精的呢？

我稍微考据了一下。根据中央电视台的调查，我国有一半以上的消费者对味精有抵触心理。他们抵触的理由主要是担心味精会致癌。⑦ 这个致癌的传闻是这样的：只要温度超过 100 ℃，味精就会变性，不但会失去鲜味，还会形成致癌物质——焦谷氨酸钠。

这个传言有道理吗？味精的主要成分谷氨酸钠加热后确实会因为发生分子内脱水变成焦谷氨酸钠。只不过，温度条件并不是 100 ℃，而是 200 ℃。在做菜的过程中，100 ℃ 几乎很容易达到，但 200 ℃ 就不是那么容易达到了。除了油炸和烧烤，平时做菜很难达到 200 ℃ 的高温。因此，想让味精变焦，并不是那么容易办到的。

不过，我真正要给你的定心丸是，焦谷氨酸钠根本就不是致癌物。你检索任何权威资料，都找不到"焦谷氨酸钠致癌"的说法。它最多也就是没有什么味道，让放了味精等于白放，它本身对人体是无害的。所以，说味精中的谷氨酸钠在高温下会转化为焦谷氨酸钠而降低鲜味是正确的，别的都是危言耸听。

三、对味精的常见误解

关于对味精的排斥，还涉及两个常见问题，我逐一来解释一下。

第一个常见问题：为什么很多人觉得吃了味精很容易口渴？

其实，不仅仅是吃味精会口渴，吃酱油和盐也会口渴。只要是过咸的东西，吃多了都会感到口干、口渴。这和谷氨酸钠里的谷氨酸没什么关系，和钠离子有关系。钠离子摄取过量后，人体细胞外部的钠离子浓度就会变高，从而导致细胞外的渗透压高于内部。我们的细胞

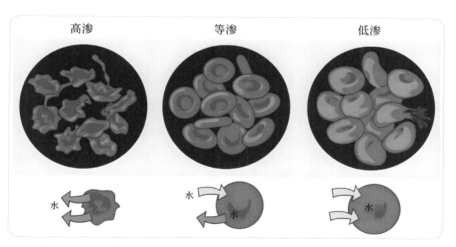

图 22-1　血细胞渗透压图，水分会从低渗透压的地方往高渗透压的地方流动
图片来源：LadyofHats

膜属于一种特殊的半透膜，如果膜两侧的渗透压不同，那么水分就会从低渗透压的地方往高渗透压的地方流动。这和自然界的水从高处往低处流是类似的道理。这么一来，细胞就会逐渐处于缺水的状态。这种状态会以生物信号的方式传递给下丘脑的"口渴中枢"，从而让我们产生口渴的感觉。因此，吃完很鲜美的菜后如果感到口干、口渴，往往是因为那道菜本身太咸了，但有些人会错误地将其归因到味精上。假如有人不信，觉得菜里面只要不放味精，多咸自己都不会感到口干，而只要放了味精，哪怕口味比较清淡自己也会感到口干。那么，我觉得最好的办法就是给自己安排一次双盲测试，这是破除迷思最好的办法。

第二个常见问题：味精是否和盐一样会导致高血压？

有人可能会问："既然谷氨酸钠的化学式中含有钠离子，那么它应该和食盐一样，也会导致高血压，那不就应该避免食用吗？"

原理是没有错，但有趣的是，如果我们合理地使用谷氨酸钠，不仅不会导致钠离子摄入过量，反而有助于减少钠离子的摄入。要讲清楚这里面的原理，我需要先讲一下化学中经常用到的两个概念，一个叫作物质的质量，另一个叫作物质的量。

物质的质量是一个大家很熟悉的概念，比较好理解。比如 1 g 味精和 1 g 盐，它们的质量都是 1 g，如果把它们放到秤的两端，那么秤两端就是一样高的。但是请你记住，1 g 味精里钠离子的数量和 1 g 盐里钠离子的数量是不一样的。这样一来，就算我们吃的味精和盐都是 1 g，但我们从两者中摄取的钠离子数量是不一样的。

为什么会这样？这就不得不提到第二个概念——物质的量。物质的量描述的是粒子的个数，它的单位是"个"。比如 5 个大苹果和 5 个小苹果，都属于物质的量的概念。它们的质量可以不一样，比如 5

个大苹果肯定比 5 个小苹果要重，但它们的个数是一样的，即它们的物质的量是一样的。如果我们要让小苹果组的质量和 5 个大苹果一样重，那么就得增加小苹果的个数，用化学的语言说，就是增加它的物质的量。

我在此略去计算过程，直接告诉你结论：同样质量的盐和味精，盐中含有的钠离子的数量大约是味精的 3 倍。所以，如果你平时口味特别重，做菜时盐放得比较多——虽然明知这样不好，但是味淡了就是吃不下——你不妨试试多放点儿味精，少放点儿盐。因为味精也是有咸味的，而且味精强烈的鲜味可以减少我们的味蕾对咸味的需求。所以，假如你把原先 2 g 的盐替换成 1 g 盐加 1 g 味精，理论上你就减少了 1/3 的钠离子摄入量。这个减少的量是极其可观的。

总之，一般来说，做菜时加一些味精就可以让我们少放些盐。为了这个结论，我还亲自做过测试：烧两碗紫菜蛋花汤，一碗汤中只加盐，另一碗汤中只加盐和味精的混合物，然后请助手根据我的经验按不同的比例调配，每加一点儿就让我盲测品尝，直到我觉得汤变好喝为止。结论就是，加味精确实能实现减少总的钠离子摄入量的目标。

除了上面这两个常见问题，如果你在网上搜索，还能看到很多有关味精有害的言论，比如"吃味精会导致脱发""吃味精会导致头疼"等。但这些说法无一例外都没有证据支撑，可以当成谣言或者误解来对待。

写完本章时，我偶然发现，即便在我们团队这个科学素养相对较高的样本中，依然有人以为味精是一种化学合成品，而不是天然食材的提取物。可见，社会上对此有误解的人应该很多。我想告诉你，以前生产味精的原料就是小麦，现在则是利用微生物在谷物淀粉中发酵获得的，和制备酸奶差不多，生产工艺主要是发酵后过滤再结晶，没有添加任何乱七八糟的化学物质。希望这能帮助你打消对味精的最后一丝顾虑。

其实，味精很早以前就被科学共同体证明是无害的了。

四、来自科学共同体的认知

1973 年起至今，国际食品法典委员会（CAC）一直把谷氨酸钠归为推荐的食品添加剂的 A（I）类，即安全型类。[8]

美国食品药品监督管理局（FDA）于 20 世纪 90 年代发表了一份来自美国实验生物学联合会（FASEB）的报告。该报告指出，在按正常水平进食的情况下，味精是安全的。至今为止，味精依旧被列为公认的安全食品。[9]

1999 年，我国首次独立完成了味精的长期毒理试验，结论与美国 FDA 一致，即食用味精是安全的。[10]

欧洲食品安全局（EFSA）比较谨慎。2017 年，在重新评估谷氨酸和谷氨酸盐作为食品添加剂的安全性后，它制定了每日可接受的味精摄入量，即每日摄入上限为每千克体重 30 mg。如果是一名体重为 50 kg 的成年人，他每天的安全摄入上限约是 1.5 g，大概就是啤酒瓶盖子容量的 1/3。这个上限源于科学家们在毒性研究中观察到的对实验动物没有不良影响的剂量。[11]

科学家们还发现，味精中的谷氨酸不仅对人体没有害处，还能帮助部分病人调节氮元素的平衡。一篇 2020 年发表在《前沿神经科学》上的综述论文告诉我们，谷氨酸除了参与蛋白质的合成外，还发挥着清除多余的氨的重要作用。[12]

氨是什么东西呢？我们在前面的章节已经讲过，氮元素对蛋白质来说至关重要。氨基酸是构成蛋白质的主要物质，而氨正是人体合成氨基酸时的氮元素的重要来源。与几百年前吃不饱饭的时代相比，现代人面临的问题更多是营养过剩，其中就包含氮元素过剩。这些过剩的氮元素会变成游离氨在我们体内聚积。坏消息是，这些氨在我们体内会表现出很强的神经毒性，需要尽快将其清除。而谷氨酸就可以清除这些氨，将血清中氨的浓度控制在 20 μmol～50 μmol。这个过程叫作谷氨酸—谷氨酰胺循环，其化学反应也很简单：谷氨酸 + 氨 = 谷氨酰胺。

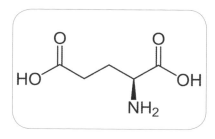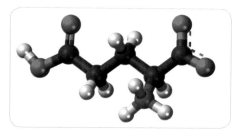

图 22-2　谷氨酸的结构简式与分子结构
左图作者：NEUROtiker　右图作者：Jynto

所有多余的氨都会通过这一方式转化成无毒无害的谷氨酰胺在体内聚积，这让谷氨酰胺成了我们体内浓度最高的氨基酸。[13]对谷氨酸—谷氨酰胺循环受损的人群来说，要想不发生氨中毒，一种方法是增强谷氨酰胺合成酶的活性，另一种方法就是增加谷氨酸的摄取，说白了就是多吃些味精。

不过，我还是要提醒你，正常人没必要拼命补充谷氨酸，毕竟正常人的谷氨酸—谷氨酰胺循环是动态平衡的。

五、味精食用指南

另外，我要提醒有高血压、肾炎及水肿等疾病的患者，对你们来说，食用味精就跟食用盐一样，需要仔细注意摄入量。换算方式比较简单，把你允许摄入的食盐的量乘以 3，就是你允许摄入的味精的量。

使用味精的时候，要充分从它的物理和化学性质出发，科学使用。

比如，味精的最适溶解温度为 70 ℃～90 ℃。如果没法儿溶解在水里，那么其鲜味就无法发挥出来。所以，做凉菜的时候，加味精的提鲜效果会较弱。加的时候可以先用少量热水把味精溶解，再拌入凉菜中。

再比如，味精的最适使用浓度为 0.2%～0.5%。它可不像食盐那样，加得越多味道越重。味精加多了，鲜味反而会下降。科学家们做过实验，味精浓度达到 1% 以上，汤的鲜味就会迅速下降。这也是一件好事，从某种角度来看，可防止我们一下子摄入过量。⑭

还有，味精的溶解度在中性和弱碱性条件下是最高的。在酸性条件下，味精的溶解度就会降低。所以，做糖醋里脊、锅包肉这种酸味很强的菜肴时不需要放味精，因为放了效果也不大。

此外，本身含谷氨酸钠较多的食材在烹饪时也不需要再添加味精，比如鱼、蛋、蘑菇和茭白等。这些食材在烹饪的过程中本身就会产生鲜味，如果再添加味精，不仅浪费，还会影响菜肴的天然鲜味，没必要多此一举。

六、鸡精和味精的区别

鸡精到底是什么？

虽然各个公司的鸡精配方一般都是企业机密，但我查到了一项公开的鸡精发明专利。[15] 即便它不能代表市面上具体的哪一款鸡精，但我相信差也不会差到哪儿去。根据这项专利的描述，鸡精的组分大致为谷氨酸钠 38%～55%、食盐 20%～35%、鲜鸡肉膏 5%～12%、麦芽糊精 7%～12%、去壳鲜鸡蛋浆 2%～4%、白糖 6%～10%、玉米淀粉 1%～5%、香料 1%～3%、核苷酸二钠 1.2%～2.5%。

我们从这个配方可以看出，鸡精最主要的成分就是味精，但是量减少到了原来的一半；其次是食盐，所以鸡精通常要比味精咸得多。这样一来，想通过加鸡精来减少钠离子的摄入，效果就会差很多。鸡精中还有 6%～10% 的白糖。虽然糖的危害需要随时警惕，但考虑到做菜时每次添加的鸡精量都很少，这点儿糖含量可以无惧。所以，鸡精其实是一个大杂烩，把所有调味料事先都给你混好了。从配方来看，鸡精的安全性是没问题的，是非常安全的食品添加剂，但鸡精的价格约是味精的两倍。

如果你问我到底是鸡精好还是味精好，这个问题没有标准答案，要看你个人对口味、钠离子、价格这三者的综合考量。

但我跟你说句实话，写完这章后，我把厨房中的鸡精换成了味精。这就是我个人的选择。

参考文献

① 顺记餐饮 (2019, May 7). *无味精餐厅·健康饮食新概念——顺记餐饮仙居东方店纪实*. SOHO. https://www.sohu.com/a/312409784_735261

② Katanobu (2019, October 26). *池田菊苗の「味の素」特許*. 小山特許事務所. https://www.koyamapat.jp/2019/10/26/ajinomoto_patent_14805/

③ Napoleon (2021, December 10). *Why Chinese Restaurant Syndrome Shouldn't Scare You, Because It Is All A Hoax*. Body-Mind-Soul. https://medium.com/body-mind-soul/why-chinese-restaurant-syndrome-or-ajinomoto-shouldnt-scare-you-because-it-is-all-a-hoax-1a48d6021071

④ Merriam-Webster (n.d.). *Chinese restaurant syndrome*. Merriam-Webster.com Dictionary. https://www.merriam-webster.com/dictionary/Chinese%20restaurant%20syndrome#h1

⑤ Blanding, M. (2019, February 6). *The Strange Case of Dr. Ho Man Kwok*. Colgate Magazine. https://news.colgate.edu/magazine/2019/02/06/the-strange-case-of-dr-ho-man-kwok/

⑥ Yeung, J. (2020, January 18). *MSG in Chinese food isn't unhealthy – you're just racist, activists say*. CNN. https://edition.cnn.com/2020/01/18/asia/chinese-restaurant-syndrome-msg-intl-hnk-scli/index.html

⑦ 张连敏 (2019, August 30). *温度超过100℃味精就会致癌？*. 科普中国–科学辟谣. https://piyao.kepuchina.cn/h5/rumordetail?id=eXBE

⑧ FAO/WHO (2021). *Food additive details for monosodium l-glutamate*. GSFA Online. https://www.fao.org/gsfaonline/additives/details.html?id=276&lang=en

⑨ U.S. Food and Drug Administration (2012, November 19). *Questions and Answers on Monosodium glutamate (MSG)*. FDA. https://www.fda.gov/food/food-additives-petitions/questions-and-answers-monosodium-glutamate-msg

⑩ 刘晶晶 (2019, November 21). *味精有毒、致癌、致脱发，到底是真是假？*. 浙江辟谣平台. https://py.zjol.com.cn/rdgz/201911/t20191121_11384287.shtml

⑪ European Food Safety Authority (2017, July 12). *EFSA reviews safety of glutamates added to food*. EFSA. https://www.efsa.europa.eu/en/press/news/170712

⑫ Limón, I. D., Angulo-Cruz, I., Sánchez-Abdon, L., & Patricio-Martínez, A. (2020). Disturbance of the Glutamate-Glutamine Cycle, Secondary to Hepatic Damage, Compromises Memory Function. *Frontiers in Neuroscience, 15*. https://doi.org/10.3389/fnins.2021.578922

⑬ Soeters, P. B., & Grecu, I. (2012). Have We Enough Glutamine and How Does It Work? A Clinician's View. *Annals of Nutrition and Metabolism, 60*(1), 17-26. https://doi.org/10.1159/000334880

⑭ Monosodium glutamate. (2023, May 25). In *Wikipedia*. https://en.wikipedia.org/wiki/Monosodium_glutamate

⑮ 穆占伟 (2009, November 3). *一种鸡精及其制作方法*. Google Patents. https://patents.google.com/patent/CN101695359A/zh

23 天然和人工：
这两个词的语言陷阱你别中招

2021 年 9 月 8 日，央广网发了一篇新闻，标题是《百威因虚假广告被罚 20 万：宣称全天然原料，实际水及酵母都经人工干预》。爱喝啤酒的人一定对百威啤酒不陌生。在这次事件中，百威在自己的广告宣传语中用了这么一句话："百威始终不计成本地选用最优质的全天然原料。"估计初衷是想给消费者留下一种"健康无公害"的感觉。但很快就有人爆料，说百威在发酵啤酒时使用的酵母是通过人工菌种扩大培养的，并不是天然酵母。它因此涉嫌虚假宣传，被罚了 20 万元。百威被罚得冤不冤，不是本文想讨论的。我从这则新闻中看到的是消费者对"纯天然"的迷思之深，以至于商家为了迎合这种迷思，非要往枪口上撞。在我看来，这是一种双输的博弈。

不得不说，大多数人看到"纯天然"这三个字就会自然而然地对其产生好感，总觉得它能"带来健康"。而如果看到某食品的配方表中有几个人工合成的食品添加剂的名字，很多人就会对其产生一种"不健康"的印象。

真相却是，"纯天然"本身就是一个伪概念。它就跟"亚健康"一样，是一个营销词语，是一个根本无法被准确定义的词汇。[1] 大多数人对"纯天然"的理解可能是这样的：不是人为的；不涉及任何由人参与制造的物质；存在于自然中或由自然形成。

除此以外的物质，统统可以被定义为"人工合成，或者有人工合成的物质参与"。

"天然"真的那么好，而"人工合成"又真的不好吗？当然不是。"天然"和"人工"，完全不能说明物质的好与坏。一种食物是否有毒，以及它的毒性大小，取决于食物中物质的化学结构，而不是它从何而来。

这个话题相当长，让我从头给你讲起。

一、有机合成的发明简史 ②

1937 年，美国化学家罗伯特·伍德沃德（Robert B. Woodward）在读大学时首次在体外合成了人体内才会有的一种物质——孕酮。它是女性体内的一种雌性激素。排卵前期，它的浓度很低，每毫升血液中连 2 ng 都不到。排卵后，这个数值会超过 5 ng。怀孕后，孕酮则会逐渐增加到 100 ng/ml～200 ng/ml。如果怀孕的女性不能产生足够多的孕酮，就会出现一系列的病症。在伍德沃德的合成孕酮技术出现前，对于孕期孕酮分泌不足的紧急状况，所有的医生都束手无策。

人工合成孕酮，解决了当时的一道医学难题，是一项造福人类的研究成果。这项成果让伍德沃德直接获得了博士学位，而他的很多同学甚至连本科学位都还没拿到。

也正是从这个时候起，伍德沃德开始意识到，自己这项有机合成技术可以帮到更多的病人。如果病人缺乏的药物都能够以有机合成的方式，方便、大量且低成本地获得，那么人类是不是就可以战胜更多的疾病呢？想到这儿，伍德沃德更加坚定了自己研究生涯的目标，他打算把有机合成技术发挥到极致。

不过，在科学家的圈子中，每一项新技术的出现都免不了要被质疑。

"这种人工合成的物质到底靠不靠谱？毕竟不是天然产生的，会不会有什么副作用？合成的时候加了那么多奇怪的有机试剂，最后纯度够高吗？"

面对这些质疑时，伍德沃德早已不是当年那个毛头小伙子了，他已经是一名获得了博士学位的独立研究者。他博士毕业后的第一个主要任务，就是证明人工有机合成的产物足够纯，并且在化学结构上和天然产物没有任何区别。最终，他成功地证明了这两点。在证明过程中，他还成功地开创了紫外光谱学。这门学科在阐明物质的化学结构方面起到了重大作用。那一年仅是他博士毕业后的第 6 年，也就是 1943 年。

从 1944 年起，伍德沃德和他的同事开始研究用于治疗疟疾的生物碱——奎宁的合成。虽然它的合成过程冗长而烦琐，且合成效率较低，但对于当时处于日占区的东南亚人民来说，这款疟疾药是唯一的救命稻草。

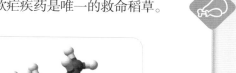

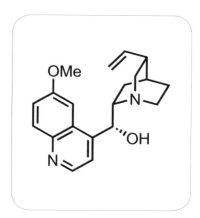
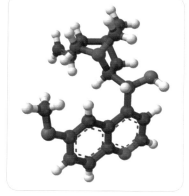

图 23-1　奎宁的结构简式与分子结构
左图作者：Ymwang42　右图作者：Ben Mills

5 年后，伍德沃德成功合成了许多复杂且至关重要的天然产物，除了前文提到的奎宁外，还有胆固醇、叶绿素、头孢菌素和秋水仙素等。这些物质的充裕帮助人类更好地理解了自身的脂质代谢和植物的光合作用，以及如何防止细菌的感染，还顺带让我们吃上了大个头儿的草莓。

由此，伍德沃德开辟了一个"人工合成的新时代"，也被称为"伍德沃德时代"。在那个时代，他自信满满地告诉大众："利用有机化学的原理，经过精心策划，我们就能合成天然产物。"

伍德沃德的许多合成技术在当时令很多同行感到吃惊，因为在他之前，很多人都认为在实验室中不可能创造出这些物质。有意思的是，根据诺贝尔奖官网的记载，从 29 岁起，伍德沃德就开始被提名为诺贝尔奖的候选人，但直到被提名了 111 次之后，他才终于在 48 岁那年（1965 年）因为在有机合成技术上的杰出成就获得诺贝尔化学奖。[③] 伍德沃德是当之无愧的有机合成之父。

获得诺奖并不是伍德沃德研究生涯的终点。在那之后，他又开始进一步挑战迄今为止世界上最复杂的天然代谢产物——维生素 B_{12} 的合成。[④] 此时的伍德沃德已经拥有了一个由上百名博士后和在读学生组成的团队。经过多年的努力，其研究报告最终于 1973 年发表。报告中提到了近百个反应步骤，还附上了极具伍德沃德个人风格的合成路线分析。这项合成技术一直沿用至今。维生素 B_{12} 的合成，是有机化学史上一个重要的里程碑。这项成果比其他任何成果都更能让有机化学家们相信，只要有足够的时间和严谨的计划，任何复杂物质的合成都是可能的。

伍德沃德的合成技术也被描述为一种"艺术"。越来越多的有机化学家开始接过他的接力棒，将这种艺术传承下去，其中也包括我国的科学家们。1965 年 9 月，中国科学院生物化学研究所会同中国科学院有机化学研究所、北京大学联合组成的研究小组，经过 6 年多的不懈努力，终于在世界上首次用人工方法合成了结晶牛胰岛素。这是世界上首个在体外全合成且仍具有完整结构和功能的蛋白质。虽然这项工作最终与诺贝尔奖擦肩而过，但是在有机合成历史上绝对是浓墨重彩的一笔。⑤

二、纯天然 VS 人工合成

如今，有了高速发展的生物合成技术的加持，人工合成技术被推向了另一个高峰。大到 DNA 片段，小到氨基酸分子，只要是能画出结构的天然产物，有机化学家和结构生物学家们就能通过人工合成的方式进行制备。物质的结构决定功能，永远是贯穿物理、生物和化学的一条真理。科学家们在吃透了一个个天然化学物质的科学规律之后，就能够反过来利用这些规律为人们的吃、穿、住、行、医造福，为我们提供高质量的生活。

老一辈人买衣服的时候，都有挑纯天然面料的习惯。他们往往特别喜欢"纯棉"的标签，觉得纯棉的衣服更柔软、吸汗，而且对健康更有益。除了纯棉外，丝绸、麻料和毛料等天然面料也颇受老年人欢迎，丝绸顺滑，麻料透气，毛料保暖。它们当然都是好东西，但这并不意味着加入合成物质的面料就是不好的。

恰恰相反，科学家们在摸透这些材料的化学结构后，可以人为地将这些天然面料和涤纶、腈纶、氨纶等化学纤维按一定的比例混织，形成混纺面料。这些混纺面料就可以集大成于一身，包含棉、麻、丝、毛的所有优点。现在市场上大多数的品牌采用的都是混纺面料。对于衣物面料来说，我们完全没必要有"纯天然的一定比人工的面料更好"的执念，关键还是看使用衣物的场景和具体需求，最适合的才是最好的。

在化妆品领域，也是同样的道理。人工合成的添加剂为产品提供了各种质量保证，如甘油保湿，白油柔润，硅油顺滑，硬脂酸乳化，香精提香，防腐剂保质等。没有这些人工添加剂的化妆品会变得更好吗？中国消费者协会对此的态度是："纯天然产物根本无法制成产品。"⑥别说纯天然会不会让产品变得更好了，纯天然的产品压根儿都不存在。目前一些网红化妆品打着"纯天然"的旗号，在产品中添加了花瓣等植物组织，这种做法很容易引起细菌的滋生。如果还不添加防腐剂的话，那么导致产品腐败事小，导致消费者感染细菌就事大了。还有，这些植物组织没有经过严格的临床安全性试验，有可能产生皮肤过敏等副作用。如此冒险地追求纯天然，实在是得不偿失。

不过，本书还是要聚焦到"吃"上。在食品领域，"纯天然"也是商业营销的常见噱头。与化妆品很相似，法律上也没有"纯天然食品"的明确定义。因为能放心吃下去的食物，不可能不经过任何人工干预。所以，我国法律只对食品安全等级做了划分，从低到高共有四个等级，分别是普通食品、无公害食品、绿色食品和有机食品。其中，普通食品会在生产过程中使用法律法规所允许的各种化学物质；而最严格的有机食品则要求在生产过程中不使用农药、化肥、抗生素和转基因技术等，但是也会允许使用有机肥和生物农药，比如除虫菊酯和鱼藤酮。

所以，如果要较真的话，"纯天然"反而更需要引起我们的警惕。因为"不是人为的；不涉及任何由人参与制造的物质；存在于自然中或由自然形成"，也就意味着这些产品往往没有标准，在生产制备的各个环节都缺乏严格的质量监控，有的甚至来源不明，它们的安全性根本无从保证。最典型的例子就是野生菌和野生动物，随意食用可能导致中毒。所有的食物，不管是禽畜鱼类，还是水果、蔬菜，要想达到食品监管标准，都必须采取必要的人工干预手段。

其实，最直接的干预手段就是在食品中加入各种添加剂。那么，从化学的角度来说，人工合成的添加剂与天然产物之间有区别吗？

三、纯天然与化学合成的区别

化学是一门研究物质结构与变化规律的学科。理论上，我们已经能够做到使人工合成的产物与天然的产物在结构上一模一样。如果一定要说有什么不一样的地方，那就是产品中的杂质可能会不同。

到这儿，你可能会觉得，人工合成的产物纯度越高，其品质越好。其实，你应该关心的并不是纯度，而是杂质。

举个例子，我们都熟悉醋酸，它是米醋的主要成分。醋酸当然可以在实验室合成，大多数实验室都会备有分析纯（99% 纯）和优级纯（99.8% 纯）的醋酸。但是，我们坚决不能用实验室的醋来勾兑食用，哪怕是 99.8% 纯的那种。原因在于，99% 纯的醋酸只是杂质含量少，但是这些杂质食用后究竟对人体有没有害处则是不一定的，杂质中甚至可能有强致癌的工业化工原料。

不过，这依旧是一个技术问题。只要是正规的食品级醋酸，你就完全没有必要担心它是有害的。从纯度上来说，食品级醋酸的纯度肯定比不上实验室的优级纯，但是它里面的杂质对人体一定是无害的。

所以，只要技术到位，添加合规，就无须担心人工合成是有害的。

如果你还是担心合成物质有毒，认为"天然"才是健康的代名词，那么我不得不再告诉你一个事实。虽然我无法将目前所有的天然化学物与合成化学物的毒性逐一进行比较，但值得一提的是，地球上毒性

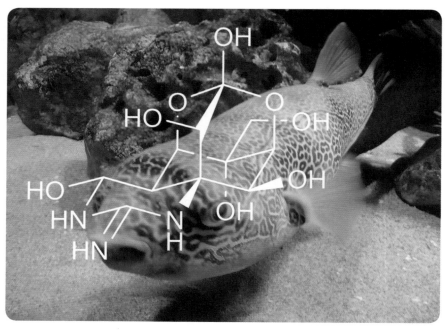

图 23-2　河豚毒素
图片来源：Liné1 Capaccio

最强的 10 种化学物中，有 5 种是在自然界发现的，它们是来自肉毒杆菌的肉毒杆菌毒素、来自蓖麻子的蓖麻毒素、来自炭疽杆菌的炭疽毒素、来自河豚的河豚毒素和来自蘑菇的阿玛毒素。

四、如何鉴别食品添加剂是否有害

讲完了原理，下面来谈一下实操的问题。

首先，请放下对人工合成物质的芥蒂；然后，记住，一般只有三项内容是重要的：结构、杂质和剂量。对于我们普通老百姓来说，要操心物质的结构和杂质的含量，就心有余而力不足了。物质的结构是否达标，人工合成的物质和天然产物是否一样，这让有机化学家们去操心就够了。至于杂质的含量是食品级别还是实验室级别，可以让质量监管部门来替我们操心。一般能够正常出现在超市货架上的食品，都是过了食品级这一关的。

我们真正能够关心的，或许只有剂量了。即便是水，喝多了也是有害无利的。2007年，美国加利福尼亚州的一家电台举办了一场愚蠢的喝水比赛。比赛内容和现在的大胃王节目一样，就是看谁喝得多。28岁的珍妮弗·斯特兰奇（Jennifer Strange）在3小时内喝了约6 L水，从而导致体内的钠离子被过度稀释，最终因为低钠血症而不幸身亡。⑦⑧

可见，剂量与毒性也是密切相关的。接着，我就来讲一下怎么看剂量。

我们以食品添加剂为例，有两个概念希望你能够牢记于心：每日允许摄入量（ADI）与最大使用量（E）。

每日允许摄入量一般指每人每日每千克体重允许摄入某种物质的质量。只要每天都按照这个剂量来吃，直至终生，该物质都不会对人体产生毒性作用或者不良影响。它是一个非常保守的剂量。要知道，经过动物的慢性毒性实验得出的最大无作用剂量，还不能直接用于人体。由于人和动物在物种上的差异，还必须乘以一个安全系数。这个安全系数一般是0.01。所以，每日允许摄入量一般是动物慢性毒性实验中最大无作用剂量的1%。比如苯甲酸钠这款经典的防腐剂，科学家们在动物慢性毒性实验中发现，它的最大无作用剂量是500 mg/kg。那么，对于人来说，苯甲酸钠的每日允许摄入量还得除以100，大约是5 mg/kg。对于一个体重为50 kg的成年人来说，每日摄入不超过250 mg

的苯甲酸钠，是绝对安全的。

最大使用量指的是商家被允许在某种食品中添加的某种物质的最大量。不同的食品由于性质不同，允许加入的食品添加剂的含量也会不一样。这个也好理解。还是以苯甲酸钠为例，它在酱油、醋和果汁中的最大使用量是 1 mg/g，在汽水中是 0.2 mg/g。

有了上面的数据，我们就可以做一个计算了。假设已知一个体重为 50 kg 的人某一天食用了 50 ml 酱油、20 ml 醋、250 ml 汽水和 100 ml 果汁，我们就可以通过很简单的计算得出他一共摄入了 220 mg 苯甲酸钠。参照 250 mg 的每日允许摄入量，他还差 30 mg 就会超标。如果他是一个理性的人，此时就应该忍住不吃零食了。再吃的话，苯甲酸钠的摄入量可能就会略微超标了。当然了，道理大家都懂，但是这种吃法，我想除了《生活大爆炸》中谢耳朵那样的人，恐怕没人能做到。

上面这个方法，其实经常被食品科学家们用来做社会调查。他们向志愿者发放的问卷里面的问题就类似上文的例子。他们从中可以评估出，一个地区的人群是否处于某种物质超标或者不足的状态。

如果你也想对自己的膳食摄入做一个小调查，那么你肯定想知道某种物质或者某种添加剂的每日允许摄入量和最大使用量是多少。其实，这些信息在我国的《食品安全国家标准　食品添加剂使用标准》中都可以检索到，目前最新的版本是 2014 年的。[9] 如果实在搜不到某种物质的每日允许摄入量，那么可以试试在搜索引擎中输入"物质名+ADI"。

如果每天都能做到如此定量的摄入，那么毫无疑问，你一定能成为一个健康的吃货。

参考文献

① 生命时报 (2013, May 31). "纯天然"多是炒概念 日美压根没这个词. 中国经济网.
http://www.ce.cn/cysc/sp/info/201305/31/t20130531_15140.shtml

② Slater, L. B. (1998, July 20). *Robert Burns Woodward (American chemist)*. Encyclopedia
Britannica. https://www.britannica.com/biography/Robert-Burns-Woodward

③ Nobel Prize Outreach AB (n.d.). *The Nobel Prize in Chemistry 1965*. NobelPrize.Org.
https://www.nobelprize.org/prizes/chemistry/1965/summary/

④ Woodward, R. B. (1974). The total synthesis of vitamin B12. *Pure and Applied
Chemistry*, *33*(1), 145-178. https://doi.org/10.1351/pac197333010145

⑤ 新华社 (2009, September 27). *新中国档案：我国首次人工合成结晶牛胰岛素蛋白*.
中央政府门户网站. https://www.gov.cn/test/2009-09/27/content_1427654.htm

⑥ 中国消费者报 (n.d.). *纯天然孕妇护肤品：原来是个传说*. 新浪育儿. http://baby.
sina.com.cn/health/13/1311/2013-11-13/0815260741.shtml

⑦ The Associated Press (2007, January 14). *Woman dies after water-drinking contest*. NBC
News. https://www.nbcnews.com/id/wbna16614865

⑧ The Insider Exclusive (n.d.). *Radio's Deadly Stunts- The Jennifer Strange Story*. https://
insiderexclusive.com/radios-deadly-stunts-the-jennifer-strange-story/

⑨ 国家卫生和计划生育委员会 (2014, December 24). *中华人民共和国国家标准：
食品安全国家标准 食品添加剂使用标准*. https://www.cirs-reach.com/Uploads/
file/20180428/1524879613_22618.pdf

24 预制菜：现代食品加工技术的代表，必须拥抱

2023 年，"预制菜"这个名词突然被大众所熟知。我住在上海，众所周知，2022 年有 3 个月，每个上海家庭都有囤食物的需求。而我印象比较深的就是，网店中的预制菜是最先被抢光的。我也买了一箱。其实，我在各种街边小餐馆和外卖中已不知道吃过多少回预制菜了，只是当时还无法分辨而已。说实话，直到第一次在家里自己拆了包装袋吃预制菜的时候，我才真正相信"外卖商家普遍使用预制菜"这个事实，因为我确实分辨不出它是现烧的还是预制的。

在大部分人眼里，只有在抗震救灾或囤积食物的时候，预制菜才能派上用场，平时最好尽量不吃。究其原因，在于大家普遍觉得，这种可以保存很久的食材既不新鲜也没有营养，甚至还担心它对健康有害。

如果我们客观而理性地来看待预制菜的话，就会发现这种担心是多余的。合格的预制菜并不输给新鲜食物，甚至从风险概率的角度来说，预制菜反而更安全、更有营养。预制菜的兴起是现代食品加工技术成功应用的一个代表作，我们没有什么理由不去拥抱它。

一、预制菜是怎么做出来的?

我需要先和你明确一下预制菜的概念。它和"快餐"并不是同一个概念。我们在永和大王、肯德基、麦当劳吃的都可以叫快餐。快餐和预制菜都有"速度快"的特点,但快餐的原材料是无法长期保存的。无论是大饼、油条、馒头、包子这类中式快餐,还是汉堡、薯条、炸鸡这类西式快餐,它们的原材料和成品都不能保存太久,做出来就得马上吃掉,否则很快就没法儿吃了。而预制菜的料理包可以长期保存且几乎不会变质,营养和口味也几乎没有变化。

所以,我们今天谈的预制菜指的是利用各种速食食材和调料包,只需要简单加热,装盘就能成菜的食品。预制菜不仅要准备起来快,它的各种速食食材还得满足长期保存不变质的特点。

当然了,历史上早期的速食食材还没有这么厉害,它们只能够达到长期保存的目的。至于新鲜度嘛,就得做出一些牺牲了。古人可没有现代的保鲜剂可以使用。他们凭借自己的经验总结了一种可以防止食品腐败的有效方法,那就是去除食材中的所有水分。

几个世纪以来,欧洲人一直有把容易变质的鳕鱼肉加盐晒干后制作成鱼干的习惯。[①] 在我国,北魏时期就有关于干制食品的记载。在明代,葡萄干、红枣干、柿饼、干辣椒、金针菜、玉兰片、萝卜干、梅干菜等各种干货,已经成为我国著名的土特产。不过,在那个时候,所有的干燥技术几乎都是自然晒干。如果是肉类这种特别难储存的食物,就用盐、酱油腌制一下再晒。[②] 我之前讲过,这种自然风干法已经在很大程度上破坏了食物原本的品质。说白了就是,虽然起到了长期保存的效果,但是食物的新鲜丢失了。

一直以来,对于食物来说,长期保存和新鲜口感就像是跷跷板的两头，总是一头高一头低。

为了让长期保存的食物也能保持新鲜，添加各种防腐剂（保鲜剂）成为一条技术路线。当然了，有洁癖的科学家们也开发了另一条技术路线，那就是利用各种人工干燥技术。

最常见的就是加热干燥。我国民间长期以来采用的烘、焙、炒等方法，就属于加热干燥。比如茶叶，在炒干以后，只要保存得当，放个几十年都没问题，根本没有保质期一说。甚至还有茶越陈越香，放得越久越值钱的说法。这些陈茶对不对得起其高昂的价格，我们不知道，但从食品保存的角度来看，人工干燥技术确确实实是科学可行的。

在所有干燥技术中，目前科技含量最高的是由法国科学家亨利·蒂瓦尔（Henri Tival）于 1927 年注册了专利的冷冻干燥技术。[③]他发现，只要通过抽真空把气压降低到普通大气压的 6‰，冰就可以不经液态而在冰点直接汽化为气体。这个过程就是物理学上经常说的"升华"。

用冷冻干燥技术处理过的食物还有一个优点，那就是复水更快，与经过传统加热干燥处理的食物相比，更加美味。什么叫复水更快呢？由于冷冻干燥的食物的水分是在冻结状态下直接蒸发的，所以在干燥过程中水汽不会带动可溶性物质移向食物的表面，也不会在物料表面沉积盐类。别小看这小小的区别，正是因为这点儿区别，冷冻干燥就能够避免食物表面形成硬硬的薄皮。同时，食物也不会因为干燥收缩而发生形变。后期用热水冲泡的时候，食物也更容易吸水恢复原状。这就是所谓的"复水更快"。如此一来，从物理层面看，食物给我们的舌头带来的质感也能通过冷冻干燥技术保存起来。

冷冻干燥技术的缺点是成本很高。整个过程需要在高真空度和低温条件下进行，因此厂家必须准备一整套的高真空设备和低温制冷设备，设备的投资费用和操作费用都很高。这种食物保鲜技术目前在我们的日常生活中还不算特别普及。我简单调研了一下，目前市面上应用冷冻干燥技术的大多是方便面和一些大品牌的蔬菜汤料包。当然，我们也并非一定要用冷冻干燥技术，一般的人工干燥技术对预制菜行业来说就已经够用了。

对于预制菜来说，根据调料包类型的不同，往往会使用不同种类的保鲜技术。比如，湿料包利用保鲜剂或者低温冷冻技术，干料包利用人工干燥技术。你可能会想："就算是用上了这些食品科学技术，但预制菜从严格意义上来说，也不是百分百新鲜的。我有百分百新鲜的食物可以吃，为什么要去吃预制菜？"

这个观点当然是正确的。如果每天都能及时吃到绝对新鲜的食物，没有人愿意去吃预制菜。但事实是，现在年轻人的工作和生活节奏决定了绝大多数人并没有这种待遇。对于他们来说，次新鲜但准备起来很快的预制菜才是优先选择的对象。为了适应不同人群的需求，根据其准备的难易度，预制菜可以分成三大类：即食食品、即热食品和即烹食品。

比如，从一个朝九晚五跑销售的上班族的角度来说，他就非常有可能需要在见客户的路上搞定一顿饭。这时候，开袋即食的预制菜产品就是救星，比如卤蛋、麻辣鸭脖、酱牛肉、八宝粥罐头等。

对于有稍微长一点儿的时间吃午饭，但是又没有足够的时间下厨的公司白领，他们则需要不用开火就能吃上的预制菜，比如用水冲泡即可食用的土豆泥、藕粉、传统方便面、自热火锅等，以及只需用微波炉、空气炸锅等加热的炒饭、烧卖、炸鸡、烤鱼等。这些即热食品只需要把食材冲泡好或者放进机器加热，不用看管，过会儿就能吃了。

如果时间比较充裕，但是又不想花太多时间切菜煮饭的话，你可以选择即烹食品，比如螺蛳粉、高端方便面、煎饺、酸菜鱼锅等。烹饪这些菜时往往需要人看着，把握火候和时长，但一般不到一刻钟就能完成。即烹食品可以让我们绕开烦琐的食材准备工作。

　　看到这里，你可能会觉得这些观点与我们从小在父母那儿接受的教育是矛盾的。在潜意识中，我们好像都会刻意避免食用这类预制食品，新鲜的食材才是我们优先选择的。针对这一点，我还是那句话，能吃新鲜的当然最好。但有时候，我们需要分清应然和实然的区别。从营养的角度来说，每顿都吃地里刚长出来的新鲜食材当然是最好的；不过，实然却是，一个社会的经济越发达，预制菜就会越流行。

二、预制菜的发展现状

　　新经济产业第三方数据挖掘和分析机构"艾媒咨询"提供的数据显示：2021 年，中国预制菜市场规模为 3459 亿元，同比增长 19.8%；78.1% 的预制菜消费者集中于一二线城市（一线占 24.5%，新一线占 24.9%，二线占 28.7%）。[④] 即便有这么大的市场规模，预制菜在我国依旧有很大的发展潜力。理由就是，目前预制菜只占我国居民总体食材的 10% 左右。而在众所周知的养生大国日本，预制菜的渗透率已经超过 60%。[⑤]

　　中国连锁经营协会发布的《2022 年中国连锁餐饮行业报告》显示，中国预制菜行业下游最大的需求来自餐饮行业，销售渠道 85% 以上集中在餐馆渠道。所以，很多人都以为自己下馆子吃的是厨师现烧现卖的新鲜菜，真实情况却是，大多数时候，你吃到的不过就是加热后的预制菜。

中国连锁经营协会公布的数据还显示，国内连锁餐饮企业（比如真功夫、吉野家、西贝等）都有自己的中央厨房，其中50%以上的餐饮品牌正在研制各种预制菜品。这些中央厨房会先把菜做好，再以料理包的形式配送到各大门店。该协会称，根据第三方机构的估计，有70%的外卖商家正在使用这种料理包做外卖餐。

中国连锁经营协会没有指出这个第三方机构是谁。我去查了一下，这个数据来自财经网2021年的一项统计。^⑥它们网站上的描述更加详细：

> 统计表明，70%的外卖，都来自5块钱的料理包。一份吉野家的台式卤肉饭只需拿出卤肉料理包，加热两分钟，倒入准备好的米饭上即可。而且根据业内人士预测，这一趋势还会继续攀升，未来，90%的外卖都会是料理包。

所以，连锁餐饮行业使用预制菜、料理包，其实已经是一个公开的秘密了。

三、关于预制菜的常见问题

对于预制菜逐渐占领我们的餐桌这一趋势，有些人也许会感到不安，觉得这是一种可怕的趋势。在传统观念里，"人人都要学会做菜"似乎是天经地义的事情。一个成年人在谈婚论嫁的时候如果说自己不会做菜，媒婆好像都不好意思为其介绍对象了。老一辈人对这一观点可以说是深信不疑。但是，所有的观点都应该有它的论据，而这个观点的论据很可能是"不会做菜的人会没菜吃，这关系到基本的生存"。这一论据在以前的确是成立的，但现在已不成立。在社会分工越来越细的今天，用自己的专业手艺和会做菜的人交换劳动价值，这才是现代化社会的发展趋势。食品科学从 19 世纪初期发展至今，最伟大的作品之一就是工业化、标准化的各类预制菜系。预制菜的出现把那些会做菜的人的技术通过料理包的方式复刻了出来，使得每一个人都能在付出较低成本的同时品尝到一道道经典菜的美味。

不过，有的朋友吃惯了高档餐厅、高级厨师做的饭菜，可能会觉得预制菜的味道不如现做的好吃。对于不差钱、每顿都能吃到高级新鲜菜的人来说，得出这样的观点也是完全合情合理的。但是，这个观点并不适用于普通大众，因为这个观点来自预制菜和高档餐厅高级厨师所做菜品的比较。这种比较方式存在非常严重的统计缺陷，用专业的话来说就是幸存者偏差。

我来给你打个比方。如果我要证明预制菜的味道不如现做的菜，那么我会从市场上随机抽取 10 款预制菜，然后同样随机抽取 10 个人（注意，是随机从人群中抽取，而不是只选高级大厨）来做同样的菜，再随机抽取一系列志愿者来试吃，进行盲测品评。这样的比较在统计学上才是相对比较有说服力的。而且，我有很大把握，预制菜会在口味上大大胜出。现在，很多人是拿生活中菜做得好的人做的菜和预制菜比较的，但预制菜当下要解决的问题是"大部分人不会做菜，做不好菜，做的菜不好吃"，而不是"要比最会做菜的大厨做得更好吃"。

这里的幸存者偏差就是"不会做菜的人是不会被拿来作比较的"。比如，我爸就几乎从不做菜，所以没有人会拿我爸做的菜和预制菜比，而只会拿做菜做得更好的我妈来对比。而即便是我妈，也肯定不会拿自己做的菜和大餐馆的菜比，她只会用自己的拿手菜和外卖比。所以平均来说，预制菜的口味很可能超过我们亲手做的菜，而且通过市场的自由竞争，预制菜会变得越来越好吃。

　　除此之外，我相信预制菜的健康问题也是部分人所担心的。这个担心我觉得确实是有道理的，但要担心到点上。预制菜的主要危害并不是食品添加剂，而是高糖、高盐、高油，因为这样才能在口味上更吸引人。而这一点其实是老生常谈，并不是预制菜独有的问题。现在最流行的菜系，比如川菜、湘菜等，其实都是高油、高盐的重口味菜。在这一点上，预制菜也有一定的优势，因为消费者主动选择的空间更大。比如，一些预制菜为了满足人们越来越高的健康需求，会选择额外送盐包。上周我点了一份外卖的牛肉萝卜汤，显然是预制菜，但它几乎没放盐，而是额外送了一包盐，让我自己放。

　　所以，预制菜是一个笼统的概念，真正影响健康的是消费者自己的意识和选择。

参考文献

① Food drying. (2023, May 11). In *Wikipedia*. https://en.wikipedia.org/wiki/Food_drying

② 程强 (2017). 食品干燥技术的发展 . *科技风* , *2017*(14), 286. https://doi.org/10.19392/j.cnki.1671−7341.201714253

③ Paul, T. H. L. (1927, May 31). *Means for preparing products of organic origin*. Google Patents. https://patents.google.com/patent/US1630985A/en

④ 易拾 (2022, April 15). *2022 年中国预制菜行业发展趋势：一二线城市居民对预制菜需求较高* . 艾媒网 . https://www.iimedia.cn/c1020/84856.html

⑤ 财经十一人 (2022, October 17). *资本游戏做不好预制菜生意* . 每日食品 . https://www.foodaily.com/articles/29461

⑥ [财经网科技]. (2021, December 13). *70% 的外卖都是 5 块钱的料理包* [Video]. 新浪微博 . https://weibo.com/tv/show/1034:4714002266390597?from=old_pc_videoshow

25 转基因食品：我只告诉你事实，选择权在你自己手中

在过去很长一段时间，转基因食品的安全问题一直是一个争议很大的话题。但是，令我略微感到高兴的是，这几年随着科普的深入，尤其是官方主导了一些卓有成效的宣传工作，这个话题的争议性在逐渐减少，对转基因感到恐惧的人数和人们的恐惧程度都有所降低。这是一个好现象。

在谈转基因食品的健康问题之前，我想先说一点："转基因"这个名字实在是没有取好，人们的很大一部分误解就来自这三个字的字面意思。很多流传很广的谣言都是利用其字面意思来做文章的，比如"吃了转基因食品就会被转入乱七八糟的基因"。实际上，我觉得不论用"基因优化"还是"基因修饰"，都比"转基因"三个字要好得多。但现在木已成舟，没办法，我们也只好这么用了。

吃转基因食品到底有没有健康风险呢？结论是相当明确的：其风险与吃非转基因食品的风险是一样的。有些人听到这句话可能会觉得："你这不还是没有否认转基因食品可能存在安全风险吗？"我想说的是，上面的说法算是一种科学语言。即便你问吃苹果有没有健康风险，严谨的话，我也只能回答你：与你吃其他水果的风险是一样的。任何一种食物都不可能保证健康风险是零。如果在私下聊天的场合，你来问我："吃转基因食品有健康风险吗？"我只会回答你一个字：没。

一、事实与谣言

我先给你分享一些基本数据。根据"国际农业生物技术应用服务组织"（ISAAA）所提供的数据，截至 2018 年，全球的转基因植物种植面积已经达到 1.917 亿公顷。① 而且，每年的转基因种植面积都呈上升趋势。自 20 世纪 90 年代中期以来，全球大豆和玉米的产量分别增加了 1.8 亿吨和 3.58 亿吨，这些增加的基本都是转基因大豆和玉米。② 人类大规模地吃转基因大豆和玉米的时间已经快 30 年了。

现任中国农业生物技术学会副理事长的林敏③ 曾说过这么一句话："转基因安全不安全，关键在于转什么基因、选择什么性状。"④ 说白了就是，转基因是一项中性的技术，它不存在好坏；决定好坏的，是转进去的基因。就拿经典的抗虫玉米来举例，它转入了一个抗虫蛋白基因，使得虫子在吃了这种玉米后会因消化不良而死去，但是这种蛋白在人体内是不会产生毒性的，因此这种转基因玉米对人来说和野生的玉米并没有实质性的差异。

经常听到有人问："虫子吃了会死的玉米，你敢吃吗？"我的回答是："我有啥不敢吃，狗吃了会死的巧克力，你敢吃吗？"

我说的，你可能不信，那我们可以看看世界卫生组织在关于转基因食品的专题网站上是怎么写的。⑤

不同的转基因生物包括以不同方式插入的不同基因。这意味着个别基因改造食物及其安全性应按个别情况评估，而不可能就所有基因改造食物的安全性作出一般性陈述。目前在国际市场上出售的基因改造食物已通过安全评估，不太可能对人类健康构成风险。此外，在批准食用这些食物的国家，普通人食用这些食物并没有对人类健康产生影响。继续根据国际食品法典委员会的原则进行安全评估，并在适当情况下进行充分的市场监察，应成为确保基因改造食物安全的基础。

这段话基本上已经回答了转基因食品的安全性问题。不过，即便是这样，由于转基因作物的特殊性，还是有很多人对已上市的转基因产品不放心，而这些产品也一直被人们放在"放大镜"下观察、研究。

在收录了超过 3500 本科学杂志的 SCI 核心期刊数据库中，有关转基因作物安全性的负面报道也会零星出现。有时这些负面报道会成为各种谣言出现在我们的朋友圈中。比如，有这样一条流传很广的关于转基因食品与癌症有关的消息："2012 年 9 月，法国凯恩大学一名科学家在 SCI 核心期刊《食品化学毒物学》杂志上发表的研究结果称，通过对 200 只实验鼠进行为期两年的分类实验发现，用转基因玉米饲料喂养的实验鼠容易患肿瘤及内脏损伤。"很多文章中还配了很吓人的老鼠肿瘤的图片，似乎"有图有真相"。

这篇论文确实是存在的，但事情的全貌是，欧洲食品安全局在同年 11 月就否定了该论文，认为其实验路径和数据分析都有重大缺陷。⑥ 论文也遭到了撤稿。这项研究是一起著名的学术造假丑闻。但 10 多年过去了，至今依然有很多人拿着这篇造假的论文说事，可见其遗毒极深。

2017 年 7 月，有科学家在《植物生物技术杂志》上发表论文称，研究者详细研究了他们能找到的所有对转基因食品的安全风险持负面评价的论文，一共 35 篇，然后逐一进行分析。其最后的结论是，这些论文全都是发在"水货"期刊上的，并且都存在重大的实验设计缺陷，没有一篇值得认真对待。⑦

2022 年 1 月，一篇发表在《欧洲环境科学》上的最新综合荟萃分析论文也得出了相似的结果。⑧

相反，证明转基因食品对人体健康的安全性与传统食品没有实质性区别的论文却多如牛毛。不仅仅有论文，还有各种权威机构的白皮书、报告，可谓不计其数。因此，转基因食品是否安全这个问题，结论是相当明确的。它的科学版表述是"凡是经过安全检疫的转基因食品和非转基因食品一样安全"，大白话版就是"凡是经过安全检疫的上市销售的转基因食品，可以放心吃"。

不过我觉得，哪怕是说到这个份儿上，还是会有人觉得不可信。他可能会反驳："既然这项技术这么好，那为什么美国人自己不吃？他们为什么种出来只卖给我们？"

这其实也是一条在国内流传很广的谣言，即美国人不吃转基因食品，专门生产出来给中国人吃。不过，这句话在语义上本身就有一些模糊。首先，什么叫"美国人不吃"？美国人并不是一个具体的人，我们总能找到一个吃或者不吃转基因食品的美国人。所以，我对这句话的理解是，有些人以为大多数美国人不吃转基因食品。

那么，事实是怎样的呢？根据美国环境工作组的不完全统计（注意，这是美国人自己统计出来的数据），平均来说，一个普通美国人一年内大概会吃 87.5 kg 的转基因食品。⑨研究人员分析的是美国农业部提供的 2011 年有关转基因食物的数据。他们分析了四种食物，分别是甜菜、玉米糖浆、大豆油和以玉米为原料的食物。这四种食物是美国转基因比例最高的食物。在美国，95% 的甜菜、93% 的大豆和 88% 的玉米都是转基因食物。最终的结论是，一个体重 80 kg 的美国成年人，每年要消耗 32 kg 甜菜制成的糖、25 kg 玉米糖浆、17.5 kg 大豆油和

13 kg 玉米食品，加起来的总量超过了自身的体重。

相关证据几乎随手可得。

比如，在美国，通过批准的转基因食品不仅仅局限在植物领域。2015 年 11 月，FDA 批准了一款转基因三文鱼上市。⑩ 从此，转基因动物食品也走进了美国的超市，被端上了美国人的餐桌。

再比如，《科学美国人》上的一篇文章曾提到，美国大约 70% 的加工食品中含有转基因成分。⑪ 另一篇来自农业科技资源信息网（ucbiotech.org）的文章引用的相关数字是 80%。⑫

在著名的英语问答网站 Quora 上，有一个问题就是关于"美国人是否吃转基因食物"的，下面的回答都是美国人自己的现身说法。此外，你在国际版必应搜索引擎上搜索这个问题，得到的推荐结果之一来自美国新泽西大学的一项研究。⑬ 它提到，虽然美国人吃的食品绝大多数都含有转基因物质，但他们自己压根儿不在乎，会关注相关食品标签信息的人不到 7%。可是，依然会有人说，美国人都不吃转基因食品。这只能说明他们缺乏科学精神。

其实，不只美国人，养生大国日本对转基因食品的态度也是积极的。他们的政府网站厚生劳动省官网上就有详细的转基因科普资料。⑭ 为了让所有年龄段的人都能看得懂，他们还配了非常可爱的漫画，观点与世界卫生组织的一致。

有关转基因食品的造谣现象其实还有很多，比如我们逛超市的时候经常可以看到的标注为"非转基因"的花生油。实际上，中国根本不存在转基因花生，自然也就不存在转基因花生油，任何花生油都是非转基因的。商家喜欢标注，也只是为了迎合一部分人的消费心理而已。

实际上，我的观点是，现在市场上越是标注为转基因食品的，安全性反而越高。因为转基因食品很敏感，大家都盯着，与其相关的要求和规矩最多，各种检测报告最全。而且，国家相关机构查它们也查得比普通食品严格。所以，有转基因标签的食品，反而更能放心食用。不过，有我这种心态的人毕竟是少数，因此商家还是会选择迎合大多数人的心理。这种畸形的营销方式传播的并不是一种正确的价值观。商家们未来很有可能被这种营销方式反噬，就像2022年下半年的海天酱油事件一样。

二、理性看待转基因

说了这么多，我不知道你是如何想的，是支持还是反对转基因的。理性地说，在对待转基因的态度问题上，并不是只有"反转派"和"挺转派"两种，还有一个相对来说属于中间派的理性学者派。这一派的学者也是从逻辑和实证出发，对转基因问题持相对谨慎的态度。他们主张国家应放缓转基因产品的商业化，多花些时间看看，再多做一些研究。在国内和国外，这一派的学者都有不少。而且，我在国外媒体上看到的部分关于转基因的辩论，几乎都是这一派与"挺转派"的辩论。我暂且把这一派称为"慎转派"吧。

慎转派对于转基因的担忧主要体现在以下三个方面：

1. 生态平衡

从生态系统来看，转基因生物就是一个新的物种，也是一个外来种。由于其生物学上的优良性状，转基因生物大多具备了恶性入侵外来种的特征，其潜在的破坏性不得不令人担心。今天我们能把它控制在靶标生物上，明天是否能控制它向非靶标生物的逃逸呢？生态系统的恢复能力远没有我们想象的那么强大。一旦生态系统无法恢复，就会产生新的演化，这场演化最终可能导致新环境不再适合人类生存。

2. 生物多样性

目前的转基因农作物主要是转进了抗虫和抗除草剂的基因。对此，有些学者担心，这样长期发展下去会使得昆虫和杂草的多样性降低，还有可能产生"超级害虫"或"超级杂草"。另外，相对于其他传统的农作物，转基因农作物有着压倒性的优势。若农民全都选择种植同一品种的农作物，这本身也是在降低生物多样性。

3. 转基因食品的间接安全性

这里不是说转基因食品本身有什么安全性问题，而是说在转基因食品的生产过程中，有可能产生高于传统农作物的安全风险。一个最常见的例子就是农药草甘膦的使用。因为转入抗除草剂的转基因后，农作物对草甘膦有很强的耐受作用，因此转基因种植场就会大量使用农药草甘膦，以达到除杂草的目的。这样一来，就有可能造成转基因农作物的农药残留问题，而草甘膦的安全性问题目前还存在争议。

当然，慎转派还有其他很多理由要求我们慎重对待转基因农作物，但主要是这三点。我是非常支持各路专家学者就上面这些问题多多辩论的，理性的探讨有助于人类全面了解转基因问题。

不过，就我个人来看，转基因技术还是应该被看作一种中性的工具，它可以用来造福人类，但也有可能被人用来作恶。具体到现在市面上卖的转基因食品能不能吃，这其实已经不是一个值得辩论的话题了，结论早已非常明确——可以放心买，放心吃。当然，你吃得太多导致肥胖问题，那就是另外一回事了。

中共中央文献研究室编辑的《十八大以来重要文献选编（上册）》，就对转基因技术有如下描述：

转基因是一项新技术，也是一个新产业，具有广阔发展前景。作为一个新生事物，社会对转基因技术有争议、有疑虑，这是正常的。对这个问题，我强调两点：一是要确保安全，二是要自主创新。也就是说，在研究上要大胆，在推广上要慎重。转基因农作物产业化、商业化推广，要严格按照国家制定的技术规程规范进行，稳打稳扎，确保不出闪失，涉及安全的因素都要考虑到。要大胆创新研究，占领转基因技术制高点，不能把转基因农产品市场都让外国大公司占领了。

最后再申明一点，吃不吃转基因食品完全是每个人自己的事情。我尊重你的选择，我只负责给你提供真实的信息。有些人可能会质疑我：为什么只提供支持转基因食品的信息，而不提供负面信息？不是我不想提供，而是在转基因食品是否安全这个问题上，我已经把我能找到的所有经过核实的负面信息都列出来了。只是负面信息绝大多数是谣言，经不起核实。而我没提的其他负面信息，例如俄罗斯禁止转基因食品等，如果你愿意仔细了解详细的情况，就会发现它们与转基因食品是否安全基本上是无关的，而是出于政治和经济方面的原因。

任何一篇文章都有它聚焦的点，而我聚焦的是转基因食品与身体健康方面的关系。

参考文献

① ISAAA (2018). *Brief 54: Global Status of Commercialized Biotech/GM Crops: 2018.* ISAAA Inc. https://www.isaaa.org/resources/publications/briefs/54/

② Brookes, G., & Barfoot, P. (2017). Farm income and production impacts of using GM crop technology 1996−2015. *GM Crops & Food, 8*(3), 156−193. https://doi.org/10.1080/21645698.2017.1317919

③ 中国农业科学院生物技术研究所 (n.d.). 人才团队—人才队伍—林敏. https://bri.caas.cn/rctd/rcdw/yjy/5018e43f815d4e65b4fb205ec9413101.htm

④ 林敏 (2013, July 15). 转基因热点争议问题及应对策略. 中国科学报. http://scitech.people.com.cn/n/2013/0715/c1007−22199778.html

⑤ World Health Organization (2014, May 1). *Food, genetically modified.* WHO. https://www.who.int/news−room/questions−and−answers/item/food−genetically−modified

⑥ Kelland, K. (2013, November 29). *Journal withdraws controversial French Monsanto GM study.* Reuters. https://www.reuters.com/article/science−gm−retraction%02idINL5N0JD43L20131128/

⑦ Sánchez, M. A., & Parrott, W. A. (2017). Characterization of scientific studies usually cited as evidence of adverse effects of GM food/feed. *Plant Biotechnology Journal, 15*(10), 1227−1234. https://doi.org/10.1111/pbi.12798

⑧ Shen, C., Yin, X., et al (2022). Evaluation of adverse effects/events of genetically modified food consumption: A systematic review of animal and human studies. *Environmental Sciences Europe, 34*(1), 8. https://doi.org/10.1186/s12302−021−00578−9

⑨ Sharp, R. (2012, October 15). *Americans Eat Their Weight in Genetically Engineered Food.* Environmental Working Group. https://www.ewg.org/news−insights/news/americans−eat−their−weight−genetically−engineered−food

⑩ Pollack, A. (2015, November 19). *Genetically engineered salmon approved for consumption.* The New York Times. https://www.nytimes.com/2015/11/20/business/genetically−engineered−salmon−approved−for−consumption.html

⑪ Scientific American (2013, September 1). *Labels for GMO Foods Are a Bad Idea.* https://www.scientificamerican.com/article/labels−for−gmo−foods−are−a−bad−idea/

⑫ Ucbiotech (2012, February 16). *How Many Foods Are Genetically Engineered?* Ucbiotech.org. http://www.ucbiotech.org/answer.php?question=15

⑬ Rutgers (2013, November 1). *Most Americans Pay Little Attention to Genetically Modified Foods, Survey Says*. https://www.rutgers.edu/news/most-americans-pay-little-attention-genetically-modified-foods-survey-says

⑭ Japanese Ministry of Health, Labour and Welfare (n.d.). *遺伝子組換え食品*. https://www.mhlw.go.jp/stf/seisakunitsuite/bunya/kenkou_iryou/shokuhin/bio/idenshi/index.html

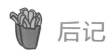 后记

在许多人眼中，人生就如同一场盛大的探险，充满了未知和可能性。我也不例外。在我眼中，人生的每一天都像是站在一个新的起点走向未知的远方。在这场奇妙的探险中，我有幸找到了一个值得我探索和追寻一生的宝藏，那就是科学。对现在的我来说，科学已不仅仅是一门纯粹的学科，而是一种理解世界的方式。并且我深信，科学的这种思维方式将会如影随形，伴我终生。

如果要问科学思维是何时开始影响我的，我自己也很难说出一个具体的时间，但是小时候和小伙伴的一次对话让我至今记忆犹新。

刚上小学的时候，我就迷上了表哥送给我的那套《十万个为什么》。在那个对什么都充满好奇的年纪，每天翻一翻这些书籍就成了我的一个习惯。当时比较吸引我的一个知识点是书中关于太阳的描述，比如："太阳的体积大约是地球的 130 万倍，表面温度大约是 5500 ℃，中心温度高达 1500 万℃……"我记得为了第二天能够兴冲冲地讲给我的小伙伴听，我花了很大的工夫才将这些内容理解、消化。

然而，我完全没料到的是，小伙伴听完我的讲解后并不买账。他

对我讲述的那些"科学真理"嗤之以鼻。"你说太阳的大小是地球的130万倍，你是在开玩笑吧？"小伙伴质疑道，"你看看天上的太阳，不就像个盘子那么大，你当我瞎了？"我愣住了，还没来得及反驳，他接着说道："5500 ℃的表面温度？你得先告诉我，这么高的温度是怎么测出来的。难道有人带着温度计去太阳表面测过？"面对这样的质问，我无言以对。虽然我所讲的是正确的科学事实，但我无法清楚地解释其科学原理，无法说服他。

看到这样的抬杠，我们现在可能会笑出声来，觉得这无比荒谬。然而，如果我们仔细想一下就会发现，实际上类似的争执在互联网甚至我们的朋友圈里屡见不鲜。自那次尴尬的对话后，我心中就种下了科学的种子。我开始意识到，每当我要陈述一个观点时，不能只是陈述结果，还必须给出相应的证据和原理。反过来说，当我接收他人的观点时，我也应下意识地寻找他们所依据的证据和原理。

我们小的时候，父母常常会说："好好学习，未来要成为一个有出息的人。"我的父母也不例外，在他们的期待中我一步步踏上了科研的道路。我的学历如同阶梯，层层叠叠，让我越爬越高。然而，伴随着知识的积累，我发现自己与父母、亲戚们之间的共同语言渐渐变少，价值观的差距反倒越来越大。

科学研究如今已经成为我的工作常态。可是，在我看来十分可笑的一些朋友圈流言却如同瘟疫一般在家族群中疯狂扩散，而我对此却无能为力。比如，柠檬水可以排毒；南瓜和羊肉一起吃会中毒；红糖水可以缓解经痛；红茶可以暖胃，等等。

我热衷于科学研究，我想戳穿这些谣言，我渴望让他们明白真正的事实是什么。然而，我发现自己在亲戚朋友面前就像是一个高高在上的"外星人"，手中的专业知识虽是一把锐利的剑，却无法斩断他们对科学的误解和对流言的迷信。我发现，如果我试图像授课一样讲解科学，不仅不会解除他们的困惑，反而会让他们更加深入误区。我需要一种新的方式，一种能让他们理解和接受，也能让他们感到亲近的方式，来传递科学知识，打破他们的错误认知。

由于我已经在科研环境中工作多年，平时也多是和科研工作者打交道，用的都是专业术语，实在不明白该如何通俗易懂地将一些科学理论讲解给各行各业的大众。直到我遇到了一位指路人，这个困境才得以破解。这位给我带来新的思考方式、推动我走向科普之路的指路人，就是汪诘老师。

2019 年 12 月，在一次机缘巧合下，我无意间点开了一个关于"宇宙诞生"的科普视频，其中关于质子的描述让我眼前一亮。为了让大家理解质子这东西到底有多小，视频的主讲人汪诘老师打了这么一个比方："如果你用质子去填满一个针眼，需要大概 5000 亿个质子；如果你把这 5000 亿个质子数一遍，则需要花大概 1.6 万年。"如此一来，我们不需要用任何专业术语说明质子的体积，就能让观众切身感受到质子到底有多小。这样的知识传递方式，正是我一直以来所寻求的。

于是，我毫不犹豫地加入了汪诘老师的科普写作训练营。在这个训练营中，每周都会有一次写作交流。说实话，这个过程很痛苦。有时候我提起笔，绞尽脑汁却依旧无从下笔。不过，那时候的每一天，我们都在挑战自己的极限，学习各种各样的写作方式。就和搞研究一样，我们不断地实践、改进，再实践，再改进。从训练营毕业之后，我都有一种打通"任督二脉"的感觉。

2020 年，新冠疫情突如其来，保持身体健康成为全人类空前关注的话题。我虽然不是流行病学专家，但身为食品科学的从业者，我知道自己可以用专业知识和经验，从"吃"的角度为大家提供一些有益的建议。

于是，我与汪诘老师一拍即合，决定为吃货们创作一份科学指南。我们不仅要告诉大家怎么吃才是最科学的，还要把这里头的"前世今生"，以及最前沿的科学原理给大家讲清楚。"吃"可是每个人都无法抗拒的！

想归想，真正动起笔来困难重重。

在构思各章节主题的阶段，我们翻来覆去修改了不下4遍。因为我们希望这份吃货指南能够打破科学和日常生活之间的隔阂，能够既有科学的严谨性，又与日常生活息息相关，具备可读性。

在实际创作过程中，我们遇到了更多的挑战。比如，如何将科学知识融入关于食物的讨论中，不使其显得生硬或者无趣。有几节内容，自己写着写着都觉得仿佛在讲一堂有机化学课，于是不断推翻重写。科普写作，最重要的是要处理大量的科学信息，确保它们的准确性和可靠性，而这正是我作为科研工作者所擅长的。我们查阅了大量的文献，筛选了各种鱼目混珠的信息，整本书创作下来正式引用的高质量信源多达400多个。

然而，即便面临各种各样的挑战，我们始终坚信，每个关于"吃"的科学原理背后，都隐藏着一个值得我们去了解的精彩科学故事。我们太想把这些故事讲给大家听了！

科学会以它独特的方式揭示食物的奥秘，我们希望大家在享受美食的同时，也能够品味科学的魅力。

陆鹏于东京大学

2023 年 6 月 1 日